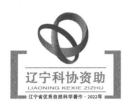

辽宁科协资助
LIAONING KEXIE ZIZHU
辽宁省优秀自然科学著作·2022年

# 中国东北可食本草

◎ 王家庆　王虹玲　付　尧　等　编著

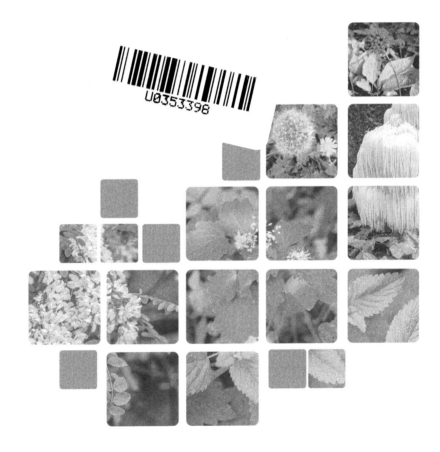

U0353398

中国农业科学技术出版社

**图书在版编目（CIP）数据**

中国东北可食本草 / 王家庆等编著. -- 北京：中国农业科学技术出版社，2023.2
ISBN 978-7-5116-5949-1

Ⅰ.①中… Ⅱ.①王… Ⅲ.①食物本草－东北地区 Ⅳ.① R281.5

中国版本图书馆 CIP 数据核字（2022）第 181041 号

**责任编辑** 崔改泵　马维玲
**责任校对** 王　彦
**责任印制** 姜义伟　王思文

**出 版 者** 中国农业科学技术出版社
　　　　　北京市中关村南大街 12 号　　邮编：100081
**电　　话** （010）82109194（编辑室）（010）82109702（发行部）
　　　　　（010）82109702（读者服务部）
**网　　址** https:// castp.caas.cn
**经 销 者** 各地新华书店
**印 刷 者** 北京建宏印刷有限公司
**开　　本** 170 mm×240 mm　1/16
**印　　张** 19　彩插 12 面
**字　　数** 360 千字
**版　　次** 2023 年 2 月第 1 版　2023 年 2 月第 1 次印刷
**定　　价** 98.00 元

# 《中国东北可食本草》
# 编著委员会

**主编著** 王家庆　　王虹玲　　付 尧

**编著者** 孙 影　　李 红　　李美卉
李飞飞　　郭胜男　　宁 伟

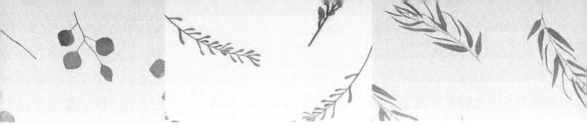

# 前　言

本草（Herbal），为中药统称，也指记载中药之书籍，始见于《汉书·平帝纪》。

本书所用"可食本草（Edible Herbs）"概念，特指中国古籍本草学书籍中可食用药用植物及药用菌类，即广泛意义上野菜（Wild Vegetable）的古代含义。同中国农业的发展历程一样，可食本草的形成与发展同样经历了一个漫长的历史过程：东汉许慎《说文解字》曰："菜，草之可食者""药，治病草也"；《神农本草经》以草为本，总结了汉代以前人类对植物的认识；梁代陶弘景《本草经集注》首次将"菜"从"草"中分离了出来，将韭、葱、芥、苋、荠菜等 30 余种药性植物归入菜类并为历代所沿用；明代最有代表性的大型可食本草学专著当推朱橚所撰《救荒本草》，该书共收录可食本草 414 种，是现存最早最完整的可食本草专著之一。《救荒本草》首次系统介绍了可食本草形态、产地、性味、毒性、食用方法。这个时代大量可食本草专著问世，为中国可食本草学形成与发展奠定了坚实基础。这一时期也出现了一些食物药用治病专著，最著名为唐代孟诜撰、张鼎增补《食疗本草》（原书均已久佚），《食疗本草》详细记述了荠菜、苋菜、芥菜、马齿苋等 47 种蔬食营养保健作用、食用方法及注意事项等，综上所述，明代大量关于可食本草专著的问世，标志着中国可食本草学作为一门相对独立的学科已经形成；而同期医学、营养学等相关学科和社会文化的发展，又进一步为可食本草学科的发展打下了坚实的基础。可食本草是本草学历史发展的不可分割的一个重要组成部分，是中国中医药传统文化的又一个特色领域分支。

结合本草考证的现代科学研究表明，许多可食本草的营养价值丰富，具有较强药用价值和保健价值，在传统医学和现代研究中都得到了充分印证。如《新修本草》中记载："蒲公英味甘、性寒，入肝、胃经。具有清热解毒，消痈散结，利胆利尿等功用，是一味极其常用中草药。"现代医学研究表明，蒲公英用于抗菌消炎，用其可治疗乳腺病、肝炎、胃炎、慢性气管炎等症，还有一定抗肿瘤作用。

本书首次尝试将东北地区资源蕴藏量丰富的 60 余种可食药用植物、可食药用菌，从本草考证、现代植物学分类地位、植物形态、生境与分布、现代科学研究进展、驯化栽培技术以及资源开发利用等方面进行阐述，尽可能将东北地区重点可食本草资源的历史沿革与现代科学发展结合起来，为东北可食本草资源的传承与发展做可行性探讨。

本书作者团队主要由沈阳工学院的专家教授组成，多年来始终致力山区生物资源开发与综合利用工作，利用先进的生物工程技术、中药化学技术、食品工程技术以及栽培技术对东北可食本草资源进行研究。本书的出版受到国家级改革创新示范区——沈抚改革创新示范区科技计划项目（2020JH14）：辽宁山区药食同源中药资源挖掘关键技术及加工产品研发项目资助。同时，本书也是 2022 年辽宁省农村科技特派行动专项——沈阳工学院农民技术员培训班的系列教材之一。希望本书的出版能够为发展中国东北可食本草、药食同源及大健康相关领域的新产品研发、生产经营、科研服务等提供理论依据，为《"健康中国 2030"规划纲要》提出的推进健康中国建设、提高人民健康水平的宏伟目标贡献力量。

编著者

2022 年 6 月

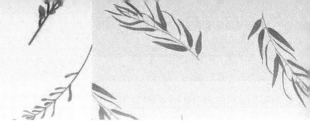

# 目　　录

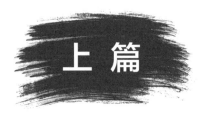

# 上 篇

## 总　　论

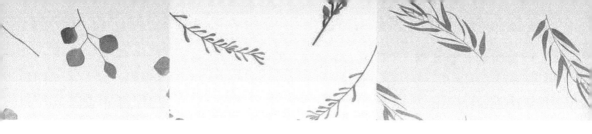

# 第一章 可食本草概念、形成与发展和资源

## 第一节 可食本草概念

属下列情况之一者，界定为可食本草。

### 一、尚处野生状态供蔬食之用的草本植物

#### （一）薇

豆科植物大巢菜（*Vicia sepium* L.），俗称野豌豆。薇菜作蔬食始见于《诗经·小雅·采薇》："采薇采薇，薇亦作止。……薇亦柔止。……薇亦刚止。"从薇发出的幼芽（作止），到柔嫩的茎叶（柔止），直到苗壮的植株（刚止），都可采食。至今仍广泛分布于我国大部分地区，保持野生状态。

#### （二）藜

藜科植物小藜（*Chenopodium serotinum* L.），俗名灰灰菜。早在春秋战国时期，藜已成为重要蔬食，《韩非子·五蠹》曰："尧之王天下也，粝粢之食，藜藿之羹。"但处于野生状态，与杂草为伍。《楚辞·九叹》有"掘荃蕙与射干兮，耘藜藿与襄荷"的诗句，藜属于"耘"除之类。唐杜甫《无家别》："寂寞天宝后，园庐但蒿藜。我里百馀家，世乱各东西。存者无消息，死者为尘泥。贱子因阵败，归来寻旧蹊。"诗中"藜"与"蒿"则为荒草的别称。可见，尽管藜作为蔬食之用已有5 000多年的历史，却始终未改变野生的状态。

## 二、曾为栽培但久已退出菜圃的本草植物

### （一）蓼

蓼科蓼属植物统称，包括水蓼（*Polygonum hydropiper* L.）、红蓼（*Polygonu orientale* L.）、山蓼〔*Oxyria digyna*（L.）Hill〕等。后魏《齐民要术》（533—544 年）即有栽培蓼的记载："三月可种葓、蓼……蓼尤宜水畦种也。"可是到了明代，李时珍《本草纲目》曰："古人种蓼为蔬，收子入药。"种蓼已成"古人"的行为。鲍山《野菜博录》则将红蓼、山蓼、水蓼以及各种可食之蓼的嫩芽"蓼芽"列入了可食本草。

### （二）堇

堇菜科堇菜属植物，我国多达百余种，最常见的可食本草有紫花地丁等。《诗经·大雅·绵》赞美它"周原膴膴（wǔ），堇荼如饴"。意思是周围山野肥美，堇菜味道甜美如饴糖。北魏时尚有人工栽培，《齐民要术》记载："子熟时收子，冬初畦种之。开春早得，美於野生。"但到宋朝时，唐慎微、艾晟《大观本草》1108 年已明确记述"此菜野生，非人所种"，表明堇在此前早已退出栽培。

### （三）葵

锦葵科植物冬葵（*Malva crispa* L.），《尔雅翼》云："葵为百菜之主，味尤甘滑"，是古代蔬食上品。唐代储光羲《田家杂兴》有："满园植葵藿，绕屋树桑榆"，宋代范浚《课畦丁灌园》有："拔薤自须还种白，刈葵辄莫苦伤根"之句，可见唐宋时代葵尚为重要栽培蔬菜。然而明代之后，葵已如李时珍《本草纲目》所言"今人不复食之，亦无种者。"明代朱橚（sù）《救荒本草》、王西楼《野菜谱》、鲍山《野菜博录》均将葵列为可食本草。此后虽在局部地区有零星种植，但总体上葵已成为可食本草。

## 三、虽然某些国家已有栽培品种，但中国自古至今均为野生

马齿苋科（Portulacaceae）植物起源于印度，后传播至世界各地，现世界

各地温带和热带广泛分布有野生种。马齿苋一名在中国始见于隋代《名医别录》，称"马苋"，作者陶弘景，书中曰："马苋与苋别是一种，布地生，实至微细，俗呼马齿苋，亦可食，小酸。"唐代也将马齿苋作蔬食之用，有时在菜园中采到，即同栽培蔬菜一并收获。杜甫《园官送菜》一诗有云："苦苣刺如针，马齿叶亦繁。青青嘉蔬色，埋没在中园。"明代高濂《遵生八笺·饮馔服食笺》"中卷"在"野蔬菜类九十一种"中对马齿苋有详尽记述；朱橚《救荒本草》对马齿苋介绍说："采茎叶煮食之，味鲜美。"鲍山《野菜博录》也将马齿苋收录于中卷"叶可食"类别之中……可见马齿苋在我国历来为野生。虽近年欧美已培育出栽培品种，但非人工栽培的在我国仍占主导地位。

## 四、栽培种虽占主导地位，但与野生种遗传变异大，在形态、风味等方面差异显著，野生种仍应界定为可食本草

栽培蔬菜源于野生，作为生物必然存在着巨大的遗传异质性（genetic heterogeneity）。许多蔬菜品种经过数千年的定向选育而与其祖先出现了很大的变异，从而使栽培品种与野生品种出现了外形、口感、风味等诸方面的品质差异。如浙江丽水山区的野生紫苏 [*Perilla frutescens* var. *purpurascens*（Hayata）H. W. Li] 比杭州市郊的紫苏栽培种叶片小、气味浓烈。野生薄荷（*Mentha arvensis* L.）的风味与栽培的品种也差别显著。因此，尽管野生品种与栽培品种在植物学上科、属，甚至种均相同，但还是应该正视遗传差异。建议在野生改家种后，只要这种差异明显，野生品种的蔬菜名称前仍可冠以"野生"二字。同时，科学工作者应该努力在分子生物学等方面提供依据，并制定相应的质量标准。尤为重要的是，在野生改良种的开发中，必须加倍重视野生种质资源的保护，方能保证源远流长。

## 五、以其他用途为主的野生栽培植物，根、茎、叶、花、果等部位可作蔬食之用

例如，中药材有蒲公英（*Taraxacum mongolicum* Hand. -Mazz.）、鱼腥草（蕺菜）（*Houttuynia cordata* Thunb.）、车前草（*Plantago asiatica* L.）、桔梗 [*Platycodon grandiflorus*（Jacq.）A. DC.]、黄精（*Polygonatum sibiricum* Delar. ex Redoute）、玉竹 [*Polygonatum odorantum*（Mill.）Druce] 等；花卉则有二月兰

［*Orychophragmus violaceus*（L.）O. E. Schulz］、青葙（野鸡冠花，种子可入药）（*Celosia argentea* L.）、野菊花（*Chrysanthemum indicum* L.）等。

### 六、狭义的可食本草主要指可供蔬食之用的草本植物，但木本植物根、茎、叶、花、果等可供蔬食之用者，也应归入可食本草

常见的食用部位为嫩芽、嫩茎。如：木本芽菜有枸杞（*Lycium chinense* Miller），属茄科植物，其嫩芽、叶片和果实皆可作蔬食之用；香椿［*Toona sinensi*（A. Juss.）Roem］，楝科，嫩芽是我国传统蔬食可食本草，《庄子》云："上古有大椿者，以八千岁为春，八千岁为秋。"《救荒本草》也有记述："采嫩芽烧熟，水浸淘净，油盐调食。"榆（*Ulmus pumila* L.），春可采嫩叶做菜，春末夏初又可采榆树果实（榆钱）蔬食之用，榆钱味似豌豆荚。南北朝陶弘景曰："初生榆荚仁，以作糜羹，令人多睡。"说明除味美之外，尚有安眠作用。

### 七、野生食用菌

虽然按现代生物学分类食用菌属菌物界，但从古至今均将其归入蔬菜或药用植物范畴，野生食用菌已成为可食本草的重要组成部分。

我国采食野生食用菌历史悠久，宋代陈仁玉《菌谱》收录了浙江台州的11种食用菌，明代潘之恒《广菌谱》记述了食用菌15种，清代吴林《吴蕈谱》记载了生长在苏州附近的食用菌8种。除了上述食用菌专著外，在中医药典籍中的记述也十分丰富，元代李杲原著、明代姚可成补辑《食物本草》在"菜部芝栭类"中记述了野生食用菌14种、野生地衣2种。我国目前已知野生食用菌种类多达360余种，其中最著名的为松茸和干巴菌。

松茸［*Tricholoma matsutarke*（S. Ito. et Imai）Singer］，别名松口蘑。松茸菇体肥大，肉质细嫩，香味浓郁，别具风味，具有很高的营养价值和保健作用，是菇中珍品，在日本、欧洲也享有极高的声誉。目前，尚未人工培植。

干巴菌是云南著名食用菌，该菌香气浓郁，嚼味无穷，是招待嘉宾的上品。该菌也与松茸一样，与特定树种形成共生，难以人工栽培，仍处于野生状态。

# 第二节 可食本草学形成与发展

可食本草的形成和发展大体上可分为 3 个阶段。

第 1 阶段：公元前 3000 年至秦汉时期（公元前 200 年至公元 200 年）。关键词：草。东汉许慎《说文解字》（100—121 年）曰："菜，草之可食者""药，治病草也"。《神农本草经》以草为本，总结了汉代以前人类对植物的认识。

第 2 阶段：魏晋南北朝至唐宋时期。关键词：菜。梁代陶弘景（456—536 年）著有《本草经集注》，首次将"菜"从"草"中分离了出来。陶弘景一改《神农本草经》上、中、下三品的分类方法，而是根据实际用途分为玉石、草木、虫兽、果、菜、米食、有名无用等七类。将韭、葱、芥、苋、鸡肠草、荠菜等 30 余种植物归入菜类，从而使蔬菜及可食本草植物成为与草木药品平行的一个独立大类。自此以后，这种分类方法为历代所沿用，对蔬菜学的发展发挥了重要作用。有世界第一农书之称的《齐民要术》（北魏，贾思勰撰，533—544 年）也采用粮食、油料、纤维、染料作物、蔬菜、果树、桑树、禽畜、鱼类的分类方法。

第 3 阶段：明清时期。关键词：家蔬、野蔬。关于可食本草专著，虽有言宋代就有，但未见传本。明代朱橚《救荒本草》（1604 年），首次系统介绍了 414 种可食本草的形态、产地、性味、毒性、食用方法。徐光启《农政全书》（1637 年）收载了《救荒本草》和王磐《野菜谱》（约 1530 年），对可食本草的发展起到了巨大的促进作用。高濂《养生八笺》（1591 年）将蔬菜分为了"家蔬"（55 种）和"野蔬"（91 种）。明代大量可食本草专著的问世，为中国可食本草学的形成、发展奠定了坚实的基础。

## 一、先秦及秦汉时期（公元前 30 世纪至公元 2 世纪）——"可食之草"

追溯至公元前 30 世纪、成书于公元前 3 世纪的《山海经》，据黄郛考证（2004 年），共记载了植物 160 种，菌类 2~3 种。所载植物中包括韭、葱、葵、蒲、薤、椒、术、祝余（山韭）、宾草（萍）、嘉荣（葫芦）等多种可供蔬食及药用的品种。

《诗经》是我国古代第一部诗歌总集。收集了自西周初年至春秋中叶（公元前11—6世纪）约500年的诗歌305篇，涉及植物187种；《楚辞》以屈原（楚国人，公元前340—248年）为代表。据考，《楚辞》共涉及植物100种。两者包括了荼（苦菜类）、莪（抱娘蒿）、莱（藜）、荠（荠菜）、薇（野豌豆）、马兰、苤管（车前草）等数十种野生及半可食本草。

这一时期无论是野生，还是半野生的蔬菜，连同其他用途的草本植物都被归入"草"这一类。《楚辞·离骚》将所有的草只分成"香草"和"犹草"两大类。东汉许慎《说文解字》则将"菜"释义为："可食之草"；"药"释义为："治病草也"。正是基于以草为本的思想，人们在寻找可食之草的同时，通过反复尝试发现了许多植物对人体有生理作用，可以治病防病，因此有了"药食同源"之说。

后汉（25—220年）形成的《神农本草经》则是对先秦及秦汉时期人们所掌握的有关植物知识的总结。《神农本草经》共收载药物365种，其中植物药居多，达252种。根据君、臣、佐、使的等级，分为上、中、下三品。上品无毒，中品有毒或无毒，下品大多数有毒，有些毒性比较强烈。尽管《神农本草经》包括了不少重要野生或半可食本草，（明代李时珍《本草纲目》引录入"菜部"的达13种），但都尚在"草"的朦胧概念下。

## 二、魏晋南北朝至唐宋时期——渐成佳蔬

嵇含的《南方草木状》（304年），是我国现存最早的植物文献之一。嵇含，字君道，号亳邱子，西晋振武将军、襄阳太守。该书分上、中、下三卷。上卷草类29种，中卷木类28种，下卷果类17种，竹类6种，以所闻岭南草木诠叙而成。该书涉及蒟酱、芜菁、茄、绰菜（暝菜、睡菜）、蕹菜等6种岭南蔬食植物，但均在草类的栏目下，未能作为蔬菜单列。

到了南北朝，梁代陶弘景所撰《名医别录》将《神农本草经》上、中、下三部拆分，在所收载品种365种的基础上，又增加了365种，共计730种，按玉石、草木、虫兽、果、菜、米食、有名无用的实用类别进行分类。该书首次将"菜"从"草"中独立了出来，从而为蔬菜学的形成发展打下了基础。同时，该书大大扩大了蔬菜的范围。据李时珍《本草纲目》记载，由《名医别录》收录的蔬菜品种达17个，均为《神农本草经》所未载，有：韭、葱、薤、蒜、葫（大蒜）、芥、芜菁、甜菜、荠、繁缕、苜蓿、茸菜、芋、鸡肠

草、落葵、地耳、松（白菜）等。

北魏贾思勰的《齐民要术》（533—544 年）是总结北魏以前黄河流域农、林、牧、副、渔技术知识的农业巨著，是中国古代完整保存下来的第一部综合性农书，也是世界上最早的农业巨著之一。全书共 10 卷，91 篇，其中第14～29 篇均为蔬菜，共计 16 篇。可见到北魏时蔬菜种植已在农业生产中占有相当重要的地位，蔬菜学已成为一门独立的学科。

而在这一时期，可食本草的认知也得到了相应的发展。可食本草的采集仍在人们日常生活中占有一定比例，许多人还不得不以可食本草充饥。当时最常采食的可食本草为笋、莼、薇、藜、荠、蓼、苍耳、马齿苋等。此外，还包括许多地方特产的可食本草种类。如唐代《北户录》卷二记载了睡菜和水韭："睡菜，五六月生于田塘中，叶类茨菰，根如藕梢，其性冷，土人采根为咸葅，食之，或云好睡""水韭，生池塘中，叶似韭，有二三尺者，五六月堪食，不荤而脆"。《酉阳杂俎》续集卷九记载了孟娘菜和回纥草："江淮有孟娘菜，并益肉食""回纥草鼓如鼓，及难果能菜"。皮日休在《鲁望以躬掇野蔬兼示雅什，用以酬谢》一诗中提到多种可食本草："杖摘春烟暖向阳，烦君为我致盈筐。探挑乍见牛唇液，细掐徐闻鼠耳香。"牛唇，又名荚、泽泻，苗叶可食；鼠耳，鼠曲草。杜甫《槐叶冷淘》也记述了将槐叶作蔬食："青青高槐叶，采掇付中厨。"

食用菌则主要依赖野外采集，当时菌类资源丰富，山林及庭木间均可寻获，菌、蕈、菇等名称频繁出现在各类文献中，如元稹的"岭外饶野菌"；李咸用的"树滋堪采菌"；贯休的"担头何物带山香，一笼白蕈一笼栗"；《太平广记》卷四十七："豫章人好食蕈，有黄菇蕈者，尤为美味。"

这一时期出现了一些食物药治病的专著，表明当时人们已开始注意蔬食的营养保健作用，最著名的为唐代孟诜撰、张鼎增补的《食疗本草》和南唐陈士良的《食性本草》。原书均已久佚，现在刊行的是尚志钧的辑校（2003 年）。

《食疗本草》详细记述了葵菜、荠菜、苋菜、芥菜、马齿苋等 47 种蔬菜的营养保健作用、食用方法及注意事项等。如水芹，该书曰："寒，养神益力，杀石药毒。置酒酱中香美。于醋中食之，损人齿，黑色。"所述与现代关于水芹有降压清凉作用的研究结果相吻合；又如葛根，该书的记述是："葛根蒸食之，消酒毒。其粉亦甚妙"，而葛根正是当今解酒制品的主要原料之一。但是，尽管该书记述的 47 种蔬菜中可食本草占其大半，然而却未将可食本草单独整理列出，在蔬菜的条目下与栽培蔬菜混合排列。这也反映了唐宋时期的认知特点。

南唐陈士良的《食性本草》对 25 种"菜蔬"植物的性味、功用、禁忌等进行论述，但多由前人论述中摘录汇编而成，因而李时珍《本草纲目》曰："《食性本草》，书凡十卷，总结旧说，无甚新义。"

同时，这一时期药苗（药用植物嫩苗、嫩茎）作为野生蔬食开始普及。《全唐诗》中有不少当时人们采食药苗、赞美药苗的诗篇。如：方干的《送郑台处士归绛岩》（《全唐诗》卷六五）。有云："惯采药苗供野馔，曾书蕉叶寄新题"，唐代药材栽培已十分普遍，药苗既包括栽培，也包括野生的药材嫩苗，由此可知，药苗作为可食本草由来已久。

出自唐代郑常《寄邢逸人》（《全唐诗》卷三一一）："羡君无外事，日与世情违。地僻人难到，溪深鸟自飞。儒衣荷叶老，野饭药苗肥。畴昔江湖意，而今忆共归。"

这一时期，可食本草虽未形成独立学科，但是作为蔬菜的重要组成部分，可食本草与栽培蔬菜一样受到人们的重视。陆游《初夏行平水道中》有诗曰："市桥压担莼丝滑，村店堆盘豆荚肥。"莼丝即莼菜，野生水草，嫩叶可做汤菜，滑嫩鲜美。豆荚则是栽培的豆类嫩荚，野生家种同样重要。至于可食本草的采集和食用，不仅市井百姓十分普遍，皇族、官吏亦然。唐诗中收录的高力士唯一诗作就是关于春季长安吃荠菜的事："两京作斤卖，五溪（贵州山区，高力士充军之地）无人采。夷夏虽有殊，气味都不败。"朝廷官员将采食可食本草作为乐事。曾任唐户部郎中的卢纶《秋中过独孤郊居》一诗中有云："开园过水到郊居，共引家童拾野蔬。"官至苏、抚刺史，翰林学士，刑部侍郎的白居易《池上闲吟二首》亦有云："莫愁客到无供给，家酿香浓野菜春。"当然，对于食不果腹的穷苦百姓而言，可食本草则是充饥食物，永远和辛酸连在一起，别有一番滋味在心头。

如果说，在秦汉时期，蔬菜还属于"草"，那么到了魏晋南北朝与唐宋时期，蔬菜已经从"草"中分离了出来，成为一个与"草"平行的大学科。但是，这时"蔬菜"中以及"草"和"木"中所包含的可食本草虽然已经受到了人们的重视，但是尚未形成独立的可食本草学科。

## 三、明清时期——可食本草学形成

明代是中国封建经济高度发展和资本主义萌芽时期，农业、手工业和商业的繁荣都大大超过前代，科技文化也得到很大发展，并在多方面取得了突出的成就，而蔬菜方面的进步超过以往任何朝代，可食本草方面尤为突出。明代有关可食本草的著述丰富多样，不仅数量多，而且所涉学术范围广泛，为可食本草学的形成和发展奠定了基础。

明代最有代表性的大型可食本草学专著当推《救荒本草》和《野菜博录》。

《救荒本草》为朱橚所撰，朱橚（1362—1425 年），明太祖朱元璋第五子。洪武三年（1370 年）受封吴王，十一年改封周王，十四年就藩开封。建文中废徙云南，永乐中复爵。洪熙元年（1425 年）薨，谥"定"，故又称周定王。史称："永乐间（1403—1424 年）周藩集录而刻之。"名义上虽是朱橚编写，实际上是集民力而成。其材料来自民间，"购田夫野老，得甲坼勾萌者四百余种，植于一圃，躬自阅视，俟其滋长成熟，乃召通江绘之一图，仍疏其花实根干皮叶之可食者，汇次为书一帙，名曰《救荒本草》。"其编写过程是将各种野生蔬食植物种在园内，待成长后，悉心观察，并请画工将其绘制成图，再具体地将各种植物的名称、产地、性味、有毒无毒的部位及烹调方法等记录下来。该书共收录可食本草 414 种，其中录自前人著述的 138 种，新增 252 种，是现存最早最完整的可食本草专著之一。

该书图谱系写生绘制，书中可食本草图谱，如兔儿伞、婆婆丁（蒲公英）、刺蓟菜（小蓟）等，绘制得十分逼真，对植物形态描述也详细。

如茴香："一名怀香子，北人呼为土茴香，今处处有之。人家园圃多种。苗高三四尺，茎粗如笔管，旁有淡黄裤叶（托叶）播茎而生；裤叶上发生青色细叶，叶间分生权枝；梢头开花，花头如伞盖（伞形科植物花序特征），黄色；结子如莳萝子，微大，亦有线瓣（棱）。"书中还介绍了一些有毒植物只要经过适当的加工处理，除味去臭，亦可食用。如白屈菜："白屈菜，生田野中，苗高一二尺，初叶丛生，茎叶皆青白色，茎有毛刺，梢头分叉，上开四瓣黄花，叶极似山荠菜叶，而花又极大，又似漏芦叶而色淡，味苦，微辣。"根据所述形态，该植物为罂粟科有毒植物白屈菜。但《救荒本草》说："采叶和净土，连土浸一宿，换水淘洗净，盐调食。"净土对有毒物质起到了吸附作用。这种方法在本质上和现代植物化学领域中采用的吸附分离法相似，有学者认为植物化学的吸附分离法起源于《救荒本草》也不为过。该书对野生食用植物的研究起了开创性的作用。该书不少植物被李时珍的《本草纲目》所收录；而徐光启的农学巨著《农政全书》也将该书整体收作荒政部分（卷四十六至五十九）。随着《农政全书》的广泛流传，《救荒本草》的影响越来越大，可食本草也日益引起研究者的关注。

鲍山《野菜博录》是明代受《救荒本草》影响而作的可食本草重要专著，该书各方面都与《救荒本草》相媲美。作者鲍山，明代徽州婺源人，字元则，号在斋。"尝入黄山，筑室白龙潭上七年，备尝可食本草诸味，撰《野菜博录》（《四库全书总目》卷一〇二）。"该书共载可食本草 435 种，多属安徽黄山一带的植物。全书分三卷，上卷载叶可食植物 140 种；中卷载叶可食植物 76 种，茎可食植物 3 种，茎叶可食植物 2 种，根可食植物 28 种，实可食植物 24 种，花叶可食植物 4 种，叶实可食植物 20 种，根花可食植物 28 种，根叶可食植物 14 种，根实可食植物 3 种；下卷为木部，共收录植物 119 种，也按叶、花、实、花叶、叶实、花叶实、叶皮实等蔬食部位编列。该书是作者历时七年，亲历亲躬，对可食本草潜心研究，以个人的力量编撰出的大型可食本草专著，为后人树立了榜样。

与此同时，明代养生保健研究也达到前所未有的水平。最著名的养生保健专著为高濂的《遵生八笺》，以清修妙论、四时调摄、起居安乐、延年祛病、饮馔服食、燕闲清赏、灵丹妙药、尘外遐兴各为一笺，共计八笺。可食本草在该书中得到充分重视，在"饮馔服食笺"中，作者专设了"野蔬"科目，收录了有营养保健作用的可食本草达 91 种，而"家蔬"类则只列举了 55 种。

托名李杲（元代），李时珍编撰、参订，实际由姚可成编著的《食物本草》是明代另一部影响较大的营养食疗专著。该书共收录饮食 1 689 种，详细介绍了各种饮食的产地、种类、名特产品、营养食疗作用及制备方法，是我国现存最完整的《食物本草》。值得注意的是，该书不仅仅收录了王磐（王西楼）的《救荒草》（原名《野菜谱》，1522 年）所载可食本草 60 种，并将自己收集的 60 种可食本草编入《救荒野谱补遗》。二书共收载可食本草 120 种，分为草、木二类。草类中：食茎叶 26 种，食叶 53 种，食薹 3 种，食根 11 种，食苗叶 3 种，食实 6 种，食根苗 3 种；木类中：食根 2 种，食实 2 种，食根叶 3 种，食叶 11 种，食花 2 种，食皮 2 种，食苗 2 种。

正是明代大量可食本草专著的出现，标志着作为一门学科—可食本草学已经形成，并得到迅速发展。

这一时期，可食本草作为不可或缺的一部分，也渗透到了社会文化之中。最具代表性的是唐寅的《爱菜词》和吴承恩的《西游记》。

综上所述，明代大量关于可食本草专著的问世，标志着中国可食本草学作为一门相对独立的学科已经形成；而同期医学、营养学等相关学科和社会文化的发展，又进一步为可食本草学科的发展打下了坚实的基础。

# 第三节 可食本草资源特点

可食本草资源归纳起来特点如下。

第一，有限性和可解体性。可食本草资源的蕴藏量是有限的，同时，由于人类干扰或自然灾害的影响，自然种群减少到一定数量时，某些可食本草的种质就有丧失的危险，从而导致某些可食本草种质资源的解体。

第二，再生性。可食本草资源有自然更新和可人为扩大繁殖能力的特性。

第三，地域性和散生性。从整体看，可食本草资源分布有较大的地域性，而从局部看，则又有广泛的散生性，很少见到有成片、集中的大面积分布。

第四，多用性。许多可食本草往往具有多种用途。有许多品种既可作蔬食之用，又可用于医药、保健、榨油、织造、日化及观赏、森林工业等方面。

第五，国际性。有些可食本草分布地域广泛，往往遍及同一气候带的不同国家。因此，必须充分认识这些特点，才能有效、科学地对可食本草进行开发、利用、管理和保护，使之实现可持续发展。

中国幅员辽阔、地形复杂、气候多变的优越自然条件孕育了丰富的可食本草资源。千百年来，可食本草对中华民族的生存繁衍、兴旺发达起了巨大的促进作用。

## 一、有限性和可解体性

可食本草资源的蕴藏量是有限的。由于客观条件的限制，人类利用资源的能力也是有限的。中国古代，由于人口少、生产力水平低下，可食本草资源的有限性表现得还不突出。但随着近代人口剧增、可食本草消耗量增加，其有限性就日渐显露出来了。多年来，由于人们利用可食本草资源往往只顾短期效益，忽视了保护和管理，以致许多可食本草资源日趋衰退，有些种类甚至到了濒临灭绝的境地，著名的发菜（发状念珠藻）就是惨痛教训。

按照遗传学的观点，每种生物都有其自身的遗传特征，不同遗传特征即为不同种质。数以万计的物种经过漫长岁月自然演化能生存下来，就是因为本身具备了适应生存环境的能力。种质存在于每个物种的种群之中，由于活动使某些种群急剧缩小，人类活动使蔬菜种质有丧失的危险，从而导致某些可食本草种质资源解体。这就是可食本草资源的可解体性。种类灭绝之后，资源就不可能再生。认识到可食本草资源的可解体性，就应该注意把开发利用和保护管理结合起来，即在加强保护管理的前提下，进行合理的开发利用。对可食本草资源不能采挖过度，要注意加强保护和人工抚育，积极研究人工栽培技术，使有限的资源为人类永久利用。

刺五加［*Acanthopanax senticosus*（Rupr. Maxim.）Harms］为东北林区的常见灌木。过去，刺五加常被当地百姓当成清林的清除对象，如今，刺五加的价值逐渐被发掘出来了：首先，刺五加种子油供制肥皂；根皮及茎皮入药，有舒筋活血、祛风湿的功效；其次刺五加的嫩芽、嫩叶是口味上佳的山野菜，成为备受人们喜爱的餐桌上的新宠；最后，刺五加的植株还被开发成治疗神经衰弱的药品和保健品。昔日默默无闻的刺五加现在成了被人们关注的绿色宝贝，也成了人们争相采集、挖掘的受害者，其资源已经越来越少了。

## 二、再生性

可食本草资源有自然更新和可人为扩大繁殖能力的特性，称为再生性。但是，资源的再生、增殖不是无限制的。利用可食本草资源就要合理掌握资源再生的特点，保护资源不断更新的能力。野生资源的开发利用必须与资源的再生、增殖、换代、补偿的能力相适应。在利用量小于或等于再生量时，不致损害资源；在利用量超过再生量时，就会造成可食本草资源的减少或枯竭，以至某些种类的灭绝。此外，还要采用引种、人工抚育和人工栽培的方法扩大可食本草资源的数量。例如，变野外自然生长的可食本草为人工栽培，这方面的工作虽然刚刚起步，但发展强劲，突出的有江、浙、沪的荠菜，马兰和广东的豆瓣菜。

野生刺五加资源经过前几年的采挖及清林，较大的刺五加已所剩无几，但刺五加后备资源比较丰富，尤其是刺五加幼苗很多。随着近年来我国将刺五加列为重点保护植物，我们看到刺五加有了一个休养生息的机会，使这种宝贵的植物资源得以永续利用，为我们的生态文明做出新贡献。

### 三、地域性和散生性

可食本草的又一个突出特点就是具有明显的地域性。我国地域辽阔，得天独厚的地理、气候条件为丰富多彩的可食本草生长繁衍提供了适宜的环境。中国从北到南横跨 8 个气候带。由于气候带的水热条件和日照土壤不同，分布的可食本草种类也有很大差异，反映了可食本草种群的纬向地带性分布规律。我国从东到西，由于距海远近而出现的干湿条件差异，可分为湿润、半湿润、干旱等不同地区，各地分布的可食本草种类又有明显不同，反映了经向地带性分布规律。同时，不同海拔高度分布的可食本草种类也有不同，反映了垂直地带性分布的差异。

可食本草资源的分布不是单一种群或优势种群的集中分布，而是分布在不同的植物群落中。从整体看，可食本草资源有较强的地域性；从局部看，则又有广泛的散生性，很少见有集中、成片分布。由于不同地域的社会经济条件和技术水平有较大的差别，可食本草资源开发的深度和广度也存在着相应的地区差异。不少的可食本草在长期生长过程中为适应当地的自然环境，逐渐形成了对当地气候和地理条件的特性；同时，由于环境的长期影响，某些同种可食本草在内在质量、风味、外观等方面发生了变化，显示了可食本草地域特点。

### 四、多用性

许多可食本草往往具有多种用途。有许多品种既可作蔬食之用，同时又可用于医药、保健、榨油、织造、日化以及观赏、森林工业等诸多方面。许多可食本草的不同部位又往往具有不同的成分和用途，从而为可食本草多方位、多目标的综合开发利用创造了条件。例如，菊科的蒌蒿（*Artemisia selengensis* Turcz. ex Bess.）不仅可供蔬食，还可作饲料、医药、农药，并可提取油脂和芳香油；再如唇形科的野芝麻（*Lamium barbatum* Sieb. et Zucc.）不仅可供蔬食、医药、油脂、芳香油之用，还是优良的蜜源植物，并可提取作为生物农药的蜕皮激素。因此，在可食本草开发时要扩大视野，统一规划，物尽其用，以获取最大的经济效益。如，蒲公英含有黄酮等抗氧化物质，具有较强的抗氧化活性，可用于皮肤保护和消除雀斑和色素斑药物的研制，南京野生植物综合利用研究院经过多年的深入研究，已开发出蒲公英的系列化妆品。随着蒲公英加工业的迅速发展，蒲公英产品的深加工也逐渐发展起来。我国对蒲公英的开发利用也被提到了一个新的水平。又如，芹菜是一种高营养价值的蔬菜，富含蛋白质、碳水化合物、膳食纤维、纤维素、钙、磷、铁、钠等20多种营养元素，芹菜中富含芹菜素，可以扩张血管，平稳降压。芹菜中钙磷含量较高，可以增强骨骼健康。芹菜纤维素含量高，经过消化，可以产生一种抗氧化剂，抑制肠内细菌，还可以加快肠道的蠕动，促进排泄，降低致癌物质与结肠黏膜接触的时间，预防结肠癌。芹菜中富含钾可以预防浮肿，水肿病人可以多饮用新鲜芹菜汁。芹菜中还有可以中和尿酸的物质，可以防治痛风。吉林敖东延边药业股份有限公司以芹菜为主要原料生产的芹维康胶囊在调节血脂和延缓衰老等方面具有显著作用。

## 五、国际性

许多可食本草种类分布地区广泛，往往遍布同一气候带的不同国家。同时，不同国家对相同或相似的可食本草种类进行着多方面、不同深度的研究与开发。可食本草的分布与研究事实上往往超越国界而带有国际性。因此，中国可食本草不是一个孤立、封闭的系统，而是一个开放的系统。中国可食本草研究既要立足国内，又要及时了解世界各国对可食本草资源研究开发进展，了解对可食本草的需求现状和前景，以便制定科学合理、有前瞻性的研究开发对策。如蒲公英，在日本、德国等已开发出蒲公英饮料、蒲公英酒、蒲公英咖啡、蒲公英花粉、蒲公英根粉等蒲公英系列产品，在市场上取得了很大成功。

# 第四节　东北可食本草资源分布

## 一、东北地区资源

东北地区野生植物以长白山东北部和西南部最为丰富，其次是大小兴安岭地区。长白山的东北部地势西高东低，地貌复杂，有中山、低山、丘陵、盆地、台地；海拔高低不等，垂直变化明显，土壤类型多样。受海洋季风影响，气候冷凉湿润，夏季多雨，有利于野生植物生长，种类多，资源丰富。西南部地区属温带大陆性季风气候，山高谷深，雨量充沛，古树参天，林海茫茫，珍花异草遍布山野。因此，可食性植物种类也较多。

### （一）大兴安岭北部地区

该地区为我国最寒冷的地区，年均气温 0℃以下（-5.6～-1.2℃），有记录的最低温度约为 -48℃，全年无夏季。

本区距海较远，具显著大陆性气候特征，年降水量 360～500 mm。由于气候条件的限制，区域内植物种类较少，维管束植物仅 800 余种。本区资源的特点是种类虽少，但蕴藏量多，开发潜力大，往往形成大片群落，资源量极其丰富。桔梗等在本区分布广且数量大。

### （二）东部山地

本区大部分为山岭和丘陵，北段为小兴安岭，过松花江后为长白山地，东北面为低陷的三江平原。

全区基本上属冷湿型温带针阔叶混交林景观。气候比大兴安岭北部山地温和，但冬季气温仍很低，寒冷期也相当长。本区距海较近，受海洋湿润空气影响，年降水量可达 750 mm，是东北地区最湿润的地区。小兴安岭基本上是低山丘陵，纬度较高、温度较低、地面平缓，而长白山地纬度位置偏低，地势较高，自然景观的垂直分布较为明显。

本区植物种类繁多，有维管束植物 2 000 种以上，其中 1/2 为东亚特有种。

小兴安岭山区地势起伏较大，谷地宽阔，森林茂密，分布的可食本草有桔梗、败酱、五味子、芡实等。

长白山地坡地较平缓。由于纬度偏南，直接承受来自日本的暖气团，气候比较温暖，雨量充沛。长白山最高峰海拔 2 961 m，周围的山地有许多平行的山脊和纵切的宽谷，一般海拔 500～1 000 m。本区植被随着地势的升高，呈现了明显的垂直分布规律，有维管束植物 1 500 多种，可食本草资源丰富。长白山植物区系与亚热带植物具有密切关系。

## （三）中部平原

地理上合称松辽平原。这一区域处于背风环境，地势低平，海拔 120～250 mm，年降水量 400～700 mm，属半湿润地区。春季气温上升较快，降水较少而多大风；冬季寒冷干燥；夏季多雨，温度较高，形成以草原为主的植被是其主要特点。本区植物属蒙古植物区系，本区可食本草有桔梗、委陵菜（野豌豆）、米口袋、蒲公英等。

## （四）东北地区主要可食本草种类

东北地区除全国性分布种类外，常见的还有：辽东楤木、东风菜、关苍术、歪头菜、桔梗、堇菜、败酱、山蓼、杠柳、柳蒿、轮叶党参、轮叶沙参赞、蹄叶橐吾、茅苞、银线草、辣蓼铁线莲、风花菜、土三七、鹅绒委陵菜、鸡眼草、苜蓿、变豆菜、短果茴芹、珊瑚菜、珍珠菜、打碗花、藿香、活血丹、地笋、驴蹄草、兴安鹿药、东北羊角芹、鸦葱、紫菀、牛蒡、毛百合、小黄花菜、芝麻菜、决明、防风、兴安升麻、山韭、羊乳、小根葱、鸡脚堇菜等。

## 二、西北地区主要可食本草种类

西北地区面积广大，气候差异大而复杂。海拔相对较高，干旱、少雨、多山，大多数处于温带线内。因此，这一地区野生植物种类较多，但分布不均。

本地区主要可食本草代表性种类有：野薄荷、黄精、小黄花菜、各葱、河北大黄、玉竹、发菜、防风、沙芥、刺楸、鹿药、升麻、鸭儿芹、合欢、蒙古韭、野韭、薤白、细叶韭、白花碎米荠、薄荷、蒲公英、车前等。

# 第五节 可食本草资源化学

可食本草资源开发和可持续利用的物质基础是可食本草中所含的化学成分，从资源的可用性和多用性角度，称为可食本草资源化学成分。在利用这些化学成分的过程中，不但要了解其植物化学知识，而且还要了解在新陈代谢过程中，它们的形成及其在植物界中的分布规律，在不同植物类群中的含量，同一物种化学成分随种质、时间、空间的动态变化，以及其他生物和非生物因子及加工方法对这些成分质和量的影响等。可食本草资源化学是遵循自然资源学的学科体系和基本观点，从资源的可用性和多用性出发，研究可食本草资源中化学成分的类型、质量、数量、时间、空间等基本属性以及它们的动态变化规律。可食本草资源化学的研究对象不仅是药用的活性成分，而且还包括可食本草资源综合利用的其他各类成分。

## 一、可食本草资源化学成分的形成

可食本草资源化学成分是可食本草新陈代谢的产物，其产生途径可分为初生代谢和次生代谢。

可食本草发挥药效的化学成分以次生代谢产物为主，如醌类、苯丙素类、黄酮类、萜类与挥发油、皂苷、强心苷、生物碱等。可食本草中的次生代谢产物类型较多，合成途径主要有 4 条：莽草酸途径（shikimic acid pathway）；氨基酸途径（amino acid pathway）；乙酸 - 丙二酸途径（acetate-malonate pathway）；甲瓦龙酸途径（或称甲羟戊酸途径）（mevalonic acid pathway）。此外，还有复合途径，即次生代谢产物中各个部分由不同的生物合成途径产生，如查耳酮化合物的 A 环和 B 环分别是由乙酸 - 丙二酸途径和莽草酸途径合成的。

## 二、可食本草中主要资源化学成分类型

### （一）生物碱类

生物碱（alkaloids）是指来源于生物界（主要是植物界）的一类含氮的有机化合物。大多数氮原子在杂环上，多呈碱性，且多具有生理活性。一般来说，生物界除生物体必需的含氮有机化合物，如氨基酸、氨基糖、肽类、蛋白质、酶、核酸、核苷酸及含氮维生素外，其他含氮有机化合物均可视为生物碱。

生物碱是科学家们研究得最早的有生物活性的一类天然有机化合物。在我国，清朝的赵学敏在其所著的《本草纲目拾遗》中记载，17 世纪初我国

的《白猿经》即记述了从乌头中提炼出砂糖样毒物作箭毒用，从现在的观点分析，它应该是乌头碱。在欧洲，1806 年德国科学家 Sertümer 第一次从鸦片中分得吗啡（morphine），因其具有碱性，故称为植物碱（tvegetable alkalis）。1810 年，西班牙医生 Gomes 从金鸡纳树皮中分得结晶辛可宁（cinchonino），之后证明主要是奎宁与辛可宁的混合物，1818 年 W. Weissner 把此类植物中的碱性化合物统称为类碱（alkali-like）或生物碱，生物碱一名沿用至今。

目前，生物碱种类按生源和母核结构分类有 25 类，如吡啶类、莨菪烷类、异喹啉类、吲哚类、有机胺类等。绝大多数高等植物含有生物碱，尤其是双子叶植物，如毛茛科、防己科、番荔枝科、樟科、罂粟科、小檗科、胡椒科、芸香科、豆科、卫矛科、茄科、夹竹桃科、马钱子科、紫草科、菊科等；单子叶植物也有少数科属含有生物碱，如石蒜科、百合科、百部科等；裸子植物中分布更少，仅存在于麻黄科、红豆杉科、三尖杉科、松柏科等少数科属中；低等植物中仅发现极个别的存在生物碱，如石松碱存在于蕨类植物中，麦角生物碱存在于菌类植物中；藻类、水生类植物中尚未发现含有生物碱。

### （二）黄酮类

黄酮类化合物广泛存在于高等植物的根、茎、叶、花和果实等部位，是许多中草药的有效成分。自 1814 年发现了第一个黄酮类化合物——白杨素至 1998 年，黄酮类化合物总数已超过 5 000 种。它们常以游离态或与糖结合成苷的形式存在，对植物的生长、发育、开花、结果以及抵御异物的侵入都起着重要作用。除水藻、金鱼藻外，黄酮类化合物是绿色植物特有的产物。这类化合物几乎遍布植物体的各个部分，如根、茎、叶、花、果实、种子、花粉和花蜜等。

黄酮类化合物广泛分布于苔藓植物及蕨类植物中。裸子植物含有的黄酮类化合物类型较多，特点是取代基以羟基为主，很少有苷化、甲基化或是异戊烯化。虽然双黄酮在苔藓、蕨类、被子植物中时有发现，但是双黄酮不失为裸子植物的特征性成分。黄酮类化合物分布最集中的还是在被子植物中，其类型最全、结构最复杂、含量也高。其中五加科、菊科、伞形科、唇形科、豆科、蔷薇科、芸香科、玄参科、杜鹃花科、桑科、大戟科、鸢尾科、兰科、莎草科以及姜科黄酮类化合物尤为丰富。

虽然，在植物的各部分都能发现黄酮类化合物，但含量不同。总的来讲，地上部分含量大于地下部分，花和叶中的含量大于茎中的含量，有些花中的含量可以达到 44 ％以上。对于同一种植物而言，随着地区和季节的不同，黄酮类化合物含量也大不相同。一般来讲，开花季节达到最高以后，逐渐减少，因此对大多数植物而言，春季是最佳采集季节。在阳光充足的地区生长的植物中黄酮类化合物的含量比其他地区要多。含量最多的是黄酮醇（占总黄酮含量的 40 ％左右），二氢黄酮、邻羟基查耳酮等含量较少。

### （三）萜类和挥发油

萜类是一类由甲羟戊酸衍生而成，基本碳骨架多具有 2 个或 2 个以上异戊二烯单位（$C_5$）结构特征的化合物，结构通式为（$C_5H_8$）。目前，萜类的分类方法仍然沿用经验的异戊二烯法则，分为半萜、单萜、倍半萜、二倍半萜、二萜、三萜等；每类萜按基本碳链是否成环及成环数的多少，进一步分为无环萜（或链状萜）、单环萜、双环萜、二环萜，等等。萜类分布很广，现已发现 55 000 余种萜类化合物。

挥发油也称精油，是存在于植物体内的一类具有挥发性、可随水蒸气蒸馏、与水不相混溶的油状液体。挥发油大多具有芳香气味，并在多方面具有较强的生物活性，为中药所含有的一类重要化学物质。

### （四）皂苷和甾体类

皂苷是苷元具有螺甾烷及其与它有相似生源的甾族化合物或三萜类化合物的一类糖苷，大多数皂苷水溶液用力振荡可产生不因加热而消失的持久性泡沫，故名为皂苷。根据苷元不同分为甾体皂苷和三萜皂苷。三萜皂苷多呈酸性，故又称酸性皂苷。皂苷在自然界中的分布很广，约有 1/2 植物含有皂苷，主要在豆科、五加科、葫芦科、毛茛科、远志科、石竹科、伞形科、桔梗科、忍冬科、鼠李科、报春花科等植物中分布较多。甾体皂苷在植物中已发现近百种，但是它们的分布局限，大部分集中在单子叶植物的薯蓣科、百合科、龙舌兰科及姜科；双子叶植物仅在豆科、玄参科、蒺藜科、苦木科及茄科少数属种有分布。组成三萜皂苷的糖有葡萄糖、半乳糖、木糖、阿拉伯糖、鼠李糖、葡糖醛酸、半乳糖醛酸，另外还有呋糖、鸡纳糖、芹糖、乙酰基和乙酰氨基糖等，多数为吡喃型糖，但也有呋喃型糖 3 而甾体皂苷中还常连有去氧糖，是区别于其他苷类的一个重要特征。有许多植物的皂苷含量很高，如甘草根含有 2 ％～12 ％皂苷，皂树皮含有 10 ％的皂苷，七叶树种子含有高达 13% 的七叶皂苷，薯蓣的球状根茎含有丰富的甾体皂苷，是人工合成激素的重要原料。近年来，从一些海洋生物中如海参、海星等，也分离得到了皂苷类化合物。三萜皂苷虽然分四环三萜和五环三萜两大类，但它们生源关系十分密切，都是甲瓦龙酸（MVA）合成鲨烯，经鲨烯再合成其他各种类型的三萜类化合物，三萜类化合物这一生源学说，由于从豆科植物芒柄花中分离出芒柄花萜醇而进一步得到证实，因为它可以不需要任何分子重排，直接由鲨烯合成。根据资源利用的目的成分，应注意皂苷易被酶水解的性质。

甾体类具有一个环戊烷并氢化菲的母核，甾核 4 个环可以有不同的稠和方式，$C_3$ 位有羟基取代，可以与糖结合成苷，$C_{10}$ 和 $C_{13}$ 位有角甲基取代，$C_{17}$ 位有侧链。含有甾体母核结构的化合物很多，除了甾体皂苷和强心苷外，还有植物甾醇、$C_2$ 甾醇、昆虫变态激素、蟾毒配基、甾体生物碱、胆汁酸等。

甾体生物碱母核是甾体，但氮原子均不在甾体母核内。根据甾核的骨架分为三类，即孕甾烷（$C_{21}$）生物碱、环孕甾烷（$C_{24}$）生物碱和胆甾烷（$C_{27}$）生物碱（又包括胆甾烷碱类和异胆甾烷碱类）。它主要分布在茄科、百合科、夹竹桃科等植物的某些属中，据报道，至少有 60 种茄科植物（仅在属）含有 30 余种这一类化合物，如茄胺、茄啶、番茄啶、垂茄次碱等，它们也是提取甾体化合物的重要原料。

# 第二章　可食本草资源保护、开发与利用

## 第一节　可食本草资源保护与可持续利用

由于人类不合理利用及原生境破坏等因素，导致可食本草多样性迅速下降，一些物种正在遭受濒危乃至灭绝的威胁，保护可食本草资源，包括可食本草物种、种内遗传多样性，建立和发展可食本草资源可持续利用的理论、科学方法和技术途径，维护人与可食本草资源之间的平衡发展，既是一个科学问题，又是一个技术问题。可食本草资源保护是指保护可食本草及与其密切相关的自然生态环境和生态系统，以保证可食本草资源的可持续利用和可食本草的生物多样性，挽救珍稀濒危的可食本草物种。近年来，可食本草资源储蓄量、生物多样性迅速下降，相关问题日益突出。作为全球植物资源的一部分，可食本草的资源保护现状、途径和有效方法日益受到重视，对资源的可持续利用具有重要意义。

### 一、可食本草资源濒危程度评价

为了准确反映被保护物种的受威胁程度，国际上建立了濒危物种等级的划分标准。IUCN 划分的濒危等级为：绝灭（Ex）、濒危（E）、易危（V）、稀有种（R）、未定种（I）、资料不足（K）、受危种（T）、贸易致危（CT）。我国公布的《中国珍稀濒危保护植物名录》将濒危植物分为 3 个保护等级，即一级保护植物，指具有极为重要的科研、经济和文化价值的稀有濒危种类；二级保护植物，是指在科研或经济上有重要意义的稀有或濒危种类；三级保护植物，是指在科研或经济上。有一定意义渐危或稀有种类。中国植物红皮书参考 IUCN 红皮书等级制定，采用"濒危""稀有"和"渐危"3 个等级。其中濒危种为在其分布的全部或显著范围内有随时灭绝危险物种，这类植物通常生长稀疏，个体数和种群数低，且分布高度狭域，由于栖息地丧失、破

上篇　总论

23

坏或过度开采等原因，致使其生存濒危。稀有种是暂时无灭绝直接危险的物种，但其分布范围很窄或很分散或属于不常见的单种属或寡种属。渐危种指目前存有一定数量野生资源的物种，但这些物种的生存受到人类活动和自然原因的威胁，由于栖息地退化、过度利用、环境变化等原因有可能被归入"濒危"等级。

## 二、可食本草资源保护的现状和策略

可食本草资源的良好保护并实现可持续利用是21世纪林下可食本草产业生存发展的重要前提。长期以来，由于国际市场上可食本草提取物贸易量的迅速增加和医药产业的快速发展，致使野生可食本草过度采挖和利用，资源受到不同程度破坏而导致资源衰退，难以保证可食本草资源的可持续利用。资源的匮乏和供求矛盾是重要原因之一，如何保护可食本草种质资源，确保其有高丰度的遗传多样性和完整的基因库，又如何保护现有药材的野生资源，确保野生优质药材的可持续供应，是可食本草资源学必须考虑的问题。

## 三、可食本草资源的再生

可食本草资源再生是指可食本草资源在人为采挖、砍伐和利用之后，其种群数量和资源总量在自然条件和人工条件下通过繁殖、生长获得恢复与重建的过程。繁殖是指植物在生长发育到一定阶段时，通过一定的方式，由旧个体产生新个体，来保持种族延续的现象，繁殖是所有生物有机体共有的特征之一。通过繁殖能增加可食本草新一代的个体数量，能扩大后代的生活范围，能保证可食本草物种的遗传稳定性。同时，在繁殖的过程中也可以产生一定的变异，下一代的个体与亲本相比往往有某些方面的差异。在生产实践中，人们通过可食本草的繁殖活动，使用多种手段与技术进行选育、杂交、选择，以获得新的优良的可食本草新种质。生长（growth）是指可食本草在形态建成过程中的量变，例如细胞数增加，体积增大，质量增加，组织类型增多，根、茎、叶、花、果实、种子等器官相继分化，植物个体由小到大，由幼嫩到成熟衰老等过程在量上的变化都属于生长现象。根、茎、叶属于营养器官，它们的成长过程称为营养生长；花、果实和种子属于生殖器官，它们的成长过程称为生殖生长。

可食本草资源的再生主要通过可食本草的繁殖和生长来完成。可食本草的繁殖和生长方式与其他植物的繁殖与生长方式基本相同，通常可分为自然繁殖与生长和人工繁殖与生长 2 种方式。自然繁殖与生长是指可食本草在自然状态下进行的繁殖和生长活动，该过程又可分为无性繁殖和有性生殖两种方式。人工繁殖与生长是指可食本草在人工干预下，利用野生资源驯化、抚育和人工栽培等方式进行的可食本草资源的再生活动。

## 第二节 可食本草资源开发利用研究

可食本草的资源开发利用具有高度的综合性，需要依靠多学科知识及方法手段，同时，随着可食本草资源的综合开发越来越深入，呈现出多用途、多层次的特点。其综合利用方式包括开发药物、保健食品、保健护理用品等。

### 一、保健食品开发

自古"药食同源"，以可食本草，尤其是药食兼用的可食本草为原料，研发出相应产品供人们食用，这已是多少年来早被人们接受的现实。这类产品包括供特定人群食用、不以治病为目的的保健食品、用于调节食品色泽的食用色素和增进食品香味的天然香料等。

#### （一）保健食品

保健食品，也称功能食品，或称健康食品，是不以治疗疾病为目的，对特定人群具有调节相应机能作用，具有一般食品的共性，食用后对人体不产生任何急性、亚急性或慢性危害的食品。随着社会经济的发展和人们健康理念的形成，尤其是保健食品的保健作用日益被人们所认识，保健食品已逐步被广大消费者所接受。如藿香是一种风味独特的珍稀本草，具有较高的营养价值和药用价值，是市场上畅销的可食本草品种之一；用五味子果实可以生产果汁和饮料。从林下本草资源综合利用角度看，保健食品的研发以及产品化不仅是资源可持续利用的有效途径，更是其效益最大化的有效途径。

保健食品的基本特性是安全、无毒副作用，具有一般食品的共性。既不是药品也不是营养品，是具有特定保健功能的食品，是适宜于特定人群食用且不以治疗疾病为目的的食品。

保健食品具有调节机体功能，包括免疫调节、调节血脂、调节血糖、延缓衰老、改善记忆、改善视力、促进排铅、清咽润喉、调节血压、改善睡眠、促进泌乳、抗突变、抗疲劳、耐缺氧、抗辐射、减肥、促进生长发育、改善骨质疏松、改善营养性贫血、对化学性肝损伤有保护作用、美容（祛痤疮/祛黄褐斑/改善皮肤水分和油分）、改善胃肠道功能（调节肠道菌群/促进消化/润肠通便/对胃黏膜有辅助保护作用）。如刺五加果能增加睡眠，可针对心悸、健忘、乏力等症状，已经有刺五加茶等保健品上市，深受消费者的好评和青睐；大叶芹因降压作用显著而成为保健药"芹维康"的主要原料，也是开发降压保健饮品的好原料；牛蒡可以被加工成保健品，如牛蒡茶、牛蒡酥等。

保健食品的保健功能需通过长时间服用方可显现。在不同人群中，如不同的年龄、性别、职业、身体状况、生活区域、生活环境、生活方式等不同情况下食用，其功效会有不同的体现。保健食品无特定形态特征，但必须是经一定生产加工工艺制成的工业制成品，且必须是经口摄入，经胃肠道消化系统吸收，通过对人体机能的逐步调理，使之趋于协调进而才使身体呈现健康状态。

但是，要注意保健食品与相关易混概念的区别。

第一，保健食品含有功效成分，适用于特定人群食用，具有特定功效，而一般食品无特定的人群食用限定，也无特定功效。

第二，保健食品是人体机能调节剂或营养补充剂，不能直接用于治疗疾病，而药品则是直接用于治疗疾病。

第三，保健食品不是营养品，其营养价值并不一定很高，而营养品通常是富含人体需要的多种营养素，如蛋白质、脂肪、糖类、维生素、矿物质等。

第四，保健食品在产品标签上需明确标明具有某种保健功能，有大众认可度，而新食品原料是指在我国无传统食用习惯的动物、植物和微生物以及从其分离的成分、新研制的食品原料或经改造过的食品成分，具有食品原料的特性，有营养，食用后无毒、无害，对人体健康不造成任何急性、亚急性、慢性或者其他潜在危害；尽管具有一种或多种功能，却不允许在产品介绍中作详细标示。另外，新食品原料和保健食品的适用人群不同，前者适用于任何人群，而后者适宜于特定人群食用。

在保健食品研发方面，一般来说，保健食品的研发主要依据中医药理论和中医养生思想，科学组方配伍而成。如分布于中国东北地区的薤白与桂枝、丹参、川芎等药物合用，能缓解心绞痛的发作。针对同一功能，可能会有多个不同组方；依据同一个原理，可能会采用不同原料；针对不同人群，即使同一组方，可能其配伍剂量亦会有所不同。

### （二）食用色素

食用色素，是一种既能被人适量食用，又可使食物在一定程度上改变原有颜色的食品添加剂。食用色素的使用由来已久，早在10世纪以前，古人就开始利用植物性天然色素给食品着色，最早使用色素的是大不列颠的阿利克撒人，当时他们就能利用茜草植物色素做成玫瑰紫色糖果。食用色素有天然和人工合成两大类。自英国人1850年发明第1种合成食用色素苯胺紫以后，人工合成色素逐步主导着食用色素市场，但越来越多的事实证明，人工合成的色素可能诱发中毒、泻泄甚至癌症，故已越来越不受食品行业欢迎。因此，从药食两用的可食本草中提取天然食用色素，既能满足食品行业需求，又能保障食品安全，是可食本草资源综合利用的又一途径。如广泛分布于中国东北地区的短梗五加果汁含有丰富的色素，可以从中提取食物色素作为食品添加剂；酸浆含有大量的酸浆果实红素，稳定性好，没有毒副作用，所以常用于食品着色剂。

### （三）天然香料

香料，通常指令人产生愉快的芳香气味物质。按其用途可分为日用化学品香料、食用香料和烟草香料；按其来源可分为合成香料和天然香料。天然香料主要指用动物或植物的含香部位经加工制成的粗制香料，或经蒸馏、浸提、压榨等工序从天然原料中提取分离的可制成精油、浸膏、香膏、酊剂等的一类芳香化合物。由于动物性天然香料的再生性和资源特点，总数不多，能商品化的更少，而植物性天然香料不但使用广泛，而且待开发利用的品种也很多，自然界已发现的香料植物有3 600余种，有效利用的占10％左右。合理利用天然香料植物，开发新型天然植物香料，对发展特色经济、改善提高人们生活品质以及强身健体具有重要的现实意义。

天然植物性香料是指从含香植物的花、叶、茎、皮、根或果实中提取的易挥发芳香组分的混合物。例如，月见草花具有茉莉、晚香玉、白兰花的香气，可制芳香油，浸膏用于调和香精；绿花山芹的果实可提取芳香油；小窃衣的果实精油可作腌制品的调味剂；荆芥也可应用于香料加工行业。天然香料有其特有的定香作用、协调作用及独特的天然香韵，其主要成分有萜烯、芳香烃、醇、酸、酮、醚、酯和酚等。

食用香料植物系指可用于食品加香调味或调配饮料风味的植物，包括这类植物的某个部位或全株。我国公布允许使用的食品用香料共有 574 种，其中天然香料 140 种。食用香料植物按作用可分为四类，分别是赋香调味、防腐抑菌、抗氧化作用和治病作用。

在开发利用途径上，根据食用香料植物往往是利用其特定组织器官，一方面可从这些特定器官或对新的含香部位进行提取技术研究；另一方面可开发利用新的食用香料植物，再就是开展人工栽培香料植物，以利于规模化生产。

## 二、保健护理用品开发

随着生活水平的提高，人们对具有保健和延缓衰老以及杀菌增香等作用的美容护肤产品和日用护理品的需求逐年增加，同时对这些作用于人体的产品质量要求也越来越严，最具倾向性的要求是尽量使用天然原料，少用或不用合成原料，以减少毒副作用或增加产品的天然风味。

### （一）美容护肤产品

美容护肤产品分为中药类美容护肤产品和植物提取物类美容护肤产品。

#### 1. 中药类美容护肤产品

中药类美容护肤产品遵循中医药理论研制，由中药制成，有效成分全部为传统药物成分，不加任何化学添加剂。中药类美容护肤产品已有 2 000 多年历史，我们的祖先积累了大量珍贵资料：《神农本草经》中记载了具有美容功效的药物，均列为上中品，包括玉竹、人参、五味子等，对药物在美容方面作用的叙述也较为详尽，如"玉竹（葳蕤），去黑、好颜色、润泽轻身不老"。《华佗神医秘传》将中药化妆品带入高潮，其所载的十多个复方，都是专治面部的黑色痣、粉刺、斑痕等。在唐代，中药化妆品的应用得到了极大的推广。《备急千金要方》中仅以悦泽、白嫩皮肤和去皱纹为目的的处方就多至近20 个，药用品种亦有 120 余种。明代《本草纲目》中，不但归纳了历代本草中用于抗皮肤衰老、护肤美容等的中药共 168 味，并在每味中药下均有较为详细的主治、炮制和使用方法说明，可以说是历代本草中收载中药化妆品最多、最详细的一部典籍。我国东北丰富的林下本草资源也为开发这些产品提供了广阔的空间。如蒲公英是我国传统的中草药，被誉为中草药的"八大金钢"之一，可用于皮肤保护、消除雀斑和色素斑药物的研制，目前已开发出蒲公英的系列化妆品。

中药类美容护肤产品具有以下特点：第一，以中医药理论为指导。以中医药理论为指导的中药类美容护肤产品，具明显的功能性，以预防为主，有确实的美容养颜效果。中医讲究外病内治，以内养外，内服中药化妆品从气、血、阴、阳等各个方面调节机体的新陈代谢、各脏器功能以及与容颜密切相关的经络，使美容效果持久、稳定、不逆转，还能够同时使人体的健康状况得到调养和改善，有着现代化妆品不可比拟的实质性功效；第二，绿色天然，安全可靠。中药拥有几千年的人体临床检验保证，积累了多种作用明确、效果奇佳的单品和复方，来源于大自然，纯正温和，毒副作用小，代谢产物毒性小，比化学合成品更加安全可靠。

发挥中医药的特色，体现中医的整体观念、辨证论治思想以及君臣佐使的用药原则，强调中药复方的整体综合作用，是中药化妆品开发的方向和特色。历代传统的美容方剂大多数是复方，药物之间的协同增效，具有单味中药不可比拟的功效。随着中药的现代化，中药化妆品作用机制的研究不仅仅局限于中医基础理论的推敲，更需注重利用现代药理学原理和方法来阐明其美容的机制。

2. 植物提取类美容护肤产品

植物提取类美容护肤产品是在化学合成物质中添加药用植物活性成分。具备现代化妆品的使用品质中药活性成分或者提取物作为添加剂与化学合成品混合制成的化妆品，两类成分相辅相成，共同起到美容的作用，如人参的根、茎、叶、花及果实均可作为人参香皂、人参牙膏、人参雪花膏等轻化工原料。

最常用的植物提取类美容护肤产品按功效分为八类，分别是营养皮肤类、保护皮肤类、美白皮肤类、育发乌发类、用作化妆品防腐剂和抗氧剂、用作化妆品的香精、用作化妆品的乳化剂、用作化妆品的调色剂。如紫苏含紫苏醛、紫苏醇、薄荷酮、薄荷醇、丁香油酚、白苏烯酮等，具有抗癌、抗氧化、抗衰老的作用，是常见的护肤品原料之一。

### （二）日用护理品

以天然植物为原料的日用护理产品以其独特保健功能日益受到广大消费者的青睐。含有天然药物成分的牙膏、口香糖、漱口水、衣裤、鞋袜、香囊等前景广阔。

天然植物为原料的日用护理产品根据功能大体可分为口腔护理用品、洗护用品、空气清新用品、保健衣物等。但同种植物往往具有多种功效，可供开发多种日用护理品，薄荷油、薄荷脑广泛用于日用品中，如须后水、头发强壮剂、祛臭粉、爽身粉、多效花露水、口香糖、牙膏等；以薄荷油为主配伍多种中药材制成的香囊，具有醒脑安神、祛暑、祛臭、辟秽等作用；马蔺的种子可榨油；五味子的种子含有脂肪，可制作肥皂。

## 三、药物开发

药物开发是可食本草资源开发的重要环节，可开发中药类、民间民族药及植物药。就药物应用对象而言，可开发人用药和禽畜用药。本节所指药物开发是指人用药开发。

### （一）中药类药物开发

中药在广义上包括传统中药、民间药和民族药，三者既有区别，又有紧密的内在联系，在用药方面相互交叉、相互渗透、相互补充，从而丰富和延伸了"中药"的内涵，传统中药是指在中医药理论指导下认识和应用的药物，具有独特的理论体系和应用形式。中药的认识和起源最初是和觅食活动紧密相连的，古人经过无数次试验、观察，逐步形成了最初的药学知识。据史学家的研究，原始社会人类用以充饥的食物大多数是植物，最先发现的也是可食本草。中药来源于植物、动物和矿物，其中以植物为主体，约占中药数量的 85 % 以上，所以古来相沿把药学称为"本草"，如现存最早药学专著《神农本草经》，梁代陶弘景所辑《本草经集注》，唐显庆四年集国家之力编著、被称为我国历史上第一部药典巨著的《新修本草》（又称为《唐本草》），宋金元时期的《开宝本草》《嘉祐补注本草》《本草图经》《证类本草》等，以及明代医药学家李时珍耗毕生之力的巨作《本草纲目》等。如人参主要作为中国传统中药，在国内和国际市场上受到广泛的认同，在《本草纲目》和《神农本草经》中均有记载;《神农本草经》将石刁柏列为"上品之上",仅次于人参,久服轻身延年益寿。

### (二) 民间药和民族药类药物开发

民间药是指草药医生或民间用以防治疾病的天然药物及其加工品,通常根据经验辩证施用,一般是自种、自采、自制、自用,少见或不见于典籍,而且应用地区局限,缺少比较系统的医药学理论及统一的加工炮制规范。民间药是中药资源应用的初级阶段,也是商品药材产生的基础和源泉。民族药指我国除汉族外,各少数民族在本民族区域内使用的天然药物,有其独特的医药理论体系,以民族医药理论或民族用药经验为指导,多为自采、自用或采用巡回行医售药的经营方式。民间药和民族药是我国传统医药体系的重要组成部分,它的存在与发展不仅丰富了中国医药学宝库,也促进了中药的发展。如长白楤木的根可入药,主要以地方药、民间药使用。

中药是由民间药或民族药逐渐发展来的,随着民间药和民族药的不断被发掘、研究和推广应用,一些有较好疗效的民间药或民族药也可以逐渐成为中药。我国现有商品药材 1 000 余种,仅占全部中药资源的 10 % 左右,其余 85 % 以上的品种都属于民间药和民族药。如玉竹在《本草纲目》中列为上品,其根中的活性成分有增强和提高机体免疫功能的作用,主治口燥咽干、干渴少痰、风湿咳嗽、热病阴伤、腰膝疼痛及糖尿病等,是一典型的传统中药材,可列为我国的民族植物。

### (三) 植物药开发

植物药是指单一或多种植物配伍,含有专一活性成分和(或)植物提取物,用于医疗目的的医疗产品。随着现代人类疾病谱发生的显著变化,植物药在治疗一些现代疾病如心脑血管疾病、神经系统疾病、代谢和消化系统疾病、恶性肿瘤、自身免疫性疾病等方面有独特的优势和潜力。如大齿山芹等伞形科植物中的某些化学成分具有多种生理活性,对治疗冠心病、肿瘤、白斑病等有一定疗效;兴安升麻中升麻苷、阿魏酸和异阿魏酸都被开发成了相关的药品。如今,植物药正成为研究开发预防癌症、心脑血管病、糖尿病等疾病的新药药源。

植物化学成分是筛选先导化合物的重要来源。我国幅员辽阔,复杂的地形、地貌特征和气候条件孕育和保存了大量珍贵的植物资源,为人们从植物活性成分中筛选先导化合物提供了极其有利的自然条件。一般每一种植物都具有某种或数种潜在的药用活性成分，因此，从丰富的植物资源中去寻找新的药用资源，是一项重要的策略。

**1. 挖掘和整理历代本草著作**

中医药在我国有几千年的悠久历史，已有记载的中药古方6万多个，经过漫长的发展演变过程，逐步通过人体实验的直接形式，基本明确了部分可食本草的药理效应和毒性反应，为人们筛选先导化合物提供了极其有益的资料，为我国开发新天然药物提供了雄厚的物质、理论及技术基础。由植物活性成分直接开发的药物如紫杉醇、益母草等，在解除和缓解人类病痛中发挥了不可替代的重要作用。

**2. 利用亲缘关系**

植物类群中亲缘关系较近的种不但形态结构相似，新陈代谢类型和生理生化特征也比较接近，且化学成分亦往往类同。紫杉醇具有抗癌作用，但紫杉树资源有限，后来法国化学家从紫杉树的一种近亲品种的针叶中提取到可以合成紫杉醇的中间体解决了这一问题。

**3. 化学成分转化及结构修饰**

可根据已知有确切药用效果的化学成分，将其作为先导化合物，进行结构修饰，从中寻找高效、低毒、结构新颖的药物。如秋水仙碱通过结构改造得到秋水仙酰胺，抗癌效果不变，但毒性是秋水仙碱的1/20～1/10。广泛分布于植物中的没食子酸经过内酯化后，生成没食子酸丙酯，可作为抗脑血栓药物。

**4. 扩大药用部位**

传统用药往往只利用药用动、植物某一部位或几个部位，其余弃之不用。经现代研究发现，许多药用植物未入药的部位，也有类似的药用成分。

**5. 变害为宝**

许多有害生物破坏生产、传播疾病，每年为防治它们需耗费大量人力、物力和财力。若将这些有害的生物开辟为新的药物资源，则是一举两得的事情。如加拿大一枝黄花为世界性入侵性杂草，已经对我国的生物多样性构成极大危害，近年已在辽宁大连出现。但其作为泌尿疾病和消炎镇痛治疗药，在欧洲已有几百年药用历史，富含黄酮、皂苷等成分，具有消炎镇痛、解痉、利尿、抗氧化等广泛药理活性，因此有很大的药用开发潜力。

# 第三节　可食本草的采集、处理、调制

## 一、采集

可食本草的营养成分是其营养人体和治疗疾病的物质基础，这种物质基础的量和质，受到其采收季节和时间的影响。在适宜的季节和时间内采集可食本草，是保证其质量的重要环节。

幼苗类：一般在幼苗出土长出数片基叶后连根采挖，如蒌蒿、蒲公英、白蒿等。有的也可在植株未开花前采挖，如沙参苗等。

芽叶类：木本植物芽叶，多在嫩芽刚吐出时采摘，如辽东楤木。草本植物嫩叶，多在幼嫩叶刚长出时，采摘幼嫩的叶柄或卷卷的幼叶，如蕨菜、薇菜等。

嫩茎叶类：多在植株充分生长、枝叶茂盛时，从用手指掐断处采摘嫩茎叶，如短梗五加、苣荬菜、商陆等。

全草类：多在植株充分生长，枝叶茂盛的花前期或刚开花时采集，如马齿苋、益母草等。

花类：多在花蕾刚开放或含苞待放时采摘，如北黄花菜、槐花等。

果实及种子类：多数应在果实成熟或将近成熟时采摘，如党参、车前草的种子等。

根及根茎类：多在早春或深秋采挖，如牛蒡根、桔梗等。有的也可在春末至秋采挖，如玉竹、黄精、费菜、山药等。

## 二、处理

本草资源在食用或药用前必须进行适当的加工处理，否则就不便食用或药用。

处理纯净，保证质量：大多数可食本草是从荒山野地采来，难免不带泥土、杂质及非食用药用部分，使质量受到影响。所以，使用前应先除去泥土、杂质及非食用药用部分，以保证质量。如冬虫夏草采收后应放在筐内，注意不要把虫体与子座弄断，更不要把虫体或子座刨烂，收完后用水冲净泥沙，及时放在太阳下晒干或烘干。

去除毒性，保证安全：有些可食本草对人体有一定毒性，使用前需用沸水浸烫或清水漂洗等方法，减轻或除去毒性，以保证用药安全。

改变性状，便于保存：新鲜可食本草易于腐烂变质，如水芹的鲜菜不耐贮藏，宜随收随上市，对于这类可食本草应将其晒干或其他处理后即便于保存。

去掉异味，便于食用：有些可食本草具有苦味等不良异味，给食用带来困难，若用沸水浸烫或清水漂洗等方法加工后，即可使不良异味大减或消除，宜于食用，如刺儿菜等。

## 三、食用调制

### （一）蒸

即将切制的干净可食本草，或用开水浸烫、清水漂洗后熟的干可食本草，拌面粉蒸后食用。

### （二）炒

即将切制的干净可食本草，或用开水浸烫、清水漂洗后熟的干可食本草，加油、盐、酱油、瘦肉等配料炒后食用。

### （三）做汤

即将切制的干净可食本草，或用开水浸烫、清水漂洗后熟的干可食本草，加入荤、素汤或面条汤中煮食。

### （四）做馅

即将切制的干净可食本草，或用开水浸烫、清水漂洗后熟的干可食本草，剁碎，调成荤、素馅、包成水饺或包子等食用。

### （五）凉拌

分生凉拌与熟凉拌。生凉拌，即将切制的干净可食本草，搓揉，加咸、甜、酸、辣味调料拌匀食用。熟凉拌，即将干净的可食本草煮熟，并用冷水漂洗浸泡至无异味后，切碎，加调料拌匀食用；或将熟的干可食本草用沸水浸烫并漂洗浸泡至无异味后，切碎，再加调料拌匀食用。

### （六）腌渍

即将新鲜可食本草净制后，倾去浮水，依法腌渍成酸菜、咸菜等备食。

多数山区林下的草本植物适用于多种烹饪方法，如东风菜的幼嫩茎叶可以炒食、生拌、酱食或做汤、做馅等。关苍术的早春嫩芽可以炒食或者做汤；荠菜清香可口，味道鲜美，风味独特，可用于烹调荤素菜肴，清炒、煮汤、凉拌、做羹均可，还可做水饺、馄饨荤素馅，可做春卷，也可以作为火锅原料；灵芝的子实体和孢子粉，可泡水、水煎、泡酒、做粥、炖肉、做汤等；东北地区的朝鲜族群众喜爱桔梗和党参，桔梗经常用来腌制，营养丰富，党参在烤肉时将其油炸烧烤，其味鲜香可口，具有滋补的作用。

# 第四节　可食本草性味属性

"药食同源"，可食本草与中药之间并无明确界线，许多可食本草本身就是常用中药，如蒲公英等。

## 一、可食本草的性

所谓可食本草的性，是指可食本草与中药一样，也具有寒、凉、温、热等不同的性，也可称作"气"。它是在中医药理论指导下，通过实践而总结出的，反映了可食本草影响人体阴阳盛衰和寒热变化的作用趋向，是说明可食本草效用性质的理论之一。另有平性，是指可食本草寒热偏性不明显者，但这只是相对而言，实际上仍有偏温、偏凉之别。此外，在具体表述时，还有大寒、大热、微寒、微温等，表示这些可食本草的寒热温凉有程度上的差异。

可食本草虽有寒、热、湿、凉、平等多种性，但从本质而言，只有寒凉与湿热两大类，其对人体的效用也可概括为两个方面。凡标以寒凉性者，即表示此类可食本草分别具有清热、泻火、凉血、解热毒等作用，适用于外感热病、阳盛火生所致阳盛体质类人群的保健，如棱子芹性寒，具有清热解毒的作用，主治药物或食物中毒、发烧、梅毒；大蓟性味甘凉，具有凉血、止血、祛瘀、消痈肿的功效。凡标以温热性者，即表示此类可食本草分别具有温里散寒、补火助阳、温经通络和回阳救逆等作用，适用于外感寒邪、阳衰寒生所致阴盛体质类人群的保健，少见于东北山区林下本草资源。

上述是指正确食用可食本草时，其性对人体的保健作用。倘若使用不当，对人体也可产生不良效应。寒凉性可食本草常有伤阳助寒之弊，而温热性可食本草则常有伤阴助火之害。

## 二、可食本草的味

中医认为，可食本草与中药一样，也具有辛、甘、酸、苦、咸等不同的味。可食本草的这种味与口尝所得的滋味不尽相同，既是可食本草作用规律的高度概括，又是部分可食本草口尝真实滋味的具体表示。它最初是由健康人口尝可食本草的真实滋味而得知，如黄精味甘等。继而人们发现可食本草的滋味与其疗效之间有着密切的联系和对应性，如能发表行散的药多辛味，能补虚缓急的多甘味，能敛肺涩肠的多酸味，能降泄燥湿的多苦味，能软坚散结的多咸味等。于是，在遇到口尝滋味不能解释可食本草的效用时，便依据上述规律反推其味，所推出的可食本草功能味与口尝味相差很大。经过无数次推理比较，中医药家逐步认识到这种以治疗作用确定可食本草味的方法，要比口尝法更接近于临床实际。可食本草的味可以与其口尝滋味相同，也可以与口尝滋味相异。可食本草味既是其滋味，又超出其滋味。

可食本草的味是可食本草对人体不同效用的概括，既包括治疗作用，又包括不良作用，具体如下。

### （一）辛

能散、能行，有发表、散邪、行气、活血作用，多用于外感表邪及气滞血瘀等症的治疗。如野韭、辣蓼铁线莲。

其不良作用是能耗气伤阴，气虚阴伤者慎用。

### （二）甘

能补、能缓、能和，有补虚、和中、缓急、调和药性及解毒等作用，多用于各种虚症及挛急作痛、药食中毒等症的治疗。如黄精，甘，能平补气阴，治气虚，阴虚或气阴两诸症。

其不良作用是能腻膈碍胃，令人中满。凡湿阻、食积、气滞中满者忌食。

### （三）酸

能收、能涩、能敛、能固，有敛汗、敛肺、涩肠、固精、缩尿、止带及止血等作用，多用于正虚无邪之自汗、盗汗、久咳、虚喘、久泻、久痢、遗精、遗尿、带下及出血不止等症的治疗；还能生津、开胃、安蛔，多用于津伤口渴或消化不良、蛔蕨腹痛等症的治疗。如酸模性味酸寒，可用于治疗皮肤病，具有凉血、解毒、通便、利尿、杀虫的功效；党参味甘微酸，具有补中益气、健脾益肺的功效。

其不良作用是能收敛邪气，凡邪未尽之症慎食用。

### （四）苦

能泄、能燥、能坚。能泄的含义有：通泄，能泄热通肠，治热结便秘；降泄，能降泄肺气，治肺气上逆；清泄，能清热泻火，如萹蓄。能燥，即指有燥湿作用，如长白楤木、山莴苣等。能坚，主要指有的苦味可食本草少量服用有健胃作用，可治消化不良兼热者。

其不良作用能伤津、败胃，津大伤及脾胃虚弱者，不宜大量食用。

### （五）咸

能软、能下，有软坚散结、泻下通肠作用，多用于治瘰疬、瘿瘤等。
其不良作用是多食含氯化钠的咸味可食本草，能促使血管硬化。高血压、血管硬化者慎食。

### （六）涩

能收、能敛，有敛汗、敛肺、涩肠、固精、缩尿、止带及止血等作用，多用于正虚无邪引发的各种滑脱不禁症，如龙牙草具有收敛止血、解毒杀虫、益气强心功能。

其不良作用是能敛邪气，邪气未尽者慎食。

### （七）淡

能渗、能利，有渗湿利尿作用，多用于水肿、小便不利等症的治疗，如红花变豆菜的根入药味淡，有利尿作用。

其不良作用是能伤津，阴虚津亏者慎食。

此外，还有芳香味，能散、能行、能开、能芳化，有化湿、辟秽、开窍、健脾等作用，多用于湿浊内阻及中恶、中气所致的神昏闭症等的治疗。如藿香芳香，能化湿，治湿阻中焦等症。中医习惯将芳香味归为五臭之列，有时也标上辛味，称为辛香之气。芳香与辛味一样，也能耗气伤津，气虚津亏者慎食。

# 第五节　可食本草中毒的原因与防治

## 一、中毒原因

可食本草健体，只要合理使用，一般不会引发中毒。反之，则能导致中毒。引发中毒的原因很多，主要有以下几类。

### （一）误食毒物

有些有毒植物特别是蘑菇等菌类植物，与可食类植物形态相似，致使食用者误将有毒植物当作可食本草食用，从而引发中毒。至于误食毒蘑菇中毒的报道更是屡见不鲜。

### （二）环境污染

有些可食本草本无毒，但因生长在被严重污染的环境中，致使可食本草植株内所含的重金属元素或农药残留量等严重超标。人若长期或大量食用这种被严重污染的可食本草，难免不引发中毒。

#### 1.腐败变质

有些可食本草在新鲜时本无毒，存放不当发生霉变腐烂等质变后即能生毒。人若食用，毒害旋至。

#### 2.用量过大

虽可食本草大多无毒，但也不能无节制地大量食用。某些可食本草倘若大量食用，轻则伤脾胃，重则累及肝肾及全身，如过量食用商陆，就会发生不良反应。

### 3. 用法不当

食用可食本草必须依法炮制或烹制，特别是因偏性突出而有小毒的可食本草更应如此。反之，误用，则难免中毒。

### （三）辨证不准

每味可食本草均有其适应证，特别是作药用时尤其如此。临床应用可食本草特别是偏性突出的可食本草理当按中医辨证论治原则施用。有些因食用可食本草而引发的毒副反应，就是因辨证不准所致。如常见误将寒凉性可食本草用于脾胃虚寒患者，致使患者脾胃再度被伤，病情加重，引起腹痛、泄泻等不良反应。

### （四）个体差异

由于个体差异，每个人对可食本草的耐受性相差很大，甚至出现高度敏感，引发各种过敏症状，对机体造成损害。

## 二、中毒的防治

防治中毒的方法有以下几种。

### （一）严格采选

不采挖辨认不准的可食本草和生长在污染严重地区的可食本草，不食用发霉变质的可食本草。

### （二）人工去毒

有些有毒的可食本草，在食用前须先用人工去毒法去毒，以保万无一失。常用的去毒法有沸水浸烫法和凉水浸漂法；也可将二者合用，即先用沸水浸烫数分钟后，再用干净凉水浸漂数小时或数日。此法可有效地将可食本草中有毒而易溶于水的成分如苷元、生物碱、亚硝酸盐等除去。如鲜北黄花菜含有秋水仙碱素，食用之前需要用沸水焯过，浸泡 1 d 以除去毒性。

### （三）用量适当

不论何种可食本草，食用时用量都要适中，切忌无节制地随意增加用量。

初食可食本草，应先少量尝试，此后再增加用量。

### （四）准确辨证

使用可食本草疗法前，必须先辨清患者的病症或服用者的体质，而后再选择相应的可食本草，绝不能盲目使用。

### （五）谨防过敏

要善于识别过敏体质，及早予以预防。凡服用可食本草前要弄清服用者对所用可食本草是否过敏，若过敏就要停用。

### （六）及时抢救

误采或误食有毒植物，或用后引发过敏，出现头晕、头痛、恶心、腹痛、泄泻及皮疹等不良反应时，应立即停用，严重者应马上送医院予以急救，进行催吐、导泻、洗胃等对症治疗。

# 下 篇

# 各 论

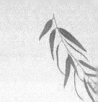

# 第三章　被子植物

## 第一节　五加科

五加科是双子叶植物纲蔷薇亚纲的一科。五加科为乔木、灌木或木质藤本，系多年生草本，有刺或无刺。叶互生，稀轮生，单叶、掌状复叶或羽状复叶；托叶通常与叶柄基部合生成鞘状，稀无托叶。花整齐，两性或杂性，稀单性异株，聚生为伞形花序、头状花序、总状花序或穗状花序，通常再组成圆锥状复花序；苞片宿存或早落；小苞片不显著；花梗无关节或有关节；萼筒与子房合生，边缘波状或有萼齿；花瓣5～10，在花芽中镊合状排列或覆瓦状排列，通常离生，稀合生成帽状体；雄蕊与花瓣同数而互生，有时为花瓣的两倍，或无定数，着生于花盘边缘；花丝线形或舌状；花药长圆形或卵形，丁字状着生；子房下位，2～15室，稀1室或多室至无定数；花柱与子房室同数，离生；或下部合生上部离生，或全部合生成柱状，稀无花柱而柱头直接生于子房上；花盘上位，肉质，扁圆锥形或环形；胚珠倒生，单个悬垂于子房室的顶端。果实为浆果或核果，外果皮通常肉质，内果皮骨质、膜质或肉质而与外果皮不易区别。种子通常侧扁，胚乳匀一或嚼烂状。

五加科约有80属900多种，分布于热带至温带地区。我国有22属160多种，除新疆未发现外，分布于全国各地。

五加科花各部数目由多而无定数进化至稳定的五基数而子房2室；花柱由无花柱进化至有花柱，由多数进化至二数，由离生进化至部分合生或全部合生成柱状；花由两性进化至杂性或单性异株；花梗由无关节进化至有关节；花序由总状进化至伞形或头状；胚乳由匀一进化至嚼烂状；叶由单叶不同程度的分裂进化至掌状复叶或羽状复叶；植物体由乔木、灌木进化至藤本或多年生草本。

五加科植物在经济上有多方面的用途。有许多种类在医药上有重要经济意义，如人参、三七、五加、通脱木、楤木、食用土当归等是著名的药材；鹅掌柴、鹅掌藤、白簕、红毛五加、刺五加、无梗五加、黄毛楤木、辽东楤木、虎刺楤木、树参、变叶树参、幌伞枫、短梗幌伞枫、刺通草、罗伞、大参、掌叶梁王茶、刺参、多蕊木、五叶参、常春藤等是民间常用的中草药。有些种类如刺楸、刺五加等其种子含油脂可榨油供制肥皂用。有些种类如刺楸、五加、食用土当归等的嫩叶可供蔬用。乔木的种类其木材具有多种用途，刺楸可制家具及铁路枕木，鹅掌柴适宜于制作蒸笼及筛斗，通脱木的髓可做手工艺品。有些种类具美丽的树冠或枝叶，如幌伞枫、鹅掌柴、常春藤等常栽培供观赏用。鹅掌柴是南方冬季的蜜源植物。

## 一、辽东楤木

【学名】*Aralia elata*（Miq.）Seem.

【俗名】刺龙芽、刺嫩芽、刺老鸦、树头菜、五椰头、鹊不踏、龙牙楤木

### 【现代研究】

#### （一）植物形态

辽东楤木为五加科楤木属小乔木。植株高 1.5～3 m，树皮灰色，密生坚刺，老时渐脱落；小枝淡黄色，疏生细刺。叶大，互生，二至三回单数羽状复叶，常集生于枝端；叶柄有刺；小叶多数，卵形或椭圆状卵形，边缘为粗阔的大牙齿或为尖锐小锯齿，上面暗绿色，下面粉绿带灰蓝色。由多数小伞形花序合成圆锥花序，大而密，主轴短，长 2～5 cm，花轴及花梗上密生短柔毛；苞片披针形；萼杯状，先端 5 裂；花瓣 5，淡黄白色；雄蕊 5；子房下位，5 室，花柱 5，离生。浆果状核果，球形，黑色，径约 4 mm，花柱宿存。花期 7—8 月，果期 9 月。

#### （二）生境与分布

辽东楤木生长于沟谷、阳坡、土壤肥沃、潮湿或半阴的杂木林、阔叶林、混交林、次生林、林缘、灌丛、沟边等地。

辽东楤木原产于我国，目前，主要分布于东北地区；其中辽宁的本溪、丹东、桓仁、宽甸、抚顺、新宾、清原，吉林的柳河、通化、集安、长白、

桦甸、梅河，黑龙江的尚志、五常、海林、伊春、密山等地分布较多，资源丰富；在国外，日本、朝鲜、俄罗斯等有分布。

目前，辽东楤木可食本草生产大部分靠采集野生资源，对野生资源造成了极大的破坏。因此，在很多地区也进行人工栽培和育种，加强辽东楤木野生资源的保护和利用，取得了一定的效果。

### （三）栽培技术

**1. 选地**

选择山地阴坡林缘地，坡度在 25° 以下平整土地，土壤肥沃，土质疏松，腐殖质层厚，土层深，有机质含量高，pH 值 5.5～6.5，排水方便，空气湿度较大的地块。

**2. 整地**

清除根茬杂草，拣净石块，每亩（1 亩 ≈ 667 m²，全书同）撒施优质农家肥 4 000 kg，深翻 30 cm，结合深翻与土壤充分混合，翻后耙细整平以待定植。苗田做床，床宽 1.2 m、高 20 cm，床间距 40 cm，坡地做床要顺着坡向，以免积水或冲坏床面。做床后耙平床面以待播种。

**3. 育苗**

10 月上旬采摘成熟的果实，搓去果肉，水洗后用水选法漂出空瘪种子，用 3 倍体积的细沙混拌均匀，装入塑料编织袋 2/3 处，放在 20℃ 左右温度下催芽处理，每隔 7 d 倒 1 次袋，使种子受热均匀，约 80 d 种子开始裂口，标志着种子形态后熟已经完成，裂口率达到 60 % 以上，放在 0～2℃ 以下低温贮藏，到第 2 年 3 月末完成种子生理后熟。4 月中旬日平均气温稳定通过 8℃ 时开始播种。在床面上横向开沟。深 2 cm，宽 5 cm，行距 10 cm，将种子均匀撒播在沟内，种子间距离 2 cm，每亩用种量 1 kg。覆土 2 cm，稍加镇压。为了防止干旱，在床面覆盖落叶或稻草保湿。5 月初出苗，也可采收后直接播种，第 3 年 5 月初出苗，出苗后及时撤掉覆盖物。

**4. 定植**

种子育苗生长 1 年以后定植，时间在春季土壤解冻后，4 月中下旬在整好的土地上按行株距 60 cm×30 cm 挖定植坑。坑的大小深浅根据苗的大小而定。把苗放入坑的中央，将苗的根系向四周舒展开，然后覆土踩实，浇透水以利成活。亩保苗 3 700 株。

### 5. 田间管理

（1）间苗。播种育苗在苗高 3～5 cm 时疏除过密苗和弱苗，苗高 10 cm 时按株距 4 cm 定苗。

（2）除草。幼苗期要及时松土除草，防止草荒，提高地温，促进幼苗生长。移栽田 5—7 月每月进行 1 次中耕除草，疏松土壤，消灭杂草，减少养分消耗。

（3）肥水管理。苗田 6 月末每亩追施尿素 15 kg，在行间开沟施入。移栽田每年萌芽前亩施优质农肥 2 000 kg，在植株一侧开沟施入，沟深 10 cm，干旱时要及时浇水，保持土壤湿润，满足辽东楤木所需的湿润环境条件。

### 6. 病虫害防治

辽东楤木病害较少，主要有根腐病为害较重，引起根部腐烂，导致植株死亡，发病初期可用多菌灵或绿亨 1 号（噁霉灵）进行灌根防治。6 月初干旱时偶尔有蚜虫发生，虫量少，为害轻的地块可不防，雨后蚜虫自然衰退消失。

### 7. 采收

移栽第 2 年即可采收，在春季嫩芽长至 10～20 cm 长时采收，嫩芽过短采收，质量好，但产量低。嫩芽过长采收，产量高，但质量差，要掌握好采收的时间，保证质量和产量。

### （四）资源利用

#### 1. 食用价值

辽东楤木的嫩芽为食用部分，是东北最著名的可食本草，素有"南香椿、北龙芽"之称，其营养丰富和保健价值较高，深受人民群众的喜爱，被誉为"山可食本草之王"。多年来，辽东楤木一直是可食本草出口的主要品种，深受国内外广大消费者的称赞。

辽东楤木的嫩芽中，含有丰富的营养成分。每 100 g 新鲜嫩芽含蛋白质 0.56 g、有机酸 0.68 g，并富含维生素 $B_1$、维生素 $B_2$、维生素 C、粗纤维、胡萝卜素及磷、钙、锌、铁、钾等多种矿物质，氨基酸含量也较高。

目前，辽东楤木已成为我国主要出口创汇的可食本草品种之一，但由于野生资源的严重破坏，远不能满足市场的需要，近年来，开始进行大量的人工繁育，辽宁省人工种植面积将近 20 万亩，但存在着严重的生态型混杂，商品性差问题，为此一些科研机构开始进行辽东楤木的品种选育。沈阳农业大学可食本草课题组已选育出芽肥大、产量高的新品种，为快速的发展辽东楤木产业提供了品种上的支持。

辽东楤木的食用方法多样，可以酱食、炒食、做汤，也可腌渍加工罐头。

2. 保健价值

辽东楤木作为可食药用植物，在 2020 年版《中华人民共和国药典》中并没有明确的规定，在东北地区，辽东楤木作为中药仅在地方局部地区使用，其药用部位是辽东楤木的干燥根皮。辽东楤木根皮入药，具有强壮筋骨、祛风除湿、补气安神的功效。根皮的主要成分是木皂苷，辽东楤木根皮中总皂苷含量是人参根总皂苷含量的 3 倍左右，并且还含有黄酮、木质素、生物碱、多糖、挥发油和鞣质等成分，具有抗炎、镇静、利尿、强心、免疫和防癌等作用，尤其用于治疗黄疸肝炎与迁延型慢性肝炎效果更好。

辽东楤木的种子含油量达 35 %，可以榨油。因此，辽东楤木全身都是宝，有很高的保健价值。

二、长白楤木

**【学名】** *Aralia continentalis* Kitagawa

**【俗名】** 草本刺嫩芽、人参菜、草本龙芽、草本刺老牙、土当归

**【现代研究】**

## (一)植物形态

长白楤木为五加科楤木属多年生草本植物。根肉质肥大,呈圆柱形或圆锥形,有环状横纹,长 30～40 cm,根头顶端膨大具有明显潜伏芽。茎草质,有棱线,二年生以上茎高 1.5 m 左右。叶为三出奇数羽状复叶,互生,叶卵形,边缘有锯齿。圆锥花序,绿色至浅黄绿色。果实为浆果,球形,成熟时为紫黑色,直径为 5 mm 左右,内含 5～10 粒种子。花期 7—8 月,果期 8—9 月。

## (二)生境与分布

长白楤木生长期 10 年以上,生长于海拔 700～3 200 m 的针阔混交林、灌丛、林缘。适应性强,耐旱、耐寒,以土层深厚、肥沃、疏松、排水和保水性能好的土壤为好。适当的干旱环境对其生长发育有利。我国分布于东北、华北地区;在国外,朝鲜、俄罗斯等有分布。

## (三)栽培技术

### 1.种子处理

新采收的成熟浆果,洗去果肉,漂洗,置通风阴凉处 5～7 d 进行自然阴干,低温贮藏待用。种子具有休眠的特性,破除种子休眠常用的处理方法为在播种前 60 d 将种子用 30～40℃温水浸泡 24 h,然后将水倒出,湿度为 55 %～60 %,在 10℃条件下处理 20 d,再将温度降到 0℃条件下处理 10 d,通过低温 10 d 后再将温度上升为 15℃条件下处理 10 d,这样的变温处理,经过约 30 d 就可裂口发芽。在种子处理过程中,每隔 10 d 左右倒种 1 次,使种子保持湿润和温度均衡。

2. 播种

育苗可以露地直播，也可采用温室育苗后移栽的方法。露地育苗宜在4月中旬进行，温室育苗可提前1.5个月。将已进行破除休眠处理的种子拌3倍量细沙后均匀撒在育苗床上，行距15～18 cm，播种量2～2.1 g/m²，再覆盖过筛细土，覆土厚度1～1.1 cm，用木板轻轻镇压，上盖稻草，保持苗床湿润，7～10 d后即可出苗，光线过强注意遮阴。

3. 移栽

露地育苗不用移栽，直接间苗即可。温室或冷棚育苗，在5月中下旬当幼苗长出2～3片真叶时即可进行大田移栽，移栽株行距25 cm×20 cm，两行之间交错栽植，每穴1株，浇足水，水渗透后稍覆土，移栽成活率95％以上。育苗1年，秋季待地上植株枯萎后，进行生产田移栽，移栽时间可以在当年深秋进行，也可在第2年春种苗尚未萌发前进行移栽。

4. 田间管理

育苗田和移栽田都要及时除草和松土，干旱时要灌溉，雨季要注意排水。育苗田待小苗长至3 cm时要适当间苗。移栽田每年秋季地上植株枯萎后要进行培土，特别对成龄植株每年秋季要深培土，保证来年鲜菜芽长、鲜嫩且产量高。如果缺苗及时补苗，幼苗移栽成活后生长速度较快，除正常的除草、松土之外，7月和8月各追肥1次，以P、K肥为主。10月进入枯萎期，立冬前后在畦面加盖1层防寒土或1层树叶，以保护越冬芽安全越冬，第2年返青前不用除去防寒土及树叶覆盖物。9—10月种子开始成熟，分次分批采收种子。

5. 病害防治

人工栽培沈农草本龙芽1号，在栽培过程中未发现严重病害，虫害主要是地老虎和蝼蛄咬食根部，用50％倍硫磷乳油800～1 000倍液拌麦麸，傍晚撒在沟内进行毒饵诱杀。

（四）资源利用

1. 食用价值

长白楤木是一种药食兼用的野生植物，其嫩芽是著名的可食本草，春季出土的长白楤木嫩芽营养丰富，可与木本刺嫩芽媲美。长白楤木每100 g嫩芽含蛋白质700 mg、糖类3 000 mg、维生素500 mg、灰分400 mg、钙9 mg、磷24 mg、铁0.1 mg、钠1 mg、钾200 mg，还有维生素B₁、维生素B₂、维生素 C 等。长白楤木的食用部位是嫩芽，具有浓厚的香椿、刺嫩芽、芹菜、松子的混合型味道，可沸水焯后蘸酱、炖、凉拌、炒食等，食后余香令人难忘。

长白楤木嫩芽的品质改良是目前研究的热点，许多科研单位都开始研究相关工作，沈阳农业大学可食本草课题组已驯化选育出 1 个长白楤木可食本草新品种——沈农草本龙芽 1 号，在改善长白楤木品质方面进行了有益的探索。

2. 保健价值

长白楤木的根可入药，主要以地方药、民间药使用，并没有被《中华人民共和国药典》收录。传统中医学认为，长白楤木根味辛、苦，性温，具有祛风燥湿、通经活络、解热镇痛、利尿解毒、镇惊、补虚等药用价值，主风寒湿痹、腰膝酸痛、跌打伤痛等症。

现代研究表明，长白楤木主要含有贝壳杉烯酸、贝壳杉醇酸、谷甾醇、胡萝卜苷等成分。药理学研究表明，长白楤木的提取物对中枢神经系统有明显的镇静、抗惊厥、镇痛和解热作用。

## 三、刺五加

**【学名】** *Acanthopanax senticosus*（Rupr. Maxim.）Harms

**【俗名】** 刺拐棒、刺花棒、五加参、五加皮、刺针、老虎镣子、坎拐棒子、一百针

### 【本草考证】

《本草纲目》中记载："刺五加，以五叶交加者良，故名五加，又名五花。五加治风湿，壮筋骨，其工良深，宁得一把五加，不用金玉满车。"

译文：刺五加，五片叶子交加在一起是好的。因此，被称为刺五加，又称五花。五加可以治疗风湿，增强肌肉和骨骼。它的功能是良好的和深刻的。宁愿有一把五加，而不是一辆装满黄金和玉石的车。

### 【现代研究】

#### （一）植物形态

刺五加为五加科五加属落叶灌木。高 1～6 m，多分枝，由根茎长出的一至二年生嫩茎，常密生细刺，三年生以上的老茎和老枝萌生的一至二年生嫩枝疏生刺或节上生刺或无刺。刺直而细，针状，向下，基部不膨大，脱落后遗留圆形刺痕。叶有小叶 5 片，稀 3 片，叶柄长 3～10 cm，常疏生细刺，小叶片纸质，椭圆状倒卵形或长圆形，长 5～13 cm，宽 3～7 cm，先端渐尖，基部阔楔形，上面粗糙，深绿色，脉上有粗毛，下面淡绿色，脉上有短柔毛，边缘有锐利的重锯齿；伞形花序，单个顶生或 2～6 个集成稀疏的圆锥花序，花瓣 5 片黄白色，外面微带紫色，雄蕊 5，子房 5 室，花柱全部合生呈柱状。果实球形或卵球形，有 5 棱，黑色，直径 7～8 mm。花期 6—7 月，果期 8—10 月。

#### （二）生境与分布

刺五加生长于低山、丘陵落叶阔叶林或针阔混交林的林下、林缘，喜温暖、湿润气候，耐寒，地下根茎发达，对土壤要求不严。我国分布于东北地区，陕西、四川也有分布；在国外，朝鲜、俄罗斯有分布。

### （三）栽培技术

**1. 选地**

选地、整地在山林地区，应选取被砍伐后的山坡地，坡度在20°以下，或山地缓坡撂荒地；以疏松、肥沃的沙质土为好。

选好地后，在秋季进行耕翻，经过一个冬季的充分风化后，在第2年春季进行耙压、做畦、打垄。一般育苗田作成宽1.2 m、高20 cm的高畦；大田作成60 cm的大垄，以待播种。

**2. 繁殖方式**

采用种子繁殖和扦插繁殖均可。

（1）种子繁殖。采摘成熟变黑的刺五加果实，趁鲜时揉搓、水洗，漂出种子，用2倍量的湿沙混拌均匀，放在花盆或木箱中，在20℃左右温度下催芽。每隔7～10 d翻动1次，约3个月，待种子有50%左右裂口时，放在3℃以下低温贮藏，到第2年4月中旬便可进行播种，5月便可出苗。也可采用与刺五加天然种子繁殖相似的方法，即把收取的种子立即播种或第2年6—7月播种，等到第3年5月才能出苗。育苗床宽约1 m、长5～10 m，床上要深翻，耙细，浇透底水，按株行距8 cm×8 cm穴播，每穴2～3粒种子，播后覆土2 cm左右，上盖3～5 cm厚树叶等物遮阴。出苗后及时去掉覆盖物，适当浇水保持床土湿润，幼苗期要设遮阴帘并保持床面无杂草，生长2年后移栽。刺五加种子有胚后熟休眠特性，且种子空瘪的较多，故种子繁殖有一定难度，也可用扦插繁殖。

（2）扦插繁殖。选取当年发的幼茎或尚未开花、生长健壮的带叶枝条，剪成长度约20 cm的插条。插条带回几片复叶，摘去两侧小叶，只留中部3片小叶；如中央小叶过大，可剪去1/2。扦插于苗床内，并保持一定温度和湿度，插床上要覆盖薄膜，为避免强光直射，可在苗床上再搭帘以遮阴，每天浇1～2次水，并适当通风，扦插后30～40 d生根，去掉薄膜，到50～60 d便可进行移栽；移栽应选阴天或傍晚工作，以带土移植好。8月以后气温降低，易生长不良，故移栽不宜过晚。移植成活的幼株当年不宜定植不方便管理的山地，最好精心培育1年，到第3年再移植于大田。

**3. 田间管理**

种植刺五加不需太多的特殊管理。在移植后进行遮阴，适当加以管理，成活后便不需特别管理了。必要时略加中耕除草并视土壤的干旱程度、肥力情况适当进行浇水施肥便可。

4.病虫害防治

刺五加病虫害少发生，偶有蚜虫为害。

5.采收与加工

人工栽培的分蘖株3～4年后采收，实生苗则需更长时间方可采收。刺五加的根、根状茎、茎、叶均可药用，用根皮的五加皮，在夏季、秋季挖取根部，洗净，剥取根皮，晒干后即成；药用根、根状茎和茎的，在春末出叶前或秋季叶落后采挖、收取，去掉泥土，切成30～40 cm长，晒干后捆成小捆即可，也可采收后切成5 cm左右的小段，晒干装袋保存；叶可在8月，叶片展平而又鲜嫩时采摘，及时风干。

### （四）资源利用

1.食用价值

采收春季初发的嫩茎叶，可作可食本草，入沸水锅焯过后，清水浸泡，炒食或做汤，也可晒干菜。

（1）凉拌五加叶。嫩刺五加叶250 g，配以精盐、味精、蒜、麻油等制成。含有丰富的胡萝卜素、维生素C，有增强身体防病能力的作用，强身健体。

（2）刺五加叶鸡汤。嫩刺五加叶150 g，鸡蛋2只。配以精盐、味精、葱、素油制成。适用于体虚、肿痛、咽痛、目赤，风疹等病症。

（3）刺五加酒。刺五加的根皮和果实可以用来泡酒，可以祛风湿，强筋骨。

2.保健价值

刺五加叶含多种刺木骨苷，每100 g可食部位含胡萝卜素5.4 mg、维生素$B_2$ 0.52 mg、维生素C 121 mg等。除此之外，刺五加还含有很多功能性成分，例如刺五加苷A、刺五加苷B、刺五加苷$B_1$、刺五加苷C、刺五加苷D、刺五加苷E等。具有益气健脾、补肾安神的作用。用于脾肾阳虚、体虚乏力、食欲不振、腰膝酸痛、失眠多梦等症。

刺五加果能增加睡眠，用于心悸、健忘、乏力等症状。刺五加的作用与人参相似，有扶正固本、养血安神、滋补强壮的功能，主要药效成分含有多种糖苷、丁香苷、香豆精苷、多糖、果酸，是治疗体虚、咳嗽、高血压、神经衰弱等症的良药。古代曾有"宁要五加一把，不要金玉满车"的说法，给予刺五加极高的评价。

目前，国内外已将刺五加作为与人参具有相似作用的适应原药物应用于临床。另外已经有刺五加茶等保健品上市，深受消费者的好评和青睐。

## 四、无梗五加

**【学名】** *Acanthopanax sessiliflorus*（Rupr. Maxim.）Seem.

**【俗名】** 刺拐棒、绿参

**【现代研究】**

### （一）植物形态

无梗五加为五加科五加属落叶灌木。高 150～300 cm。树皮黑灰色或褐灰色，有纵裂纹，当年枝浅灰色。掌状复叶，互生。叶柄长 3～10 cm，有散生的硬刺或无刺。小叶片 3～5 枚，小叶短柄，有根毛，小叶长圆形或倒卵形，长 4～12 cm，先端渐尖，基部楔形，边缘有重锯齿或疏锯齿，叶上表面深绿色，叶脉及边缘均有刚毛，叶下表面浅绿色，有小钩刺。伞形花序呈头状，球型，直径 2～3.5 cm，总花梗密生短柔毛；花萼绿色，多毛，有 5 个短牙齿；花瓣 5，椭圆形，暗紫褐色；雄蕊 5，黄白色，比花瓣长；子房 2 室，花柱 2 个，合生近达先端。浆果为扁圆形，褐黑色。花期 7—8 月，果期 9—10 月。

### （二）生境与分布

在国外，无梗五加生长于山地林下、林缘。我国分布于东北地区，河北也有分布；在国外，朝鲜有分布。

### （三）栽培技术

#### 1. 露地栽培

（1）选地。选择土壤中性偏酸（pH 值 5～7）土壤肥沃，土质疏松，土层深厚，含水量较高，排灌方便的地块。

（2）整地。深翻 30 cm，清除根茬杂草拣净石块，亩施优质农家肥 3 000 kg，结合深翻与土壤充分混合。翻后耙细整平以待定植。苗田做床，床宽 1.2 m、高 15 cm，床间距 40 cm。坡地做床要顺着坡向，以免积水或冲坏床面。做床后耙平床面以待播种或扦插。

（3）育苗。

①种子育苗：无梗五加的繁殖是以种子繁殖为主，也可以进行扦插繁殖。种子繁殖一般在10月中旬种子成熟期，采集成熟短梗五加果实，并将采收后的浆果放置3～5 d即可脱去果皮果肉。除去瘪种，将种子与3倍体积的细河沙混拌层积，先放在15～20℃温度下后熟，每隔7 d倒1次袋，使种子受热均匀，约90 d种子开始裂口标志种子形态后熟已经完成，裂口率达60％以上后，放在3℃以下温度贮藏，第2年3月中旬前对种子进行催芽，约20％见芽后即可播种。4月上旬播种，条播横床开沟，行距5 cm，沟深2 cm，将种子均匀撒播在沟内，种子间距离3 cm左右，播后覆土1 cm，稍加镇压，盖上2 cm厚的落叶等物遮阴保湿，5月初出苗。也可采收后直接播种，出苗后及时去掉覆盖物，用遮阴网遮阴。适当浇水保持床面湿润。

②扦插育苗：在6月高温季节，选当年生长健壮半木质化的枝条，剪成15～20 cm的插条，带1片复叶，剪去两侧小叶，只留中间3片小叶，按行距10 cm、株距5 cm，将插条插入苗床中，插深5 cm，浇水后覆盖塑料薄膜，保温保湿，床上搭设遮阴棚用遮阴网遮阴，以防强光直射。保持适当通风，床上湿润无杂草。插后20 d左右生根。地上部芽开始萌动，去掉塑料薄膜。

（4）定植。种子育苗和扦插育苗，生长2年后移栽定植。无梗五加丛生，生长年限越长，萌蘖越多，墩越大，为了早见效益，可采挖生长年限长或野生无梗五加分墩定植。按行株距35 cm×45 cm挖定植坑，坑的大小深浅根据苗的大小而定。定植后浇透水，以利成活。移栽定植的时间在芽萌动前。

（5）田间管理。播种育苗在苗高3～5 cm时疏除过密苗和弱苗，苗高10 cm时按株距6 cm定苗。幼苗期要及时松土除草，防止草荒，提高地湿，促进幼苗生长。移栽田5—7月每月进行1次中耕除草，疏松土壤，消灭杂草，减少养分消耗。苗田6月末每亩追施尿素15 kg，在行间开沟施入。移栽田每年萌芽前，亩施优质农肥2 000 kg，在植株一侧开沟施入干旱时要及时浇水，保持土壤湿润，满足无梗五加所需的湿润环境。

（6）病虫害防治。无梗五加发生为害较重的病害有根腐病和黑斑病。黑斑病病斑多时相互合并成不规则形的大病斑，使叶片焦枯、畸形，引起早期落叶，生长季根据发生情况可以选用扑海因、代森锰锌、大生M-45等药剂进行防治，7～10 d喷1次，连续使用3～5次。根腐病在早春苗期发生严重，可用多菌灵或代森锰锌进行药剂泡根或发病初期进行灌根防治。虫害主要有蚜虫和介壳虫，结合秋后田间管理消灭以卵、蛹在被害叶及枝梢上越冬的虫源，控制传染源。虫量少，为害轻的地块可不防治，雨后蚜虫自然退掉消失。

（7）采收。待嫩茎达到一定高度即开始采收（通常达到15 cm），其标准：以叶半卷未完全展开为最佳时期。

### 2. 保护地栽培

无梗五加喜温暖，耐寒冷，对气候要求不严，抗逆性强。温度在10～35℃都可生长，在18～30℃生长最快。在保护地内进行鲜菜生产，一般扣棚时间选择春季解冻前，辽东地区于2月上中旬扣棚。

（1）选地。种植无梗五加应选择清洁无污染、背风向阳、土层深厚肥沃、排灌方便的微酸性地块。全面进行深翻，捡除草根、石块，进行开沟理墒，墒面保持90～100 cm，沟宽40 cm，深20～25 cm。苗床用0.1 %的高锰酸钾或1 500～2 000倍液的敌克松进行土壤消毒。后以行距15～20 cm、株距5～10 cm的规格，将枝条插入土中，枝条外露2～3 cm即可，加强肥水管理，3～5个月即可移栽。

（2）移栽及田间管理。全面深翻棚内土壤，每亩用腐熟的有机肥1 000～1 500 kg，复合肥40～50 kg，充分混合后，均匀撒于墒面，碎土平整地面，使肥土充分混合。移栽成活后，视苗情用0.1 %～0.2 %的磷酸二氢钾或0.2 %～0.3 %的尿素溶液进行根外追肥，隔1～2周进行1次。进入采收期后，由于每次采收幼嫩枝叶，带走了大量养分，需及时施肥，因此，结合中耕除草，亩施30～40 kg复合肥或是尿素15～20 kg，磷肥10～15 kg，硫酸钾5～8 kg，混合深施，同时配合施用腐熟的人粪尿。当苗木生长到40～50 cm后，将其主枝离地30 cm左右剪去，解除顶端生长优势促进侧枝生长，为了方便管理采收，应将采摘面控制在高80～100 cm，宽度不少于80 cm。每年进行1～2次重修剪，剪去枯死枝。

### （四）资源利用

### 1. 食用价值

无梗五加是辽东山区特有的菜用五加，经常与刺五加作中药混用，但药效不及刺五加，2005年版《中华人民共和国药典》并没有将无梗五加作为中药列出。无梗五加的嫩芽是倍受人们喜爱的可食本草，早在《本草纲目》中就有载述："春月于旧枝上抽条叶，山人采为蔬茹。"无梗五加可食本草风味独特、清香可口，可以清炒、凉拌、蘸酱、煨汤、做馅等。

### 2. 作为中药应用

无梗五加的药用部位是其干燥根、茎，它是刺五加的替代品，在我国有悠久的应用历史。明代著名医药学家李时珍在《本草纲目》曾记述："五加无毒，久服延年益老，功难尽述"；无梗五加的根皮具有祛风除湿、补肝肾、强筋骨、活血化瘀等功效，用于治疗风寒湿痹，腰膝疼痛，小儿行迟，体虚赢弱等症状。现代研究表明，无梗五加具有抗炎作用，并且可以治疗神经衰弱、高血压、低血压、冠心病、心绞痛等病症。

3. 保健价值

经沈阳药科大学、辽宁中医药大学和上海第二医科大学检验，无梗五加果主要含黄酮、皂苷、香豆素三大类药用成分，反复检测无生物碱。根含木脂素化合物（五加苷 A 和五加苷 B）、芝麻明、新疆圆柏素等，还有强心苷、皂苷、胡萝卜苷等，叶含无梗五加苷。

无梗五加果是生产饮料、制药的好原料，具有很高的开发价值。无梗五加的果汁可以酿酒，其中含有的黄酮、皂苷、多糖类成分可以增强人体免疫力、降血糖、降血压。无梗五加果汁还含有丰富的色素，可以从中提取食物色素作为食品添加剂。无梗五加叶片可以开发成无梗五加茶，已经有相关产品上市，实践证明五加苦茶对降压和防治心脑血管疾病具有一定的作用。用无梗五加叶、果作为原料生产茶和健康饮料，前景广阔。

## 五、人参

**【学名】**_Panax ginseng_ C. A. Mey.

**【俗名】**黄参、血参、人衔、鬼盖、神草、土精

### 【本草考证】

《本草纲目》中对人参这样记载："治男妇一切虚证，发热自汗，眩晕头痛，反胃吐食，痎疟，滑泻久痢，小便频数，淋沥，劳倦内伤，中风，中暑，痿痹，吐血，嗽血，下血，血淋，血崩，胎前产后诸病。"《神农本草经》中也有记载："人参气味甘、微寒，无毒。主补五脏，安精神，定魂魄，止惊悸，除邪气，明目开心益智，久服轻身延年。"

### 【现代研究】

#### （一）植物形态

人参为五加科人参属多年生草本植物，主根肥大。地上茎单生，高30～60 cm，有纵纹，无毛，基部紫色，具宿存鳞片。叶的形态，数目随生长年限有一定的变化，一年生 1 枚三出复叶（俗称"三花"），二年生 1 枚掌状复叶（"巴掌"），三年生 2 枚掌状复叶（"二甲子"），以后随年龄增加叶数，三复叶称"灯台子"，四复叶称"四批叶"，一般到"六批叶"，即使年龄增加，叶数通常不再增加。掌状复叶轮生茎顶，中间 3 小叶较大，正中小叶最大，椭圆形至长椭圆形，外侧 1 对小叶片较小，卵形或菱状卵形，小叶片先端渐尖，基部阔楔形，下延边缘有细锯齿，齿有刺尖，表面有深绿色，散生少数刚毛，背面淡绿色，无毛。伞形花序单个顶生，总花梗长 15～30 cm，花序由 10 余朵小花（山参）或 30～120 朵小花（园参）组成；花萼无毛，钟状 5 裂，绿色；花瓣 5，卵状三角形，淡绿色；雄蕊 5，雌蕊 1，柱头 2 裂，子房下位，2 室，每室 1 粒种子。果实为浆果状核果，红熟。种子倒卵形或呈肾形，扁，乳白色或淡黄棕色。花期 6—7 月，果期 7—9 月。

#### （二）生境与分布

人参生长于山区林下，为阴生或半阴生植物。我国主要分布于东北三省。

### （三）栽培技术

人参是一种喜冷凉、湿润而耐荫的药用植物，既怕积水，又不耐干旱，忌强光直射，对生长环境条件要求严格，人参发育期要求土壤水分适宜，春季苗期土壤湿度保持在 40 % 左右，夏季生长保持在 45 %～50 %，秋季保持在 40 %～50 % 为宜，全年生长发育期湿度范围以 40 %～50 % 为好。人参怕高温、耐严寒。在人参生长发育期间，以平均气温在 15～20℃为宜。春播于4月中旬至6月上旬，播种经催芽的种子。夏播于 7—8 月播种当年采收或贮藏的种子，干种子播前用清水浸泡 24 h。秋播于 9 月至上冻前播种经催芽的种子。人参种子有休眠特性，湿度为 10 %～25 % 条件下，需经一个由高温到低温的自然过程才能完成生理后熟，一般先经高温 20℃左右，1 个月后，转入低温 3～5℃ 2 个月，才能打破休眠。发芽适宜温度为 12～15℃，发芽率为80 % 左右。种子寿命为 2～3 年。

1. 选地整地

人参对土壤要求严格，以 pH 值 4.5～5.8，富含腐殖质，排灌方便的沙壤土或壤土为好，忌重茬。一般利用林地栽参。如用农田栽参，前茬以禾本科作物为好，且要收获后休闲一年才能种植。选地后，于封冻前翻耕1～2 次，深 20 cm。第 2 年春化冻结合耕翻，每亩施入农家肥 4 000 kg，与土拌匀，以后每 1～2 个月翻耕 1 次。栽播前 1 个月左右，打碎土块，清除杂物，整地做畦，畦面宽 1～1.5 m，略成弓形，畦高 25～30 cm，畦间作业道宽50～100 cm。方向依地势、坡向、棚式等而异，应以采光合理、土地利用率高、有利防旱排水及田间作业方便为原则。

平地栽参多采用正南畦向；山地栽参，依山势坡度适当采取横山和顺山或成一定角度做畦。

2. 育苗

7—8 月，采种后可趁鲜播种，种子在土中经过后熟过程，第 2 年春可出苗。或将种子进行沙埋催芽。方法是选向阳高燥的地方，挖 15～20 cm 深的坑，其长和宽视种子量而定，坑底铺上一层小石子，其上铺上一层过筛细沙。将鲜参籽搓去果皮，或将于参籽用清水浸泡 2 h 后捞出，用相等体积的湿细沙混合拌匀，放入坑内，覆盖细沙 5～6 cm，再覆一层土，其上覆盖一层杂草，以利保持湿润，雨天盖严，防止雨水流入烂种。每隔半月检查翻动 1 次，若水分不足，适当喷水；若湿度过大，筛出参种，晾晒沙子。经自然变温，种子即可完成胚的后熟过程，11 月上中旬裂口时即可进行冬播。亦可春播，时间在春分前后种子尚未萌动时进行。播种方法是，在整好的畦面上，按行距 5 cm、株距 3 cm 条播，覆土 2 cm，再覆 3～5 cm 厚的秸秆，以利保湿。经沙藏处理已裂口的人参种子，如用 0.1 mL/L 的 ABT 生根粉溶液浸种，可显著增加人参根重。

**3. 移栽**

2～3 年后移栽，一般在 10 月底至 11 月上中旬进行。如春栽应在参苗尚未萌动时进行。移栽时选用根部乳白色，无病虫害、芽孢肥大、浆足、根条长的壮苗，按大、中、小三级分别移栽。栽前可适当整形，除去多余的须根，注意不要扯破根皮，并用 100～200 倍液的代森锌或用 1∶1∶140 倍波尔多液浸根 10 min，注意勿浸芽孢。移栽时，以畦横向成行，行距 25～30 cm，株距 8～13 cm。平栽或斜栽。平栽参根与畦基平行；斜栽芦头朝上，参根与畦基呈 30°～45°。斜栽参根覆土较深，有利于防旱。开好沟后，将参根摆好，先用土将参根压住全部盖严，然后把畦面整平。覆土深度视苗大小而定，一般 4～6 cm，随即以秸秆覆盖畦面，以利保墒。

**4. 田间管理**

（1）冬季管理。10 月下旬至 11 上旬，生长 1 年以上的人参茎叶枯萎时，应将枯叶及时清除地面，深埋或烧毁。封冻前视畦面情况，烧好越冬水，并加盖畦面秸秆。

（2）搭棚遮阴。参苗出土以后要及时搭棚遮阴。参棚分矮棚和高棚 2 种。矮棚前檐立柱高 90～120 cm，后檐立柱高 70～90 cm，可用木柱和水泥柱，分立参畦两边。立柱上顺畦向固定好横杆，横杆多用竹竿，亦可用拉紧的铁丝。上面覆盖 1.8～1.2 m 宽的苇帘，使雨水不能直接落到畦面上。雨季到来之前，覆盖第 2 层苇帘。参棚要平、正，防止高低不平。高棚是将整个参地全部覆盖，棚高 1.8～1.2 m，以水泥杆作立柱，以竹竿搭成纵横交错的棚架，其上以苇帘覆盖，透光率为 25 %～30 %。

（3）除草松土。在人参出苗前，或土壤板结、土壤湿度过大、畦面杂草较多时，应及时进行除草松土，以保持土壤疏松，减少杂草为害，但宜浅松，次数不宜太多。

（4）排灌。播种或移栽后，若遇干旱，适时喷灌或渗灌。雨水过多，应挖好排水沟，及时排出积水。

（5）追肥。播种或移栽当年一般不用追肥，第 2 年春苗出土前，将覆盖畦面的秸秆去除，撒一层腐熟的农家肥，配施少量过磷酸钙，通过松土，与土拌匀，土壤干旱时随即浇水。在生长期可于6—8月用2%的过磷酸钙溶液或1%磷酸二氢钾溶液进行根外追肥。

（6）培土和摘蕾。因覆土过浅或受风摇动，参根松动时，要及时培土。靠近参畦前沿或参地边缘的参株，由于趋光性，茎叶向外生长，夏季高温多雨易引起斑点病、疫病等多种病害，因此应把向外生长的参株往畦里推压，并培土压实，使其向里生长。人参生长3年以后，每年都能开花结籽，对不收种的地块，应及时摘除花蕾。

（7）病虫害防治。人参病虫害较多，其中为害严重较常见的有人参黑斑病、炭疽病、菌核病和人参锈腐病。生长季可根据发病情况选用波尔多液、石硫合剂、多菌灵、代森锰锌、速克灵和多氧霉素等药剂进行防治。注意交替用药防止病菌产生抗药性。虫害主要是地下害虫，可采用敌百虫、辛硫磷灌根或配制毒饵进行防治。对于人参的病虫害防治，生物农药将是未来发展方向。

### （四）资源利用

#### 1. 药用价值

人参的主要药理活性物质是人参皂苷和人参多糖等。人参具有适应原样的作用，能增强机体对各种有害刺激的防御能力和抵抗能力，提高机体的适应性；具有调节中枢神经、调节血压和心脏机能、降低血糖和血脂等作用。在临床上治疗对各种原因引起的疲劳，体衰，代谢机能下降、神经衰弱和神经病、性机能障碍、高血压和动脉粥样硬化症、糖尿病、急性肝炎、贫血、各种癌症等效果显著。

#### 2. 保健价值

人参含多种维生素，多种氨基酸和微量元素，营养价值极高，可以制成各种食品和高级补品，例如人参糖、人参饼干、人参麦芽糖、人参蜂王浆、人参蛤蚧油、人参汽水、人参茶、人参酒和人参花果冲剂等。人参的根，茎，叶，花及果实均可作为人参香皂、人参牙膏、人参雪花膏等轻化工原料。

# 第二节　百合科

百合科（Liliaceae）是单子叶植物纲百合亚纲的一科。通常为多年生草本，具根状茎、块茎或鳞茎，很少为亚灌木或乔木状。叶一般具弧形脉或平行脉。花两性或很少单性，通常辐射对称；花被片通常6枚，分离或有不同程度的合生，一般花瓣状，有色彩；雄蕊多半与花被片同数；子房上位或很少半下位，一般3室，少有1室，每室具1至多数倒生胚珠。果为蒴果或浆果，极少为坚果。

百合科约有250属3 500种。广泛分布于全世界，主要在温带与亚热带地区。中国有60属约560种，分布于全国各地。东北地区的百合科可食本草具有东北特色，具有很高的保健和药用价值。例如东北地区生长的玉竹，商品名称为关玉竹，东北的独特环境造就了玉竹优良的品质，药材市场上关玉竹的价格为18元/kg，比湖南玉竹高2倍。韩国客商每年从丹东宽甸大量进口玉竹，作为茶点食用。

东北百合科可食本草均以无性繁殖为主，以鳞茎或根状茎进行繁殖。百合科可食本草营养成分比较高，尤其是蛋白质、氨基酸、糖类和脂肪含量比较高，因此百合科可食本草的滋补效果好。与五加科可食本草相比，百合科可食本草可以常年食用，无毒。传统中医学认为，百合科植物可食本草，多性温、平，味甘，具有滋阴补阳的功效，尤其对于体弱多病者，长期食用，疗效较好。

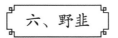

六、野韭

**【学名】** *Allium ramosum* L.

**【俗名】** 山韭

**【本草考证】**

《救荒本草》中记载："野韭菜，生于荒野中。形状如韭，苗叶及细弱，叶圆，比柴韭又细小，叶中撺葶，开小粉紫花，似韭花状。苗叶味辛。"

**译文：** 野韭菜，生长于荒野。形状像韭菜，苗叶非常细弱，叶子为圆形，又比柴韭叶更细小，叶中撺葶，开出小粉紫花，与韭花形状相似。苗叶味辛。

**【现代研究】**

## （一）植物形态

野韭为百合科葱属多年生草本植物。具倾斜的横生根状茎；鳞茎狭圆锥状，簇生，外皮淡黄褐色，网状纤维质。叶基生，狭条形，扁平，长10～20 cm，宽 1.5～7 mm，边缘平滑。花葶圆柱状，常具棱，高 25～60 cm；总苞 2 裂，比花序短，宿存；花序伞形，花梗长为花被长的 2～4 倍；花白色或微带红色，花被片 6，狭卵形至长圆状披针形，长 4.5～7 mm；花丝基部合生，长为花被片的 4/5；子房外壁具疣状突起。蒴果倒圆锥状球形，具棱。

## （二）生境与分布

野韭为喜阳植物，草原地区野生种分布尤为普遍。我国东北、华北、西北等地区的山坡、草地、平原都有分布，现在全国各地也广泛栽培。野韭原产于亚洲东南部，世界各地现已普遍栽培。

## （三）栽培技术

### 1. 栽植

野韭的根系分布浅，地上部分长势旺，宜选择肥沃、疏松、保水力强的土壤。种植前开沟施入充足的肥料，基肥品种以优质有机肥、常用化肥、复混肥等为主。野韭用种子或分株繁殖。以分株繁殖为主，当植株具 7 分蘖以上时，可分株繁殖，一般在春季进行，其他季节分株要注意遮阴保湿，可用遮阳网覆盖，并及时淋水。分株定植的株行距一般为（20～30）cm×30 cm。

### 2. 田间管理

种植后经常淋水保持土壤湿润。及时清除田间杂草，结合淋水适当追施速效氮肥。野韭主要采收的是嫩叶，当植株上大部分叶片长至正常大小时便应采收，采收应及时，以保证嫩叶质量。一般每隔 20～30 d 采收 1 次，采收时离地面 2 cm 处的叶片基部割取。夏季可收获花薹，秋季、冬季收取根茎。

栽培野韭不仅采收韭青，也可进行软化栽培，一般以二至三年生生长健壮、分蘖数较多的野韭进行软化栽培较为适宜。当植株生长至发育旺盛健壮时，采收韭青后进行软化处理。软化栽培常用遮光材料将植株遮住，使植株在无光或暗光下生长，可以有效地提高产品的质量。

## （四）资源利用

### 1. 食用价值

野韭可炒食、汤用或做馅。将野韭菜叶、花薹或根茎洗净，切段与肉类、蛋类炒食。民间常用野韭菜与鲫鱼煲汤，不但味道鲜美，而且对食欲不振、烦热、尿频有治疗效果，尤其对老人脾胃气弱、食欲减少、羸惫等症有一定作用。

### 2. 保健价值

野韭味甘辛，性温，无毒。有温中下气、补肾益阳、健胃提神、调整脏腑、理气降逆、暖胃除湿、散血行瘀、解毒等作用。适用于阳痿遗精、腰膝酸软、胃虚寒、噎膈反胃、便秘、尿频、心烦、毛发脱落、痔漏、脱肛、痢疾、妇女痛经等病。野韭营养丰富，其营养成分大大高于一般栽培韭菜。据测定，野韭每 100 g 嫩叶含水分 86 g、蛋白质 3.7 g、脂肪 0.9 g、碳水化合物 3 g、粗纤维 4.1 g、灰分 2.2 g、维生素 $B_1$ 0.03 mg、维生素 $B_2$ 0.11 mg、维生素 C 21 mg、胡萝卜素 1.41 mg、钙 129 mg、磷 47 mg、铁 5.4 mg。

## 七、北黄花菜

**【学名】** *Hemerocallis lilioasphodelus* L.

**【俗名】** 金针菜

**【本草考证】**

《本草纲目》中记载："今东人采其花跗干而货之，名为黄花菜"，《古今注》中记载："欲望人之忧，则赠以丹棘"，故金针菜又称忘忧草。

译文：现在的东方人把采摘的花草作为商品，这就是所谓的黄花菜。

**【现代研究】**

（一）植物形态

北黄花菜为百合科萱草属多年生草本植物。根状茎短，根常稍肥厚，粗 2～4 mm。叶基生，排成 2 列，线形，长 20～80 cm，宽 5～15 mm，基部抱茎，先端渐尖，全缘，两面光滑。花葶由叶丛中抽出，高 80～100 cm，光滑；花 4～10 朵排成假二歧状的总状花序或圆锥花序；花序基部的苞片较大，披针形，长 3～6 cm，上部的渐小，披针形，长 0.5～3 cm，宽 3～7 mm；花梗明显，长短不一，通常长 1～2 cm；花淡黄色或黄色，芳香，花被片 6，下部结合成花被管，长 1.5～2.5 cm，不超过 3 cm，上部 6 裂，外轮裂片倒披针形，长 5～7 cm，宽约 1.2 cm，内轮裂片长圆状椭圆形，长 5～7 cm，宽约 2 cm，具数条纵脉，盛开时反曲；雄蕊 6 枚，着生于花被管喉部，花丝细长，长 4～4.5 cm，花药长线形，长约 5 mm，先端稍尖，黄色；子房无柄，圆柱形，长 5～6 mm，直径 3～4 mm，花柱细长，丝状，长约 7.5 cm，柱头小，头状。蒴果椭圆形，长约 2 cm，直径约 1.5 cm 或更宽。种子扁圆形，黑色，有光泽。花期 6—8 月，果期 7—9 月。

（二）生境与分布

野生北黄花菜生长于山坡灌丛、草地、沟边阴湿处。我国主要分布于黑龙江、辽宁、河北、山东、江苏、山西、陕西、甘肃。全国都有栽培。

## （三）栽培技术

### 1. 整地

选择地势平坦，排灌良好的较肥沃壤土或沙壤土，耕翻后精细整地，达到无明暗坷垃。然后根据栽植形式开沟，一般沟深 20～25 cm。如大小行栽植，大行距 100 cm，小行距 50 cm，等行距栽植，行距为 70 cm。

### 2. 选株栽植

采用分株栽植，春秋栽植均可，但以秋季栽植最好。秋季以秋分至小雪为宜，春季栽植则在土壤解冻至清明节时较好。栽植时选用株型健壮，留茬 3 年以上的宿根直接分株，保留 2/3 的原株，1/3 的分株连根带土移出作为种苗，采用分级栽植，保证田间整齐度。穴距 40～50 cm，每穴 3～5 株。栽后覆土压实，每亩穴施 500～600 kg 加水人粪尿，保证成活率，然后浇水踏实土壤。

### 3. 栽后管理

移栽成活后要及时中耕除草，遇旱浇水，遇涝排水，土壤墒情保持在 20％左右，一般年浇水 3～6 次，结合浇水，抽薹前追尿素 8～10 kg，磷酸二氢钾 3～4 kg，促薹粗壮，多分枝，早现蕾。封冻前，每亩施过磷酸钙 30 kg，腐熟人粪尿 500 kg 或尿素 15～20 kg。入冬后将老叶和枯薹离地面 3 cm 处割除，并进行人工培土，防止冻害。

### 4. 病虫害防治

为害黄花菜的病害主要有锈病和叶斑病，虫害主要有红蜘蛛、蚜虫、金龟子、地老虎和蛴螬等。在防治时要采用农业、生物和化学防治相结合的方法，以农业和生物措施为主，化学防治为辅，化学药剂应选用高效、低毒、低残留制剂，做到及时用药，确保产量和品质。

### 5. 采收与加工

适时采收是保证黄花菜质量和价格的关键，及时采收，采收时轻拿、轻放、浅装。一般在夏至节前后采收第 1 批花蕾，采收时间应在上午 9 点以前，当花蕾长度 6～8 cm 时，此时采收品质好、产量高。

## （四）资源利用

### 1. 食用价值

北黄花菜食用部位是未开放的花蕾。可以炒食、凉拌、做馅或者做成干菜。做菜之前需要用沸水焯过，浸泡 1 d，以除去北黄花菜的毒性。市场上销售的干北黄花菜一般没有毒性。

食用时一定要注意，北黄花菜含有秋水仙碱素，炒食后在体内氧化，产生剧毒，轻则引起喉干、恶心、呕吐或腹胀、腹泻，严重的还会血尿、血便。鲜食时，火一定要大，彻底加热，食量不可多。

2. 保健价值

北黄花菜营养丰富，每 100 g 花蕾含蛋白质 14.1 g、脂肪 1.1 g、碳水化合物 62.6 g、钙 463 mg、磷 173 mg，以及多种维生素。北黄花菜具有止血、消炎、利尿、健胃、安神等功效。民间常用来治疗大便带血、小便不通、便秘、产后无乳等，经常食用可益智健脑。

北黄花菜味鲜质嫩，营养丰富，含有丰富的花粉、糖、蛋白质、维生素 C、钙、脂肪、胡萝卜素、氨基酸等人体所必需的养分。北黄花菜性味甘凉，有止血、消炎、清热、利湿、消食、明目、安神等功效，对吐血、大便带血、小便不通、失眠、乳汁不下等有疗效，可作为病后或产后的调补品。

北黄花菜是著名的观赏花卉，又是有名的佳蔬良药。我国《营养学报》曾评价黄花菜，具有显著地降低动物血清胆固醇的作用。人们知道，胆固醇的增高是导致中老年疾病和机体衰退的重要因素之一，能够抗衰老而味道鲜美、营养丰富的蔬菜并不多，而北黄花菜恰恰相反具备了这些特点。

常吃北黄花菜还能滋润皮肤，增强皮肤的韧性和弹力，可使皮肤细嫩饱满、润滑柔软，皱褶减少、色斑消退、美容养颜。黄花菜还有抗菌免疫功能，具有中轻度的消炎解毒功效，并在防止传染方面有一定的作用。北黄花菜是近于湿热的食物，疮损伤、胃肠不和的人，少吃为好，平素痰多，尤其是哮喘病者，不宜食用。

## 八、薤白

**【学名】** *Allium macrostemon* Bunge
**【俗名】** 小根蒜、野薤、野葱、薤

**【现代研究】**

### （一）植物形态

薤白为百合科葱属多年生草本植物。植株高 5～20 cm，鳞茎卵圆形，鳞茎外皮灰色膜质，有细的沟纹。茎圆柱形，基部叶鞘抱茎，紫红色，光滑。叶 3～5 枚，线形，稍短于茎，宽 0.2～0.3 cm，顶端渐尖，基部包围茎。总苞 2 裂，微等于花序，具短喙，膜质，淡白色，不脱落；花序伞状半球形或近球形，花多数；花被钟状，淡黄色，花被片 6，2 轮，顶端急尖，中脉明显突起，内轮比外轮较狭；雄蕊 6，花丝短于花被片或近等于花被片，有时为花被片的 2/3，基部三角状锥形，基部近等宽，合生并与花被贴生，花药长圆形；花柱略伸出花被，子房壁无疣状突起，基部有 3 个凹穴。蒴果球形，成熟后开裂。种子小，黑色，具皱纹。花期 5—7 月，果期 8—9 月。

### （二）生境与分布

薤白生长于耕地杂草中、山地向阳较干燥处。野生于田间、山野路旁、山坡草地、林缘、灌丛，是一种纯天然的绿色食品资源。我国主要分布于黑龙江、吉林、辽宁、河北、山东、湖北、贵州、云南、江苏、甘肃。

### （三）栽培技术

薤白纯属野生，多生长在耕地里，没有人工栽培。现因耕地年年除草清耕和毁灭性的采挖，致使资源逐年减少。作为商品供应市场是困难的，开发和利用这一野生资源，就得把野生变为家植，供应市场，满足人们的需求。薤白对土壤要求不严，但以排水良好，较肥的沙质壤土或含有机质较多的轻壤土为最合适，东北的大部分土壤都可以种植。薤白以春栽为主，可用在果园间种，一般在 4 月中旬整地，垄宽 60 cm、高 10 cm，施足底肥，浇透水后，先覆地膜后种植，按株行距 5 cm×5 cm 在垄上扎孔，孔深 5～7 cm，每

孔种 1 棵，400 棵 /m²，种后用土将孔封上，因薤白的根蘖繁殖特别快，1 年种植，年年收获。加强田间管理，消除杂草，直径 0.5 cm 的蒜头，秋后可长到 2 cm 以上，可产 2～4 kg/m²，9 月中下旬采收，收后编成辫，挂在四周通风良好的凉棚内或屋檐下风干，天冷后可利用室内花盆或温室大棚栽培，可参照蒜苗栽培方法；地温保持 15～20℃，气温可保持 15～30℃。另外，也可8—9 月播种栽培。整地施肥后做成宽 1.3～1.5 m 的平畦。

薤白用鳞茎繁殖，播种前应先对种鳞茎进行选择，淘汰个体较小、有病斑或机械损伤的鳞茎，除去干叶，剪掉部分须根，即可播种。播前先在畦内按行距 20～25 cm 开沟，沟深 5～6 cm，按株距 3～5 cm 将种苗摆放在沟内，浇底水，覆土保持土壤湿润。在适当的温度条件下，7～10 d 即可萌芽出土。田间管理主要是浇水和中耕保墒。土壤结冻前灌冻水，在灌冻水的基础上，在畦面上覆盖马粪、圈肥护根防寒，保护植株安全越冬。植株返青时结合浇返青水，每亩施尿素 10～15 kg、过磷酸钙 20～30 kg，以促进植株返青发棵。返青 30 d 左右进入发叶期，每亩施尿素 15～30 kg。当鳞茎开始膨大时，每亩施尿素 25～30 kg、硫酸钾 15～20 kg。薤白茎开始膨大以前，中耕除草 2～3 次，耕深 3～4 cm，保持土壤墒情，增加土壤通透性，提高土壤湿度，促进根系发育。5—6 月采挖收获。待叶片长到 30～40 cm 即可收获，每30～60 d 收获一茬，收获时连根挖出，根也可食用，每 50 g 一把，装进食品袋，打好包装，即可供应市场。

### （四）资源开发与利用现状

#### 1. 食用价值

薤白的茎叶长得很像蒜，也有葱、蒜的味道。薤白全株可食，民间食用薤白具有悠久的历史，食用方法也很多，可炒食、生食、腌渍、做馅等。因薤白有独特的挥发性辛辣气味，富含营养物质，既能增进食欲，又有抗菌作用，是餐桌上必备的小菜之一，也是调味佳品。全株含有丰富的营养成分。据分析，每 100 g 鲜品含水分 68 g、糖类 26 g、蛋白质 3.4 g、脂肪 0.4 g、纤维 0.9 g、灰分 1.1 g、钙 100 mg、磷 53 mg、铁 0.6 mg、胡萝卜素 0.09 mg、烟酰胺 1 mg、维生素 $B_1$ 0.08 mg、维生素 $B_2$ 0.14 mg、维生素 C 36 mg、烟酸 1 mg，还含有钾、钙等多种微量元素。

春秋两季的幼嫩全草可以食用，东北地区用来蘸酱、凉拌、炒鸡蛋，也可以做馅包饺子。

## 2. 药用价值

薤白鳞茎供药用，中药名薤白，性温，味辛、苦。具有温中通阳、散结、理气宽胸、健胃整肠、治疗痢疾、抑制高血脂病人血液中过氧化酯的升高、防止动脉粥样硬化的功用，并能解河豚中毒。薤白与桂枝、丹参、川芎等药物合用，能缓解心绞痛的发作。常吃薤白可改善冠状动脉粥样硬化病变，增加心肌血容量，有预防心绞痛和心肌梗死的功效。

## 3. 保健价值

薤白主要含大蒜氨酸、甲基大蒜氨酸、大蒜糖，另含挥发油和脂肪酸，油中含多种含硫化合物，如二烯丙基硫、二烯丙基二硫等化合物。薤白作用是通阳化气、开胸散结、行气导滞，可治疗痢疾以及抑制高血脂病人血液中过氧化酯的升高，防止动脉粥样硬化。

## 九、石刁柏

【学名】*Asparagus officinalis* L.

【俗名】芦笋、小百部、山文竹

【本草考证】

《救荒本草》中记载："芦笋，其苗名苇子草，本草有芦根，《尔雅》谓之葭蕐①。生下湿陂泽中。其状都似竹，但差小，而叶抱茎生，无枝杈，花白，作穗如茅花，根如竹根，亦差小而节疏。露出浮水者不堪用。味甘，一云甘、辛，性寒。"

（注释：①葭蕐：《尔雅·释草》作"葭华"，《救荒本草》此句系引自《图经》："谨《尔雅》谓芦根为葭华"，皆未见有作"葭蕐"者，估计《救荒本草》作者着此条时误看《证类》，讹"华"为"蕐"。《农政全书》卷五十三亦袭误作"葭蕐"。）

译文：芦笋，它的后代叫苇子草，本草有芦根，《尔雅》称为葭蕐。生下潮湿沼泽中。它的形状都像竹子，但是比较小，而叶抱茎生，没有树枝杈，花白色，作穗如茅花，根如竹根，也比较小，节约疏远。露出漂浮水的不能用。味甘，一个说，甘、辛，性寒。

【现代研究】

（一）植物形态

石刁柏为百合科天门冬属多年生草本植物。茎长而软，光滑无毛，稍带白粉。叶状枝丝状，每3～6枚成簇，长5～30 mm；鳞叶淡黄色。雌雄异株，花长约6 mm，1～4朵腋生，花梗长约1 cm；雄花花被片6，长5～6 mm，雄蕊6，花药背着；雌花花被长约3 mm，有6枚退化雄蕊。浆果球形，红色。花期5—6月，果期9—10月。

（二）生境与分布

石刁柏生长于山坡、路旁、林下。我国各地均有分布。

### （三）栽培技术

石刁柏分为白石刁柏和绿石刁柏。白石刁柏栽培历史较长，栽培过程中需培土，使嫩茎在土壤中生长，不见阳光，从而形成洁白的嫩茎。绿石刁柏生产中不需培土，嫩茎出土后在日光下变为绿色。石刁柏主要用种子进行繁殖，可育苗移栽，也可直播。石刁柏的育苗可分春季、夏季、秋季3次，第1次在3月播种，采用保护地育苗，5月定植；第2次育苗在5月初，露地育苗，7月上中旬定植，第3次是秋季育苗，8月底播种，10月中旬定植。

**1. 露地栽培技术**

（1）播种。播种前可用清水冲洗种子，除去蜡质，然后用50%的苯菌灵或50%的多菌灵可湿性粉剂300倍液浸泡24 h。再用25～30℃的温水浸种2～3 d，每天换水1～2次，沥干后用湿布包好，放在25～30℃的温度条件下保湿催芽，待种子有部分芽眼露白时即可播种。

（2）肥水管理。及时中耕除草，结合中耕增施有机肥料。

**2. 保护地栽培技术**

（1）育苗和分苗。营养钵育苗的方法是将配好的营养土置于钵中，单粒点播，播后喷水保湿，以利出苗。大棚育苗要注意放风炼苗，当苗高10 cm时，要及时追肥，并适时地喷植物动力或保苗灵进行根外追肥。分株繁育法是将植株的根部带土挖起，然后切成若干小块，以每块带芽3～4个为宜，进行定植。用分株繁育法会造成根系损伤过重，恢复生长较慢，需要加强田间管理，及时施肥浇水促进生长，加快新根的生长速度。

（2）整地和施肥。将土地深翻整平。施足基肥，增肥地力。按行距1.6 m划好直线二分线挖宽0.4 m、深0.4 m的定植沟，生熟土分开，回填时先放熟土，每亩50 kg复合肥，均匀施入定植沟内，不要填平，可低于地面5～7 cm，定植后再将沟填平。

（3）定植。石刁柏的定植多在春季进行，幼苗移栽前要选择好种植地。要选择土层深厚，有机质含量多，排水方便的地块。一般采用开沟定植的方式，通常沟宽0.5 m，深0.4 m，每亩需施沟肥2 500 kg，与土拌和后即可定植。以每亩栽2 000株为宜，按行距1.2 m，株距25～30 cm，有利于通风透光，也便于农事操作和防止倒伏，移栽时最好大小苗分级定植，栽时注意根系舒展，栽后轻轻踏实并浇水。定植后要及时除草、松土，并适当的追肥，培育壮苗。

（4）田间管理。定植后水肥管理是营养生长的关键，栽后 15 d 要结合浇水追施速效肥，促苗生长，抽生嫩茎后每隔 15 d 左右要培土 1 次，厚度为 1.5 cm，连培两次，以利幼芽生长，以后根据植株的生长情况要及时追肥，20 d 左右追肥 1 次，每亩施复合肥 25～50 kg，立秋前后进入生长旺季。要重施 1 次秋发肥，秋发肥最好施有机肥料，这时由于植株生长密集，要及时地剪除细弱、衰老枝。进入 10 月，植株高在 1.5～2 m 时打顶。

（5）收获。石刁柏一般种后第 2 年开始采收，每年采收 2 次，第 1 次在 4—6 月，第 2 次在 9 月。每天上午 8—10 时采收，根据商品质量要求将伸出地面 20～40 cm 的幼茎在土下 2 cm 处割下，集中分级出售。

**3. 软化栽培**

（1）种子处理。用 55℃ 温水浸种，不断搅拌，待水温降至 25℃～30℃ 浸种 3～5 d，每天换水 2 次。

（2）播种。地温稳定在 10℃ 可播种，一般在 5 月中下旬播种。每亩苗圃用种量 0.75～1 kg，可供大田栽培 0.67～1 hm$^2$。浸种后，将种子沥干，拌少量细沙土播种，在播种每 5～7 cm 播 1 粒。种子播下后稍镇压，使种子与土密切接触，然后盖松土 2～3 cm，用地膜覆盖，保持床土湿润。

（3）苗期管理。开始出苗时，立即将地膜揭去，齐苗后间密补疏，保持苗距 7～10 cm。苗期要勤除杂草。适当培土，防止苗株倒伏。

（4）定植。选择沙质壤土地块，每亩用充分腐熟的有机肥 2 500～3 000 kg，全面撒施，耕翻入土。地面整平后开沟，沟距 180 cm，沟宽 40 cm、深 25～30 cm。在沟内每亩施入充分腐熟的有机肥 2 000 kg，过磷酸钙 25 kg，钾肥 15 kg，与土混合均匀，肥料上铺一层土，使沟内土距地面 6～9 cm，即可栽苗。一般在第 2 年春季进行，以免冬季受冻害。起苗分级定植，株距 30 cm，将地下茎上着生鳞芽的一端顺着沟的走向排列，使肉质根均匀伸展开，稍盖土镇压，浇水后再盖松土 5～6 cm。

（5）定植 1～2 年内的管理。苗定植后从抽生幼茎时开始，每隔半月覆土 1 次。每次厚 4～5 cm，最后使地下茎埋在畦面下 15 cm。肥水管理苗高 10 cm 时施 1 次淡粪水，以后视苗情再追 1～2 次肥。夏季高温干旱，要及时灌水。立秋后结合浇水施秋发肥 1～2 次，一般每次每亩施充分腐熟的有机肥 2 000 kg，复合肥 15 kg。最后 1 次追肥应在 9 月以前，否则妨碍养分积累。立冬后浇 1 次越冬水。定植后第 2 年施肥量应比第 1 年增多。

（6）田间管理。定植后第 1 年植株矮小，要及时中耕除草，地上茎枯萎后，宜留着过冬。第 2 年一般不采收嫩笋，田间管理同第 1 年。

（7）成园期管理。石刁柏一般定植后第 3 年进入成园期，开始采收嫩茎。春季采笋前对笋田进行 1 次彻底清理，将枯茎单枝拔除，连同残茬落叶清出笋田集中烧掉或深埋，清园后用 50 % 多菌灵 300～500 倍液喷雾消毒。在植株旁浅掘松土，每亩追施腐熟有机肥 1 000 kg。10 cm 地温达 10 ℃时起土培垄，所培土壤要干湿适宜，垄底宽大于根冠直径 20～30 cm，顶宽稍大于根冠直径。采笋宜在光线较弱的早、晚进行，留茬 2 cm，石刁柏分级装箱，尽快送入加工厂。

（8）病害防治。石刁柏由于北方气候凉爽较适宜石刁柏的生长，病虫害发生少。一般石刁柏的病害有茎枯病、褐斑病，锈病等。防治方法是消除病茎及散落在田间的枯枝，并集中烧毁，防止病害到处传播；另外，采收期不可过久，多雨季节及时排水。发病初期用 50 % 多菌灵 1 000 倍液每隔7～10 d 喷 1 次，连续 2～3 次。

### 4. 石刁柏新品种选育

我国石刁柏产业自 20 世纪 80 年代起发展迅速，到 20 世纪 90 年代中期已成为世界第一石刁柏生产大国，主要在山东、江苏、浙江、山西等省生产。我国品种多引自欧美国家，如 UC309、UC157、UC72 等。由中国科学院、山东省石刁柏研究开发推广中心、山东省潍坊市农科院联合成立的中国石刁柏研究中心，在众多的科研人员经 20 年的不懈努力下，终于取得了一系列重大科研成果。88-5、88-5 改良系、硕丰、航天 -X 等已走在了世界的前列。沈阳农业大学可食本草研发中心课题组于 2003 年培育出沈农长白山石刁柏 1 号新品种。在采种技术的研究中克服了种种障碍以及采种量低的问题，获得大面积人工繁育制种的成功，到目前为止，该品种的中试推广面积已达 50 hm$^2$，填补了国内外石刁柏驯化、选育与栽培成功的空白。

### （四）资源利用

### 1. 食用价值

石刁柏的嫩茎可做可食本草食用，富含多种维生素和各种氨基酸，并且被列为世界十大名菜。早在《神农本草经》中对石刁柏就有记载，将其列为"上品之上"，仅次于人参，久服轻身延年益寿，是世界流行的大众蔬菜。除了作为蔬菜食用之外，也可加工制成罐头食品，味清香鲜美，柔嫩可口。

石刁柏嫩茎中营养十分丰富，富含多种营养成分。据报道，每 100 g 鲜石刁柏含蛋白质 2.5 g、脂肪 0.2 g、碳水化合物 5 g、粗纤维 0.7 g、钙 22 mg、磷 62 mg、钠 2 mg、镁 20 mg、钾 278 mg、铁 1 mg、铜 0.04 mg、维生素 A900 国际单位、维生素 C 33 mg、维生素 $B_1$ 0.18 mg、维生素 $B_2$ 0.2 mg、烟酸 1.5 mg、泛酸 0.62 mg、维生素 $B_6$ 0.15 mg、叶酸 109 μg、生物素 1.7 μg。白石刁柏以加工制成罐头为主，绿石刁柏以鲜食为主。石刁柏可蘸酱、凉拌，口感清爽，也可炒食、做汤。

它食用部分的是其嫩茎，食用方法多种多样，即可凉拌生食，又可炒、煎、蒸、煮、炖、煲、煨、烧等食用。具有质地柔软细腻、味道鲜美、清香爽口的风味。而且，芦笋的营养非常丰富，不但富含维生素和矿物质，而且热量极低。

### 2. 药用价值

在中国和印度传统医药中，用其治疗肿瘤、神经炎和关节炎、牙痛，还可利尿、缓泻，以及刺激毛发生长等。

现代研究表明，石刁柏中的药用成分，如多种甾体、苷类化合物、芦丁、甘露聚糖、胆碱、叶酸等在食疗保健中占有非常特殊的地位，有健脾益气、滋阴润燥、生津止渴、抗癌解毒等作用，具有助消化、增进食欲、提高机体免疫能力、排除体内自由基等作用。

石刁柏性微温，味苦、微辛。有润肺镇咳，祛痰杀虫的功效。用于肺热咳嗽、杀疳虫；外治皮肤疥癣及寄生虫。

除此之外，石刁柏主要含皂苷，其皂苷元为美洲菝葜皂苷元。此外尚含松柏苷、白屈菜酸、天门冬酰胺、天门冬糖、精氨酸等活性成分，对心血管病、水肿、膀胱等疾病均有疗效。

### 3. 保健价值

石刁柏幼茎营养丰富，石刁柏具有低糖、低脂肪、高纤维和较多的硒、钼、锰、芦丁等元素的营养特点，对防治心脏病、高血压、疲劳症、白血病有显著疗效，因此，石刁柏可以被视为一种保健食品。

## 十、牛尾菜

【学名】*Smilax riparia* A. DC.

【俗名】龙须菜、草菝葜、白须公、软叶菝葜，千层塔、鞭杆菜

【本草考证】

《救荒本草》中记载："牛尾菜，生辉县鸦子口山野间。苗高二三①尺，叶似龙须菜②叶，叶间分生叉枝，及出一细丝蔓，又似金刚刺③叶而小，文脉皆竖，茎叶稍间开白花，结子黑色。其叶味甘。"

（注释：①三：原讹作"二"，据《农政全书》卷四十七改。②龙须菜：《救荒本草》正名鲇鱼须，百合科菝葜属植物。③金刚刺：百合科菝葜属植物。）

译文：生长于生辉县鸦子口地区的山区野地中，植株苗高度为 1 m 左右，叶片类似于龙须菜叶，在叶间长有叉枝，以及细小的丝蔓，又类似于金刚刺的叶片形状较小，叶片的脉络纹理都为竖状，茎叶稍间开有白色花朵，果实为黑色。其叶片的味道较甜。

【现代研究】

（一）植物形态

牛尾菜为百合科菝葜属多年生草质藤本植物，雌雄异株，具短根状茎，生有多数细长的根。茎草质，长 1～2 m，攀缘，中空，有少量的髓。叶互生，有时实生苗上叶近对生，形状变化较大，常为卵形，椭圆形至长圆状披针形，具 3～5 条弧形纹，脉间网纹，背面绿色，无毛，有时沿脉有很微小的乳头状突起，基部近圆形成心形，先端渐尖或急尖；通常在叶柄下部或基部，每侧各具 1 线状卷须。花多排成伞形花序，生于叶腋，总花梗较细弱，花序托膨大，小苞片披针状，一般花期不落；花小，单性，淡绿色；雄花；被 6 片，披针形，雄蕊 6，花药线形，子房近球形，无花柱，柱头 3 裂，下弯，浆果球形，成熟时黑色。花期 6—7 月，果期 10 月。

## （二）生境与分布

牛尾菜生长于海拔 1 600 m 以下的林下、灌丛、山沟或山坡草丛中。我国除内蒙古*、新疆、西藏、青海、宁夏以及四川、云南的高山地区外，各地均有分布。

## （三）栽培技术

牛尾菜的人工栽培可以采用种子繁殖、根茎繁殖和组织培养的方法。

### 1. 种子繁殖

牛尾菜的种子属于全硬实类种子，成熟种子近球形、半球形或球状三角形，通常呈暗红褐色直径 4～5 mm。种皮薄，胚乳丰富，坚硬透明，胚很小，长 0.5～1 mm，白色。据文献记载，菝葜属植物的种子均不易发芽，且休眠期较长。牛尾菜的种子成熟后，自然情况下正常发芽，至少需要一年时间，胚的形态发育不完全及生理后熟是休眠的主要原因。秋播如果给予适当的变温处理或应用赤霉素药剂处理，可促进胚发育，缩短休眠期。此外，牛尾菜种子萌发形成的实生苗要得到能够食用的植株，至少需要 3～5 年，收效慢。从而使牛尾菜的种子繁殖受到限制。

### 2. 根茎繁殖

利用地下根茎繁殖，无论春植还是秋栽，都比较容易，发芽的种子经过移栽也易成活，但是经过 1 次移栽的根茎，抽出的嫩茎明显变细，使得应用价值降低。另外，根茎繁殖，是以采集和消耗大量的野生植物资源为代价的，当采集和消耗量超过自然资源的再生能力时，必然会导致物种濒临甚至灭绝。再有，由于其采挖数量有限，且生长不一致，产出也少，因而要大面积栽培并不能获得高产。

### 3. 组织培养

经实验研究，牛尾菜的组培较易成功，培养基的选择以 MS 为基本培养基，附加适当的 BA 和 NAA、0.6 % 的琼脂、3 % 的蔗糖最好，采用微扦插的方法，利用丛芽分割进行扩繁，经移植驯化后，小苗生长较好，存活率高。此外，组织培养的意义包括次生代谢物的生产。目前，植物化学家一直对菝葜属植物皂苷成分和黄酮等化合物的提取有浓厚的兴趣，因此利用细胞悬浮

---

* 内蒙古自治区简称内蒙古。全书中出现的自治区均用简称。

培养来提取牛尾菜所含的药用成分，可以简化生产过程，提高药品的纯度和产量，对牛尾菜的人工栽培也有间接的影响。同时，牛尾菜为雌雄异株，在性状上直到开花结果后才能显示出差异。早春的嫩茎刚抽出时，雌雄的粗壮程度是一样的，产量也无多大差异，所以此时很难鉴别。大约 3 个月植株开花后，出现分枝，则以雄株较为密集，并且分枝依然幼嫩，木质化极小，食用价值高，而雌株则以木化为主，分枝也少，由此从收获的时间来看，雄株的产量远远高于雌株。从这个意义来看，如果用溴麝香草酚蓝的颜色反应、根据核型不同、生理代谢物质的差异等鉴定早春的牛尾菜嫩茎，就可以鉴定出雌雄株，然后通过植物组织快繁的方法培养雄株，由于组织培养细胞的后代具有原植物的遗传性，所以快繁出来的也都为雄株，这在生产上有很大的意义。

### （四）资源利用

牛尾菜也称为龙须菜，是一种集食用、药用和工业用为一体的野生资源植物，具有重要的经济价值。

#### 1. 食用价值

牛尾菜是著名的可食本草，其营养价值高，牛尾菜嫩茎叶中总氨基酸含量为 215.95 mg/g，远远超过一般蔬菜，甚至高于名贵的可食本草白芦笋（169.1 mg/g）、蕨菜（176.5 mg/g）、香椿头（152.6 mg/g）等，在 17 种氨基酸中有 7 种人体必需的氨基酸，占总氨基酸含量的 32.65 %；嫩茎叶中还含有丰富的 Ca 源（5 930 μg/g）、Zn 源（92.84 μg/g）、Fe 源（640 μg/g）；嫩茎还含有丰富的维生素类及含氮物质，特别是 B 族维生素，维生素 $B_1$ 已超过极限值 0.5 mg，而维生素 $B_2$ 高达 1.627 mg，也远高于极限值，堪称维生素含量特高的可食本草，同时其嫩茎也是提供膳食纤维的很好来源。

#### 2. 药用价值

牛尾菜的药用价值在《辽宁植物志》中有记载，其根茎可供药用，有活血化瘀、祛痰止咳等功效，主治风湿性关节炎、筋骨作痛、腰肌劳损等；也是东北地区多种植物资源中值得进一步筛选的抗癌植物种类之一。但国内外对牛尾菜药用方面的研究报道很少。

#### 3. 其他

牛尾菜除食用、药用外，在工业上利用牛尾菜的根茎提取淀粉，利用牛尾菜种子提取油，是酿造业和工业的重要原材。

十一、东北百合

**【学名】** *Lilium distichum* Nakai et Kamibayashi

**【俗名】** 花姑朵、花骨朵、鸡蛋皮菜

**【现代研究】**

（一）植物形态

东北百合为百合科百合属多年生草本植物，高 50～120 cm。地下鳞茎卵圆形，高 2～3 cm，直径 3～4 cm，鳞片披针形，长 1.5～2.5 cm，宽 3～6 mm，白色，先端尖，通常具节。茎直立，有小乳头状突起。叶 6～9 枚排成 1 轮，生于茎中部，上部还有少数散生的小型叶或过渡为苞片，叶倒卵状披针形至长圆状披针形，长 6～15 cm，宽 1～4 cm，先端渐尖，下部渐狭，边缘稍膜质，无毛。花 2 至多朵，排成总状花序，花梗粗，长 6～7 cm，近顶端处下弯；苞片叶状，披针形，长 2～3 cm，宽 3～6 mm；花冠橙红色，具紫红色斑点，下垂，无香味；花被片 6，略叉开并下弯，披针形，长 4～5.5 cm，宽 7～14 mm；反卷，先端加厚，基部渐狭，蜜腺两边无乳头状突起，雄蕊 6，花丝长 2～3 cm，无毛，花药线形，长约 1 cm；子房圆柱形，长 8～10 mm，宽 2～3 mm，具 3 翅，花柱长为子房的 2 倍，柱头膨大 3 裂。蒴果倒卵形，长约 2 cm，宽 1.5～2 cm。花期 7—8 月，果期 9—10 月。

（二）生境与分布

东北百合生长于山坡林下、林缘、草丛。我国主要分布于东北地区；在国外，朝鲜、俄罗斯有分布。

（三）栽培技术

用珠芽、小鳞茎、鳞片培养成的鳞茎或分株的鳞瓣重量 50 g 左右均可作种球。种球收获后应按大小分级，剪除残根，基部保留少量宿土及时定植，以免干枯。栽植时期寒地宜在 9 月上旬，暖地宜在 10 月下旬。栽植过早年内发芽易遭冻害，过迟不利于根的生长。也可春植，但出苗期较秋植晚。定植前要进行土壤深耕，并施足有机肥和磷、钾化肥。栽植方式有平畦、高畦和

垄作。北方干旱地区多平畦栽培，按株行距 20 cm×40 cm 植入种球，覆土厚约为种球高的 3 倍；南方多雨地区多用高畦栽培；北方有灌溉条件的平川地区用垄作。百合每株只留一个健壮地上茎，发现萌蘖及早拔除。夏季花蕾需及时摘除。有珠芽品种，若不用珠芽培育种株，应及早除芽，以促进鳞茎肥大生长。百合忌连作。

东北百合的储藏加工：东北百合一般在 11 月初采收，掘出鳞茎及时除茎秆、泥土、剪须根，置室内分级贮藏。层积贮藏法于地面铺 5～8 cm 厚湿土，鳞茎排列土上，其上覆土 3～4 cm，土上再排放鳞茎，如此堆叠，高达 1 m，于四周及顶部盖土 20～30 cm。贮藏期须保持低温和定期检查，一般可贮藏至第 2 年 3 月，若在 0℃冷库可存放更长时间。干百合可久存远运。百合干制品的加工方法是：剥离鳞片，洗净后入沸水烫漂 5 min，转冷水中冷却，置竹帘曝晒或在 60℃烘干室经 15～16 h 干燥，干燥后在室内堆放 2～3 d 回软后包装。100 kg 鲜百合可制 30～40 kg 百合干。

### （四）资源利用

**1. 食用价值**

鳞茎供食用。

**2. 保健价值**

每 100 g 鳞茎约含蛋白质 3.36 g、蔗糖 10.39 g、还原糖 3 g、果胶 5.61 g、淀粉 11.46 g、脂肪 0.18 g 及磷、钙、维生素 $B_1$、维生素 $B_2$ 等营养物质。具有补中益气、养阴润肺、止咳平喘等功效。

**3. 药用价值**

鳞茎入药，中药称为"百合"，性味甘、平，有润肺止咳、清心安神的功效。主治结核久咳、痰中带血，或热性病余热未退、虑烦惊悸、心神恍惚、神经衰弱、失眠等。

**4. 其他**

百合作为鲜切花市场上的大宗切花。也可用于工业上制作淀粉。

## 第三节　伞形科

### 十二、大叶芹

【学名】*Pimpinella brachycarpa*（Kom.）Nakai

【俗名】山芹菜、假茴芹、明叶菜、蜘蛛香

【现代研究】

（一）植物形态

大叶芹为伞形科大叶芹属多年生草本植物。植株高 50～100 cm，根状茎短，密生暗褐色须根。茎直立，节部被密毛。基生叶有长柄，通常早枯；茎生叶叶柄较短，基部狭鞘状，抱茎，边缘白膜质；最上部叶叶柄全为鞘状；叶片一至二回三出复叶，顶生小叶有短柄，小叶片广菱形或菱状卵形，基部楔形，先端具短尾状尖，边缘具钝锯齿，齿尖先端具硬突尖，表面无毛或沿脉疏生短糙毛，背面脉上及边缘被短毛，侧生小叶卵圆形，广卵形或长卵形。复伞形花序顶生，通常单一，有时由茎上部叶叶腋中抽出 1～2 个小型的花序，无总苞片或有 1～2 枚线形总苞片，伞梗 8～12，略不等长，具棱条，内侧粗糙；小伞形花序径约 1 cm，具 10 余朵花，其中一部分不结实，小总苞片 6～8 枚，线形，花梗内侧粗糙；萼齿披针形或广披针形；花瓣白花，倒卵形。双悬果近球形，两侧稍扁，长约 3 mm，果棱细、丝状，油管多数，约 20 余条，细小，环绕在果皮内。花期 7—8 月，果期 8—9 月。

（二）生境与分布

大叶芹生长于山坡林下，海拔 500～900 m 的河边、林缘，喜含腐殖质多的多石质土壤。我国主要分布于吉林、辽宁、河北、贵州；在国外，朝鲜、俄罗斯有分布。

### （三）栽培技术

#### 1. 选地整地

大叶芹为喜阴植物，为了培育优质壮苗，应选择排灌良好、腐殖土丰富的林地或创造适宜的光环境（如遮阴等）进行栽培。播种前对土壤深翻 20～25 cm，每亩施入腐熟农家肥 2 000～3 000 kg，然后做宽 1.2 m，长 10～15 m，高 20～25 m 的育苗畦。

#### 2. 种子处理

大叶芹种子具有休眠特性，经低温处理才发芽。种子采收后去掉杂质放在阴凉处，摊开晾，当种皮变黑褐色，手握有潮湿感时，按种子与细沙 1∶1 混拌，放在阴凉，沙子湿度为 60%，贮于 5℃ 窖内或放阴凉处存放，经常翻动，3 月下旬临播种前，将种子移到 20～28℃ 的地方催芽，待 60% 种子吐白便可播种。

#### 3. 播种及苗期管理

播种可条播，也可撒播。条播时，开深 2 cm、宽 5 cm、行距 8 cm 左右的浅沟，浇透水，播种 3～5 g/m²，覆 1 cm 厚细土，上盖草帘或盖一层树叶保湿，一般在播后 10 d 可出齐。秋播在封冻前，春播在 4 月初进行。5 月上旬幼苗基本出齐。苗期保持床面无杂草，干旱时适时浇水，6 月上中旬幼苗长至 6～8 cm 时进行移栽。

#### 4. 定植及定植后管理

定植前精细整地，施足有机肥，每亩施肥量为 2 000～3 000 kg，做高畦后定植，每穴 3～4 株，穴距 8～10 cm，行距 15～20 cm，开沟深度 15 cm，浇透定植水以利于缓苗。

定植后，要覆盖遮阳网，地表保持湿润，及时中耕除草以利于缓苗，松土深度为 2～3 cm，过深易伤根。定植后正值 7—8 月高温季节，光照过足易得日烧病导致植株枯萎、分蘖减少影响产量，但光照不足导致植株发育不好长势弱。因此在生产上可用间隙 1 cm 的秸秆帘遮阴至 9 月初，另外在可在畦两侧种植菜豆等也具有很好遮阴作用，同时又提高了经济效益。8 月上旬至 9 月下旬喷 2～3 次 0.3% 磷酸二氢钾，促进根系发育，增加根蘖。栽植当年不宜采收，第 2 年可采收嫩芽。

#### 5. 保护地促成栽培

大叶芹在较低温度条件下可生长发育，因此利用保护地栽培鲜菜上市较早。利用早春塑料大棚生产，可采用宽 7 m，高 1.5 m，长 30～40 m 的塑料大棚，在 6 月中旬前按照露地栽培的整地方法在选定位置，深翻土壤，施足有机肥，在棚架内做苗床，按株行距 5 cm×10 cm，单穴 3～4 株，丛栽定植春季培育的幼苗。生长季管理同露地栽培相同。秋季将大棚骨架设立好，第 2 年春季 2 月上旬用塑料扣棚。扣棚后，当地温升至 5～7℃，气温 3～6℃时，大叶芹开始萌芽抽茎缓慢生长；当地温上升 12℃，气温 10℃以上时生长迅速。在不加温条件下，3 月中下旬鲜菜长至 20～30 cm 高时可采收上市。

大叶芹耐寒性较强，幼苗能耐 -5～-4℃的低温，成株可耐 -10～-7℃的低温，也可以利用日光温室在不加温的情况下进行生产，能提早大叶芹的鲜菜供应期 2 个月左右。

**6. 病虫害防治**

病害：大叶芹病害主要是根腐病、立枯病、叶斑病、霜霉病、晚疫病。防治根腐病，可在初发病时及时拔出病株并集中烧毁，发病处用石灰或草木灰消毒，或用 45 % 福五粉剂 800 倍液灌根。防治立枯病，用 25.9 % 络铜络锌柠铜水剂 800 倍液喷灌。防治叶斑病、霜霉病、晚疫病，可用 50 % 代森锰锌可湿性粉剂 800 倍液或 64 % 噁霜锰锌可湿性粉剂 400 倍液喷雾防治。

虫害：防治地老虎、蝼蛄可采用毒饵诱杀。防治蚜虫用 2.5 % 溴氰菊酯乳油 2 000 倍液喷雾。

## （四）资源利用

**1. 食用价值**

大叶芹以幼嫩茎叶为食用部位，可以炒食、做汤、做馅、腌咸菜。为方便贮运，长期保存，可以盐渍或做罐头。

**2. 药用价值**

对高血压、中风有预防作用，也可治肝炎、神经痛、白带多等症，具有抗癌功能。

**3. 保健价值**

大叶芹富含蛋白质、矿物质元素和多种维生素，每 100 g 样品含维生素 A 105 mg、维生素 E 45.3 mg、维生素 C 65.88 mg、维生素 $B_2$ 22.3 mg、蛋白质 2 160 mg、铁 30.6 mg、钙 1 280 mg。另外，全株及种子含挥发油，具有多种功能性成分。

## 十三、水芹

【学名】*Oenanthe javanica*（Bl.）DC.

【俗名】水芹菜

【本草考证】

《食疗本草》中记载："寒。食之养神益力，令人肥健。杀石药毒。置酒、酱中香美。于醋中食之，损人齿，黑色。生黑滑地，名曰'水芹'，食之不如高田者宜人。余田中皆诸虫子在其叶下，视之不见，食之与人为患。高田者名'白芹'。"

译文：性寒。吃水芹有养神增强气力的作用，使人肥胖健壮。可以消除丹石药的毒性。放到酒、酱之中食用味道香美。放到醋中来吃，对人的牙齿有损害，会使牙齿变黑。生长在潮湿黑田地中的，名叫"水芹"，吃这种水芹不如吃生长在地势高的田地中的芹菜对人有益。在其他各种田地中生长的芹菜在其叶子下都有小虫子，肉眼看不见，吃了以后会对人有害。生长在地势高的田地中的芹菜名叫"水芹"。

【现代研究】

（一）植物形态

水芹为伞形科水芹属多年生湿生或水生草本植物。高 20～60 cm，全株无毛。具匍匐的根状茎，节部密生多数须根。茎圆柱形，中空，具纵棱。下部伏卧，有时带紫色，节部稍膨大，茎上部直立。茎下部叶具长柄，基部鞘状抱茎，叶片二回羽状全裂，终裂片披针形、长圆状披针形或卵状披针形，长 1.5～5 cm，宽 0.5～2 cm，基部楔形。先端渐尖，边缘具不整齐的尖锯齿，茎上部、中部叶叶柄渐短，基部或全部成鞘状，边缘宽膜质。复伞形花序有长梗，通常与上叶对生，径 4～6 cm，伞梗 6～20 cm，不等长，无总苞片或具 1～3 枚小型总苞片，早落，小伞形花序径达 10 mm，花 20 余朵，小总苞片 2～8，线形，与花近等长或稍短，花梗不等长，萼齿近卵形；花瓣白色，花柱基圆锥形，花柱细长，叉开，果期长约 2 mm。双悬果椭圆形，长

2.5~3 mm，果棱肥厚，钝圆，显著隆起，侧棱比背棱宽厚，各棱槽下有 1 条油管，接着面有 2 条油管。花期 7—8 月，果期 8—9 月。

### （二）生境与分布

水芹生长于低洼湿地、水田、池沼边、水沟旁。我国各地均有分布；在国外，朝鲜、日本、俄罗斯、印度、马来西亚、印度尼西亚、菲律宾、澳大利亚等有分布。

### （三）栽培技术

水芹种子发芽力弱，且幼苗生长缓慢，一般用茎进行无性繁殖。水生蔬菜多为喜温性植物，而水芹却为喜凉性植物，较耐寒而不耐热。其生长适温为 12~24℃，25℃以上则生长不良，10℃以下则停止生长。水芹喜水，不耐干旱，其生长的适宜水深为 5~20 cm。水芹要求光照充足、不耐遮阴，为长日照植物，短日照条件下植株营养生长旺盛，长日照条件下，植株迅速进入生殖生长阶段，相继开花结实。

#### 1. 育苗

选择侧芽饱满的母茎，截成段，按株行距 30~35 cm 进行栽植。栽种后灌水，保持 3 cm 的水层，使母茎半露水面。出芽后需施苗肥，并要进行晒田，待土边发白时，再重新灌水，保持土壤湿润即可。30 d 左右即可成苗。

#### 2. 整地

催芽的同时整地。水芹要夺取高产，整地质量是关键。整田前必须先放干田水，再耕翻深 20~30 cm，大田经深翻后，每亩施腐熟有机肥 4 000 kg，另加复合肥 30~50 kg。排种前 5 d，将大田耙平，田面高低差不超过 2 cm，以便苗期灌水。田的四周开小围沟，便于排灌，并有独立的灌排水系统。

#### 3. 排种

一般采用田边齐排、田中撒排法，即在田的四周沿着围沟将种株与围沟垂直，基部向田外，梢头向田里，田里其余部分采用撒放，一边撒，一边用竹竿等将密度大的地方的种株挑到密度小的地方，使全田种株分布均匀。种茎间距 3~4 cm，每亩用种量约 800 kg。

#### 4. 田间管理

水芹排种后田间保持薄水层，以种株靠泥的半边浸没于水中、向上的半边暴露在空气中为最佳。如遇暴雨，应及时抢排积水，防止种苗漂浮或沤烂。

排种后 15～20 d，当大多数母茎腋芽萌生的新苗已生出新根和放出新叶时，应排水搁田 1～2 次，使土壤稍干或出现细丝裂纹，以促进根系深扎。然后灌入浅水 3～4 cm，进入旺盛生长阶段，需持续保持浅水。施肥以基肥为主，适当追肥。第 1 次追肥为排种后 15 d，每亩施尿素 5 kg；第 2 次追肥为第 1 次追肥后 15 d 左右，每亩施复合肥 15 kg；第 3 次追肥可视长势而定，对长势弱的田块可适当补肥。

### 5. 病虫害防治

病害：有斑枯病和锈病斑枯病，可用 65 % 代森锰锌可湿性粉剂 500 倍液、58 % 甲霜灵锰锌可湿性粉剂 500 倍液等杀菌剂交替使用，7～10 d 喷 1 次，连续防治 2～3 次；锈病可用 15 % 三唑酮可湿性粉剂（粉锈宁）3 000 倍液加 70 % 代森锰锌 1 000 倍液混合防治，7～10 d 喷 1 次，连续防治 2～3 次。

虫害：水芹的主要害虫有蚜虫。蚜虫可每亩用吡虫啉 50 g 兑水喷雾，7～10 d 喷 1 次。

### 6. 采收

水芹栽后 80～100 d，水芹高 30～40 cm 即可陆续采收，一般用镰刀齐地收割，采收时应保留根茎、洗净污泥、除去烂叶，捆扎后即可上市。由于鲜菜不耐贮藏，宜随收随上市，一般采收期可持续 3～4 个月，产量在 3 000 kg 左右。

## （四）资源利用

### 1. 食用价值

水芹以其嫩茎和叶柄可食用，多作炒菜，清香爽口，营养丰富，我国很多地方有采摘食用的习惯。水芹还可以用作其他菜肴的配料，加入少许，香味芬芳。

### 2. 药用价值

传统中医学认为，水芹具有清热解毒、养精益气、清洁血液、降低血压、宣肺利湿等功效。可治小便淋痛、大便出血、黄疸、风火牙痛、疟腮等症。此外，水芹也是传统的中草药，药用历史悠久，《神农本草经》记载水芹味甘、平，主治女子赤沃，止血养精，保血脉，益气。用于烦渴、崩中带下、小便淋痛等症。

### 3. 保健价值

水芹营养价值较高，据分析每 100 g 嫩茎叶含蛋白质 2.5 g、脂肪 0.6 g、碳水化合物 4 g、粗纤维 3.8 g、胡萝卜素 4.2 mg、维生素 C 47 mg、钙 154 mg、磷 9.8 mg、铁 23.3 mg。含铁量为普通蔬菜的 10～30 倍，是天然的高铁野生蔬菜。水芹的可食用部分含蛋白质 1.5 %、脂肪 0.3 %、碳水化合物 25 %、粗纤维 1 %，另含人体必需的钙、磷、铁等元素，常食用水芹具有降血压、清血液、护发等功效，对肝炎、肝硬化、糖尿病等疾病的治疗有辅助功能。近年来，随着人们生活水平的提高，对具有多种食疗功效的水芹需求不断增加，特别是保护地的发展，为水芹的开发利用提供了良好的基础。在保护地中栽植，每年可在 11 月至第 2 年 3 月分期分批采收上市，此时正值蔬菜冬春上市淡季，并贯穿元旦和春节两大节日，产品一般产销两旺，经济效益和社会效益较高。

## 十四、东北羊角芹

【学名】*Aegopodium alpestre* Ledeb.

【俗名】小叶芹、羊角芹

【现代研究】

### (一) 植物形态

东北羊角芹为伞形科羊角芹属多年生草本植物。高 30～100 cm，有细长的根状茎。茎直立，圆柱形，具细条纹，中空，下部不分枝，上部稍有分枝。基生叶有柄，柄长 5～13 cm，叶鞘膜质，叶片轮廓呈阔三角形，长 3～9 cm，宽 3.5～12 cm，通常三出式二回羽状分裂；羽片卵形或长卵状披针形，长 1.5～3.5 cm，宽 0.7～2 cm，先端渐尖，基部楔形，边缘有不规则的锯齿或缺刻状分裂，齿端尖，无柄或具极短的柄；最上部的茎生叶小，三出式羽状分裂，羽片卵状披针形，先端渐尖至尾状，边缘有缺刻状的锯齿或不规则的浅裂。复伞形花序顶生或侧生，花序梗长 7～15 cm，无总苞片和小总苞片，伞幅 9～17 cm，长 2～4.5 cm；小伞形花序有多数小花，花柄不等长，长 3～10 mm；萼齿退化，花瓣白色，倒卵形，长 1.2～2 mm，宽 1～2 mm，顶端微凹，有内折的小舌片；花柱基圆锥形，花柱长约 1.2 mm，向外反折。果实长圆形或长圆状卵形，长 3～3.5 mm，宽 2～2.5 mm，主棱明显，棱槽较阔，无油管，分生果横剖面近圆形，胚乳腹面平直；心皮柄顶端 2 浅裂。花果期 6—8 月。

### (二) 生境与分布

东北羊角芹生长于海拔 300～1 000 m 的林下、林缘、林间草地、溪流旁。我国主要分布于黑龙江、吉林、辽宁、新疆等地。

### (三) 栽培技术

#### 1. 选地与整地

东北羊角芹为喜阴植株，为了培育优质壮苗，应选择排灌良好、腐殖土丰富的林地或创造适宜的光环境（如遮阴等）进行栽培。播种前对土壤深翻 20～25 cm，每亩施入腐熟农家肥 2 000～3 000 kg，然后作宽 1.2 m，长 10～15 m 育苗畦。移栽地作 50 cm 大垄。

**2. 种子处理**

种子采收后去掉杂质放在阴凉处，摊开晾，手握有潮湿感时，按种子与细砂 1∶1 混拌，放在阴凉，沙子湿度为 60 %，贮于 5℃ 窖内或放阴凉处存放，经常翻动，3 月下旬临播种前，将种子移到 20～28℃ 的地方催芽，待 60 % 种子吐白便可播种。

**3. 播种**

播种及定植播种可撒播，也可条播。撒播时，播种 20～50 g/m²，覆 1 cm 厚细土，上盖草帘或盖一层树叶保湿，一般在播后 10～15 d 可出齐。条播时开深 3 cm，宽 5 cm，行距 20 cm 左右的浅沟，浇透水，播种，覆 1 cm 厚细土，上盖草帘或盖一层树叶保湿。秋播在封冻前，春播在 4 月中旬进行。春秋两季均可定植种苗，定植时开垄，行距为 50 cm，定植株距为 25～30 cm，定植株数为 5 000～5 500 株/m²。

**4. 田间管理**

春播后，5 月上旬幼苗基本出齐。苗期保持床面无杂草，干旱时适时浇水，地表保持湿润，及时间苗，使苗间距达 3 cm×3 cm，中耕除草。定植后正值 7—8 月高温季节，光照过足易得日烧病导致植株枯萎，光照不足导致植株发育不好长势弱。因此，在生产上可在畦两侧种植菜豆等也具有很好遮阴作用，也可以直接定植到果树地等林下，同时又提高了经济效益。第 2 年春季即可进行鲜菜的采收，一般在 4 月中旬温度达 5℃ 时即可出土，出土后的 2 片子叶直立生长，10 d 后长出第 1 片真叶，长出 2 片真叶后即可进行采摘，采摘时要注意留 2～3 个茎节，在茎节处可以继续抽生嫩枝，仍可以继续采收。根据需要，一般能采 4～5 茬鲜菜，因此东北羊角芹可以一年四季采收。

**（四）资源利用**

**1. 食用价值**

在东北地区，东北羊角芹的幼苗为春季山菜，早春采食。用沸水轻焯，再用冷水过凉，凉拌、包馅等，味道独特。

**2. 药用价值**

东北羊角芹可用于防治疾病，如治疗冠心病、降血压等，另外对肿瘤、白斑病防治获得初步的疗效和成果。在人工培育上，东北羊角芹处于刚刚起步阶段。据文献报道，临床应用其地上部分的汁液涂搽患部，为风湿症的镇痛剂，口服地上部分煎剂治眩晕。

3. 保健价值

东北羊角芹不仅含有大量的维生素和胡萝卜素，并且钙、铁、锰、锌等微量元素含量非常高，东北羊角芹还含有大量的植物纤维，能促进胃肠蠕动，起到排毒减肥的作用，并对高血压、高血脂也有效。

$$\boxed{\text{十五、拐芹当归}}$$

**【学名】** *Angelica polymorpha* Maxim.

**【俗名】** 拐子芹、倒钩芹、紫杆芹

**【现代研究】**

**（一）植物形态**

拐芹当归为伞形科当归属多年生草本植物，高 0.5～1.5 m。根圆锥形，外皮灰棕色。茎单一，圆柱形，中空，表面具钝棱，无毛，上部带紫色。基生叶早枯；茎生叶有长柄，基部膨大成长筒状叶鞘，抱茎，叶片二至三回三出羽状或羽状全裂，第 1 次裂片的小叶柄呈弧形弯曲，终裂片质薄有短柄或近无柄，卵形或菱状长圆形，长 3～5 cm，宽 2.5～3.5 cm，基部截形至心形，先端具长尖，边缘有缺刻状深裂及大小不等的重锯齿，锯齿先端具芒尖；叶缘及表面脉上被短糙毛，背苍绿色，叶脉明显，常无毛；茎上部叶柄渐短或全成长鞘状，抱茎，叶片简化或无叶片。复伞形花序径 4～10 cm，无总苞片，稀具 1 枚或 2～3 枚，呈长鞘状或线形，长约 10 mm，伞梗 8～20，不等长，内侧被糙毛；小伞形花序径约 1 cm，具 20 余花，小总苞片 7～10，狭线形至丝状，有糙毛；萼齿不明显，稀为极悬果长圆形至近方形，扁平，长 6～7 mm，宽 4～5 mm，基部微心形；分果背棱宽肋状，互相靠近，棱槽狭，侧棱宽翼状，膜质，宽 1.5～2 mm，各棱槽中有 1 条油管，接着面具 2 条没管，油管狭细。花期 8—9 月，果期 9—10 月。

**（二）生境与分布**

拐芹当归生长于杂木林下、阴湿草丛。我国主要分布于东北、西北、华北、华中、西南地区；在国外，朝鲜、日本有分布。

**（三）栽培技术**

根据气候特点选择秋播或春播，春季易发生春旱的地区应当选择秋播，土壤结冻前播种完即可；春播宜早，早播土壤墒情好利于出苗，春播清明过后即可下种，也可以根据当地气温而定，白天气温达到 15℃，夜间稳定在

5℃以上，或者土壤解冻深度 20 cm 以上。无论是秋播还是春播，播后尽可能用薄稻草帘或细松针覆盖，既能降低土壤板结程度，又利于保湿和出苗，幼苗出土时撤下。

出苗后先间苗，再定株，株距大于 25 cm，单株或双株均可，行距（畦播）大于 30 cm。田间管理主要是除草、中耕、追肥，培土。一至二年生的植株只有基生叶，二年生的植株中有个别抽薹开花现象，若以生产药材为主的适当增加肥力，抽薹的植株要打顶（较嫩的收集起来制成干菜）使根粗壮；食用应以植株鲜嫩为主，早期主要是注意水的调控，采食后期增加肥力，保证第 2 年生长粗壮。秋季植株枯萎后清理田园，大面积种植适当加盖腐熟筛细的畜肥，厚度 1～1.5 cm，或较薄的防寒土，以保护越冬芽顺利越冬。

### （四）资源利用

**1. 食用价值**

幼苗为春季山菜，4—6 月采食。

**2. 药用价值**

拐芹当归的药用部分为伞形科植物拐芹的根。1999 年国家中医药管理局出版的《中华本草》中记载："味辛，性温；内服：煎汤，3～9 g 或研末，外用：适量，捣敷。"可用于发表祛风、温中散寒、理气止痛。主风寒表证、风温痹痛、脘腹、胸胁疼痛、跌打损伤。

**3. 保健价值**

拐芹当归功能补血、调经止痛、润肠通便。进食后能增强肠胃吸收能力，促进新陈代谢和刺激卵巢，对妇女延迟衰老有一定食疗作用。拐芹当归配合党参、黄芪及肉类煲汤或炖，功能益气补血。对久病体弱、贫血、月经不调的妇女有食疗益处。

## 十六、大齿山芹

**【学名】** *Ostericum grosseserratum*（Maxim.）Kitagawa

**【俗名】** 大齿当归、朝鲜独活、朝鲜羌活、大齿独活

### 【现代研究】

#### （一）植物形态

大齿山芹为伞形科山芹属多年生草本植物。植株高达 1 m，根细长，圆锥状或纺锤形，单一或稍有分枝。茎直立，圆管状，有浅纵沟纹，上部开展，叉状分枝。除花序下稍有短糙毛外，其余部分均无毛。叶有柄，柄长 4～18 cm，基部有狭长而膨大的鞘，边缘白色，透明；叶片轮廓为广三角形，薄膜质，二至三回三出式分裂，第一回和第二回裂片有短柄；末回裂片无柄或下延成短柄，阔卵形至菱状卵形，长 2～5 cm，宽 1.5～3 cm，基部楔形，顶端尖锐，长尖或尾尖状，中部以下常 2 深裂，边缘有粗大缺刻状锯齿，常裂至主脉的 1/2～2/3，齿端圆钝，有白色小突尖，上部叶有短柄，3 裂，小裂片披针形至长圆形，主脉上有稀疏刚毛，细脉不明显；最上部叶简化为带小叶的线状披针形叶鞘。复伞形花序直径 2～10 cm，伞幅 6～14，不等长，长 1.5～3 cm，花序梗上部、伞幅及花柄的纵沟上有短糙毛；总苞片 4～6，线状披针形，较伞幅短 2～4 倍；小总苞片 5～10，钻形，长为花柄的 1/2；花白色；萼齿三角状卵形，锐尖，宿存；花瓣倒卵形，顶端内折；花柱基圆垫状，花柱短，叉开。分生果广椭圆形，长 4～6 mm，宽 4～5.5 mm，基部凹入，背棱突出，尖锐，侧棱为薄翅状，与果体近等宽，棱槽内有油管 1，合生面油管 2～4。花期 7—9 月，果期 8—10 月。

#### （二）生境与分布

大齿山芹生长于山坡、草地、溪沟旁、林缘、灌丛。我国主要分布于吉林、辽宁、河北、山西、陕西、河南、安徽、江苏、浙江、福建等地；在国外，朝鲜、日本、俄罗斯有分布。

### （三）栽培技术

**1. 整地**

选平坦、不积水、土层浓厚、湿润、有机质含量高的沙壤土。施基肥 30 000～45 000 kg/hm²、三元复合肥 225 kg/hm²。耕翻 20～30 cm，耙平，做成长 10～15 m、宽 1 m 的平畦。

**2. 定植**

大齿山芹以秋季定植为宜。经整地、施肥、起垄后栽植，每垄 2 行，株距 6～10 cm，栽后浇透水，以视土壤墒情适当浇水，覆土高出苗生长点 3～4 cm，垄面覆盖 1～2 cm 厚稻草等覆盖物，以利越冬。

**3. 管理**

定植后，及时浇水、除草。如有缺苗，应补齐。在缓苗后 15～20 d，追施 1 次氮肥，促进幼苗生长。春季肥水管理是山芹栽培中的关键。土壤解冻后，将田间枯叶、干植株清除。施尿素 300～450 kg/hm²。早春地温较低，第 1 次灌水应在植株高 10～12 cm 时进行，每隔 7～10 d 灌 1 次水。进入采收期，及时追施速效氮肥。生长中、后期应及时中耕除草和补施磷、钾肥。

**4. 采收**

当植株高 30 cm 以上，叶片颜色开始变深，折断叶柄有少量纤维时，但脆嫩，即可采收。采收时用手握住叶柄基部向外掰，不要损伤小叶片和生长点。

**5. 病害防治**

（1）软腐。芹菜软腐病多发生在芹菜移栽缓苗期或缓苗后的生长初期。一般先从柔嫩多汁的叶柄基部开始发病。发病初期，病斑淡褐色，水渍状，纺锤形或不规则形，稍凹陷，迅速扩展后内部组织呈黑褐色腐烂，有恶臭，最后仅残留表皮。防止措施有合理轮作、栽培管理、药剂防治。

合理轮作：实行 2 年以上轮作。选用抗病品种，无病土育苗，播种前用新高脂膜拌种能驱避地下病虫，隔离病毒感染，提高种子发芽率；及时清除前茬作物病残体，同时向地面喷施消毒药剂加新高脂膜 800 倍液对土壤进行消毒处理。

栽培管理：在定植、中耕、除草等各种操作过程中应避免在植株上造成伤口，随后喷施新高脂膜形成一层保护膜，防止病菌借伤口侵入，同时在芹菜生长阶段喷施壮茎灵，可使植物茎粗壮、叶片肥厚、叶色鲜嫩、植株茂盛，天然品味浓。

药剂防治：发现病株及时清除，并撒入石灰等消毒，并配合喷施新高脂膜800倍液防止病菌扩散；同时根据植保要求喷施针对性药剂72%农用硫酸链霉素可溶性粉剂等喷雾防治，并喷施新高脂膜800倍液增强药效，提高药剂有效成分利用率。

（2）心腐。芹菜心腐病是一种生理性病害，主要发病症状是芹菜外叶深绿，心叶干黄、腐烂。病原菌主要随病残体在土壤越冬，定植时病原菌从芹菜伤口侵入引起发病。12～36℃均能发病，最适温度为27～30℃。病原菌通过昆虫、降水、灌溉及各种农事操作传播。防治措施主要有以下5种。

合理施肥：施足底肥并增施磷钾肥和硼肥，培育健壮植株以提高抗病力，不要过多地使用氮肥和钾肥，以避免造成硼素吸收受阻。

合理灌溉：不使畦面过分干燥，不大水漫灌，低温时，适当进行保温及灌水。

合理密植：及时清除病残体，增加通风透光度。

药剂防治：发现病株立即拔除并用药剂控制，防止蔓延。发病时可喷洒0.3%的硝酸钙溶液。

测土配方施肥：适量增施硼肥，调整土壤中氮、磷、钾、硼、钙等元素的含量。

（3）斑枯。芹菜斑枯病主要为害叶片，也可为害叶柄和茎。叶片上初生淡褐色油浸状小斑，边缘明显，后扩大为圆形，边缘褐色，中央淡褐色到灰白色，病斑上生出许多小黑点，病斑外有黄色晕圈。低温高湿有利于病害发生和流行，气温20～25℃，潮湿多雨的天气发病重。防治措施主要有以下4种。

平衡施肥：底肥要施用充足、腐熟的有机肥，追肥中要增施磷钾肥，控制氮肥的用量，尽量再喷施一些叶面肥和微肥，增强植株的抗性。

降温排湿：白天温度控制在15～20℃，超过20℃时要及时放风，夜间控制在10～15℃，缩小昼夜温差，减少结露，切勿大水漫灌。

药剂防治：用45%的百菌清烟剂或扑海因烟剂熏棚，每亩150g分散5～6处点燃，熏蒸1夜，每10d左右熏蒸1次。在发病初期喷70%的代森锰锌可湿性粉剂600倍液，或50%的多菌灵可湿性粉剂600～800倍液，每7～10d喷1次，连续喷2～3次有很好的预防和治疗效果。

及时清除病株：对于已经发病的棚室，要及时清除室内的病株残体，减少菌源的扩散和蔓延。

（4）早疫。芹菜早疫病又称斑点病，苗期到成株期均可发生，主要为害叶片，叶柄和茎也可受害。叶上初期产生黄绿色水浸状斑点，发展为圆形或不规则形灰褐色病斑。叶柄及茎上初期为水浸状斑点，后变为灰褐色，椭圆形，稍凹陷病斑。高温、高湿、多雨发病重。防治措施主要有以下3种。

培育壮苗：要调节好苗床的温度和湿度，在苗子长到两叶一心时进行分苗，谨防苗子徒长，苗期喷施"霜贝尔"500倍液，可防止苗期患病。

轮作倒茬：应实行与非茄科作物三年轮作制。

加强田间管理：要实行高垄栽培，合理施肥，定植缓苗后要及时封垄，促进新根发生。温室内要控制好温度和湿度，加强通风透光管理。结果期要定期摘除下部病叶，深埋或烧毁，以减少传染的机会。

（5）菌核。芹菜菌核病，芹菜全生育期均可发病，为害芹菜叶柄和叶。受害部初期呈褐色水渍状，后变软腐烂，病部生白色菌丝，后期形成黑色鼠粪状菌核。低温、高湿、多雨、种植过密易于发病。防治措施主要有以下3种。

轮作倒茬：与葱蒜类实行轮作，无病土培育壮苗。

科学管理：施腐熟有机肥；从无病地或无病株上采种，播种前晒种，并用新高脂膜拌种能驱避地下病虫，隔离病毒感染，不影响萌发吸胀功能，加强呼吸强度，提高种子发芽率；加强管理，适时中耕除草，增施磷钾肥，科学浇水，杜绝大水漫灌，造成畦内积水。并适时喷施新高脂膜形成一层保护膜，防止病菌借伤口侵入，同时在芹菜生长阶段喷施壮茎灵，可使植物茎粗壮、叶片肥厚、叶色鲜嫩、植株茂盛，天然品味浓。

药剂防治：如发现病株应及时清除，并根据植保要求喷施40%菌核净可湿性粉剂1 000倍液、50%多菌灵可湿性粉剂500倍液等针对性药剂防治，同时配合喷施新高脂膜800倍液增强药效，提高药剂有效成分利用率，巩固防治效果。

**（四）资源利用**

**1. 食用价值**

大齿山芹早春嫩叶可食用，可以炒菜、蘸酱、做汤。做菜之前需要用沸水焯过，降低毒性。

### 2. 药用价值

大齿山芹有主治风湿痹痛、腰膝酸痛、感冒头痛、痈疮肿痛等功效。中国对伞形科植物的研究发现有些化学成分，具有多种生理活性，如对治疗冠心病、肿瘤、白斑病等，获得初步的疗效和成果；各地民间将多种伞形科植物用于防治疾病，也相当广泛。

### 3. 保健价值

温脾散寒、补中益气。含铁量较高，能补充妇女经血的损失，食之能避免皮肤苍白、干燥、面色无华，而且可使目光有神、头发黑亮。是高纤维食物，它经肠内消化作用产生一种木质素或肠内脂的物质，这类物质是一种抗氧化剂，高浓度时可抑制肠内细菌产生的致癌物质。它还可以加快粪便在肠内的运转；减少致癌物与结肠黏膜的接触达到预防结肠癌的目的。可以加快胃部的消化和排除，然后通过芹菜的利尿功能，把胃部的酒精通过尿液排出体外，以此缓解胃部的压力，起到醒酒保胃的效果。

## 十七、北沙参

【学名】*Glehnia littoralis* Fr. Schmidt ex Miq.

【俗名】莱阳参、海沙参、银沙参、辽沙参、羊乳根、珊瑚菜

【现代研究】

（一）植物形态

北沙参为伞形科珊瑚菜属多年生草本植物。茎大部分埋在沙中，部分露于地面，密被灰褐色茸毛。基生叶卵形或宽三角状卵形，三出式羽状分裂或二至三回羽状深裂，具长柄；茎上部叶卵形，边缘具有三角形圆锯齿。复伞形花序顶生，密被灰褐色茸毛；伞幅 10～14 mm，不等长；小总苞片 8～12 mm，线状披针形；花梗约 30 mm；花小，白色。双悬果近球形，密被软毛，棱翅状。花期 5—7 月，果期 6—8 月。

（二）生境与分布

北沙参生长于海边沙滩，或栽培于肥沃疏松的沙质土壤。我国主要分布于辽宁、河北、山东、江苏、浙江、福建、台湾、广东等地。

（三）栽培技术

1. 选地与整地

北沙参喜生于河边的沙滩上，以沙土或细沙土种植为宜。前茬作物收获后，每亩施充分腐熟并捣碎的有机肥 5 000 kg，磷酸二铵 25 kg，硫酸钾 30 kg，尿素 10 kg，均匀撒施于地表，深翻 50 cm，把肥料翻入土里，翻后耙平，以备播种。北沙参喜光，忌积水，生长适宜温度为 18～22℃，越冬期耐寒能力强，是喜光作物，幼苗期一般 30 d 左右，根茎生长期 90～100 d，这时要求有适宜的生长环境，如土壤板结，没有很好的整地，易形成畸形根，越冬休眠期长达 150～180 d，越冬前保持土壤有充足的水分，做好田间管理。返青期在 4 月下旬进入返青期，满足返青期植株生长发育对养分、水分、温度等条件需要是形成健壮植株的关键。

**2. 播种**

选择具有品种特性的品种，成熟度好，发芽能力强，无菌种子。播种有 2 种方法，一是春播，在立冬至小雪期间对种子进行冻化处理，浸种 12 h 后，用湿沙拌均匀，湿沙与种子体积比为 2∶1。然后贮藏在深 30 cm、宽 50～80 cm 的沟内，上面盖一层纸片或柴草，保持湿润和低温条件，第 2 年春种子发芽前用药剂拌种。地温稳定在 10～12℃时开始播种，4 月上中旬为宜，播前在平畦上开沟条播行距 15～20 cm，播幅 8～10 cm，播种后覆土 3～4 cm 稍加镇压保墒，亩用种量 3～4 kg。二是秋播，立冬前后大地封冻以前播种，当年不出苗，第 2 年春季出苗，方法基本同春播，亩用种量 4～5 kg，覆土厚度 4～5 cm，封冻前浇 1 次封冻水，第 2 年春出苗前轻搂地表，利于出苗。秋的弊端是冬春雨雪少的年份，出全苗没保障，一般采用前一种播种方法。

**3. 定苗**

当苗高 4～5 cm，长出 3～4 片展开叶片时进行疏苗，当苗高 8～10 cm 时进行定苗，株距 4～5 cm，亩定苗 3.5 万～4 万株。

**4. 肥水管理**

北沙参较喜肥，生长至 7 月，田间进入封垄期，植株生长旺盛，待土根伸长 20 cm 后，要追肥浇水，一般每亩追施尿素 20 kg，三元复合肥 20 kg，或每亩追施 1 000 kg 左右的农家肥，从垄背开沟追施，隔 2～3 d 浇透水。北沙参抗旱性强，不遇严重干旱，不需浇水，浇水可结合第 2 次追肥进行 1 次浇透。整个发育期，一般追肥浇水 2～3 次。

定苗后进行第 1 次追肥，施清淡腐熟人畜粪水 30～40 t/hm²，以促进幼苗生长。5—6 月进行第 2 次追肥（根外追肥），用 0.3 %～0.5 % 尿素溶液和 0.3 % 的磷酸二氢钾溶液各喷 1 次。第 3 次施肥可在 7 月后根条膨大期进行。可追施过磷酸钙 300 kg/hm²、饼肥 400 kg/hm²。北沙参植株密度较大，追肥困难，追肥时要仔细操作，勿伤根部。

**5. 田间管理**

北沙参是密植作物，行株距小，茎叶嫩，易断。不易中耕锄地，因而必须随时用手除杂草。当小苗达 2～3 片真叶时间苗，三角形留苗，株距 20 cm 左右。如果过密则生长不良，过稀根易分叉，生长前期应保持土壤湿润，后期要避免田间积水。北沙参开花会消耗大量养分，影响其根产量和质量，发现现莆时应及时摘除。

6. 病虫害防治

病害：主要有锈病、花叶病、根腐病等。锈病可用粉锈宁、敌锈钠喷施防治。

虫害：根结线虫病，防治根结线虫病可在整地时用生石灰 50 kg/亩，杀灭幼虫和虫卵，发生期用 80%二溴氯丙烷乳油 2～3 kg/亩，加水 300 kg，开 20 cm 深沟，注入药液后填土封闭。

7. 采收

春夏可采摘嫩叶，秋后寒露季节采挖根部刨出后去净茎叶，洗净泥土，煮熟后用清水浸泡除苦味，可作蔬菜，作药材时，洗净晒干。采收一年参于第 2 年"白露"到"秋分"，参叶微黄时收获，称"秋参"。二年参于第 3 年"入伏"前后收获，称"春参"。收获应选晴天进行，在参田一端刨 60 cm 左右深的沟，稍露根部，然后边挖，边拔根，边去茎叶。起挖时要防止折断参根，以免降低品质，并随时用麻袋或湿土盖好，保持水分，以利剥皮。一般亩产鲜参 400～600 kg，高产田亩产可达 1 200 kg。采收时注意不要刨伤根部，刨出后去掉地上部，洗净沙土，按粗细分等，放入沸水中烫后去外皮，晒干，捆成小把，放阴凉干燥处，并防虫。

（四）资源利用

1. 食用价值

北沙参的食用部位是其根和幼苗，营养价值非常高，每 100 g 嫩叶含水分 74 g、蛋白质 0.8 g、钙 58 mg、胡萝卜素 5.87 mg、维生素 C 104 mg，另外还含有沙参皂苷、类皂苷等活性成分，是一种不可多得的药食兼用特种蔬菜。其嫩叶可煮汤、炒食，根茎处理后可拌食、炒食、作汤均可，还可做成沙参粥、沙参焖鸭、沙参气锅鸡等，具有极高的保健作用。

2. 药用价值

北沙参的药用部位是其干燥根，北沙参性甘、微寒，味微苦，归肺经、胃经，具有养阴清肺、益胃生津的功效，用于肺热燥咳、劳嗽痰血、热病津伤口渴等症。北沙参的乙醇提取物有降温和镇痛作用；北沙参多糖对免疫功能有抑制作用，常用于红斑狼疮等与体内免疫功能异常亢进有关的疾病。

在临床应用中，北沙参常用来治疗顽固性头痛、慢性咽炎及喉源性咳嗽、肺癌、糖尿病、食管炎、萎缩性胃炎等诸多病证。随着现代分离检测技术的提高，北沙参相关研究报道不断增多，已经成功从北沙参中分离了多种化合物，药理研究表明，北沙参具有镇咳、祛痰，抗促癌、抗突变，抗肿瘤、抗菌，镇痛、镇静和免疫抑制等多方面的药理作用。随着北沙参的资源开发、指纹图谱的制定，有效部位研究利用，为北沙参的开发与应用奠定了基础，具有现实意义。

3. 保健价值

北沙参含有挥发油、香豆素、淀粉、生物碱、三萜酸、豆甾醇、β- 谷甾醇、沙参素等成分。试验证明，北沙参能提高 T 细胞比值、提高淋巴细胞转化率、升高白细胞、增强巨噬细胞功能、延长抗体存在时间、促进免疫功能。北沙参可增强正气，减少疾病，预防癌症的产生。

传统中医认为，北沙参性微寒、味甘、微苦。具有养阴清肺、益胃生津的功效。用于治疗肺热燥咳、劳嗽痰血、热病津伤口渴等症。

# 第四节　唇形科

## 十八、藿香

**【学名】** *Agastache rugosa*（Fisch. et Mey.）O. Ktze.

**【俗名】** 排香草、土藿香、野苏子、野藿香、合香、大叶薄荷

### 【本草考证】

《神农本草经读》中记载："麝食柏叶、香草及蛇虫，其香在脐，为诸香之冠。香者，天地之正气也，故能辟恶而杀毒。香能通达经络，故能逐心窍凝痰，而治惊痛；驱募原邪气，以治温疟。而魇寐之证，当熟寐之顷，心气闭塞而成。麝香之香气最盛，令闭者不闭，塞者不塞，则无此患矣。孕妇忌之。"

### 【现代研究】

#### （一）植物形态

藿香为唇形科藿香属多年生草本植物。植株高 30～100 cm，有香味。茎直立，上部被微柔毛，下部无毛。叶有柄，长 1～3.5 cm，叶片心状卵形至长圆状卵形，长 4～14 cm，宽 3～7 cm，基部心形，先端尾状长渐尖，边缘具钝齿，表面深绿色，背面淡绿色，被微柔毛和腺点。轮伞花序多花，在主枝和侧枝上集成顶生的穗状花序，长 2～17 cm，径 1～2.5 cm；苞片披针形或线形，长不超过 5 mm，花萼管状，长 5～6.5 mm，被微柔毛及腺点，常呈浅紫色或紫红色，喉部微斜，萼齿狭三角形，后 3 齿比前 2 齿稍长，花冠淡蓝紫色，长 7～8 mm，外被微柔毛，花冠筒稍超出花萼，上唇稍弯，顶端微缺，下唇 3 裂，中裂片较宽，平展，边缘有波状细齿，侧裂片很短，雄蕊伸出花冠筒外，花丝扁平，无毛，子房顶端有短柔毛，花柱与前雄蕊近等长，先端相等 2 裂。小坚果倒卵状长圆形，顶端具短硬毛，深褐色。花果期 7—10 月。

下篇　各论

## （二）生境与分布

藿香生长于山坡、林间、山沟溪流旁，可栽培。我国各地均有分布，也常见栽培；在国外，俄罗斯、朝鲜、日本、北美洲有分布。

## （三）栽培技术

### 1. 整地和施肥

藿香喜湿润气候。对土壤要求不严，选择地势平坦或缓坡地、土质疏松、富含腐殖质、土层深厚肥沃、排水良好的砂质壤土地块，凡土壤黏重、板结、排水不良以及荫蔽低洼地不宜种植。选地后，秋深翻20～25 cm，打碎土块，清除杂物，施农家肥3 t/hm² 作基肥，翻入地里，整平耙细，做1.2～1.4 m宽的畦，四周开排水沟，以利排水。若为坡地，应顺坡做畦或不做畦。

### 2. 播种和育苗

藿香多用种子繁殖，当年开花结籽。当年播种，当年收获为新藿香，叶子多。叶片质量好。也可宿根繁殖（老藿香），是指留种的新藿香收过种子后，让其老根在原地越冬，第2年春新苗出土后移至大田而获全草。老藿香茎梗多，切成的片子质量较差。可春播，也可秋播，北方地区多春播，南方地区为秋播。分育苗移栽和直播，多数地区采用直播。

春播在4月中下旬进行，顺畦按行距25～30 cm开浅沟，沟深1～1.5 cm，将种子拌细沙均匀地撒入沟内。覆土1 cm，稍加镇压，土壤过干需浇透水，亩用种量10 kg。

秋播在9—10月进行，翻地后整平耙细，在畦上按株距30 cm开穴，穴深3～6 cm，开大穴，穴底要求平整。用腐熟人畜粪水与草木灰混合作基肥，将种子均匀地播入穴内，覆土1 cm，稍镇压即可。

育苗苗床通过精细整地后进行播种。播种前，施腐熟人畜粪水22.5～30 t/hm²，湿润畦面并作基肥。然后将种子拌细沙或草木灰，均匀地撒入畦面，用竹扫帚轻轻拍打畦面，使种子与畦面紧密接触，最后畦面盖草，保温保湿。种子萌发后，揭去盖草，出苗后进行松土、除草和追肥。当苗高12～15 cm时移栽。

### 3. 田间管理

（1）温度管理。气温保持在20～25℃时，10～15 d出苗，出苗率达70%时，揭去薄膜，适宜生长温度18～25℃，当年春播的藿香在苗高12 cm，主茎有 5 对叶子时，基部的叶腋开始发生分枝，6 月以后，气温升高，雨季来临，藿香进入旺盛生长期。

（2）肥水管理。藿香茎叶均作药用，施肥以"全肥"为好（包括氮、磷、钾）如人畜粪、油饼等。第 1 次追肥在苗高 3 cm 松土后施腐熟稀薄人畜粪水 1.5～2 kg/m²，以后分别在苗高 7～10 cm、15～20 cm、25～30 cm 时，中耕除草后，每次每亩施腐熟人畜粪水 1 500 kg，或每亩施磷酸二铵 10～12 kg，施肥后应浇水，封垄后不再追肥。旱季要及时浇水，抗旱保苗，雨季及时疏沟排水，防止积水引起植株烂根。

（3）间苗和补苗。当苗高 3 cm，及时间去过密苗，使幼苗营养面积 4 cm²，或进行分苗，分苗株距 6～8 cm。穴播的藿香每穴留 3～4 株，条播可按株距 10～12 cm 间苗，2 行错开定苗；缺苗要在阴天补栽，栽后浇 1 次稀薄人畜粪水，以利成活。第 1 次收获前中耕除草 2～3 次，分别在苗高 3 cm、12～15 cm、21～24 cm 时进行。苗高 25～30 cm 时第 2 次收割后进行培土 6 cm 护根。

（4）中耕除草。每年进行 3～4 次。第 1 次在苗高 3～5 cm 时进行松土，并拔除杂草；第 2 次在苗高 7～10 cm 时进行第 1 次间苗后，结合中耕除草，施人畜粪水 22 500 kg/hm²；第 3 次在苗高 15～20 cm 时进行；第 4 次在苗高 25～30 cm 进行。每次收割后都应中耕除草和追肥 1 次。

（5）病虫害防治。病害主要有褐斑病、斑枯病、轮纹病等，叶片出现大量病斑，导致提前死亡。发病前喷洒 1∶1∶100 波尔多液保护；发病初期选用 50％ 代森锰锌 600 倍液、50％ 多菌灵 500 倍液或 77％ 可杀得 600 倍液等药剂，视病情喷洒 2～3 次，间隔 10 d。

虫害主要有蚜虫、红蜘蛛、卷叶螟、银纹夜蛾和地下害虫，可用敌百虫或锌硫磷进行喷药或做成毒饵诱杀。

4. 采收加工

藿香播种后可连续收获 2 年，6 月采摘嫩茎叶或幼苗食用，苗高 20～25 cm 留 2 片叶掐芽上市，下茬再留 2 片叶掐芽，管理好半月收 1 茬。现蕾开花时，采摘花序洗净、切段，放入酱中调味。后期产量越来越高，7 月中下旬枝叶茂盛时，选晴天从地面上 5 cm 割取全株，过早香气差，过晚下部的叶子越来越少，影响质量，地面上留茬过长影响第 2 年生长，过短无叶冬季会冻死。采收后晒干、炕干或阴干，放置干燥处药用，藿香以茎枝色绿、茎叶干、叶多、香气浓郁者为佳。

收获后的管理：藿香系多年生宿根植物，6—7月第1次收获，半月后主根萌发新芽，第2次收获后中耕施肥培土，厚6～9 cm，以保护主根越冬，第2年从根部萌发2～5个芽，若管理好，其产量可超过第1年，藿香只能连续收获2年，第3年另种其他作物。

### （四）资源利用

#### 1. 食用价值

藿香是一种风味独特的珍稀可食本草，具有较高的营养价值和药用价值，是市场上畅销的可食本草品种之一。藿香嫩茎、叶、花序可食用，也可作为调料，是含高钙、高营养素食品，含有较高的植物蛋白，同时还含有胡萝卜素、维生素 C、核黄素等丰富的维生素。

食用方法是将鲜茎叶洗净生食，或用沸水焯过，换清水浸泡半小时，炒、炸、蘸酱、凉拌、腌制、做汤、做粥食用。盛夏时，气候闷热，如果防护不当，容易中暑，中医常常选用藿香防暑，解暑，化湿浊。藿香做药膳可以做藿香粥、藿香饮、藿香姜枣片等，起到"行气宽中"或"宣中解郁"的功效。由于藿香能做出很多特色菜点，作为蔬菜栽培很有市场前景。尤其近年来随着中医药业和农村经济的发展，种植藿香的面积日益扩大，使其发挥出更大的经济价值。

#### 2. 药用价值

传统中医学认为，藿香味辛，性微温，归脾经、胃经、肺经；芳香升散，具有祛暑解表、化湿脾、理气和胃的功效；主治外感暑湿、寒湿、湿温及湿阻中焦所致寒热头昏、胸脘痞闷、食少身困、呕吐泄泻，并治妊娠恶阻、胎动不安、口臭、鼻渊、手足癣等症。

#### 3. 保健价值

藿香的嫩叶含水分、蛋白质、脂肪、碳水化合物、钙、磷、铁、胡萝卜素、维生素 $B_1$、维生素 $B_2$ 和挥发油，挥发油的主要成分为甲基胡椒酚、柠檬烯、蒎烯和P-蒎烯、对伞花烃、芳樟醇、1-丁香烯等，对多种致病性真菌，都有一定的抑制作用。藿香可食部分中每100 g含蛋白质8.6 g、脂肪1.7 g、碳水化合物10 g、钙580 mg、磷104 mg、铁28.5 mg、胡萝卜素6.38 g、维生素 $B_1$ 0.1 mg、维生素 $B_2$ 0.38 mg、烟酸1.2 mg。

## 十九、薄荷

【学名】*Mentha haplocalyx* Briq.

【俗名】苏薄荷、南薄荷、野薄荷、家薄荷、水薄荷

**【本草考证】**

《食疗本草》中记载："平。解劳。与薤（xiè）相宜。发汗，通利关节。杵汁服，去心脏风热。"

**译文**：性平。可以消除疲劳。适合与薤白相配伍。有发汗、通利关节的作用。捣杵取汁服用，可以清除心脏风热。

**【现代研究】**

**（一）植物形态**

薄荷为唇形科薄荷属多年生草本植物。高 30～60 cm，茎直立或基部外倾，有伏生根茎，有清凉浓香气，上部有倒向微柔毛，下部仅沿棱上有微柔毛。叶对生，长圆状披针形或长圆形，长 2～8 cm，宽 10～25 cm，先端急尖，基部楔形，边缘有尖锯齿，两面有疏短毛，下面有透明腺点；叶柄长 4～14 mm，有短柔毛。花小，成腋生轮伞花序；花萼钟状，长 2～3 mm，外被细毛或腺点，5 齿，齿呈三角状钻形；花冠管淡红紫色，外被细毛，檐部 4 裂，上裂片较大，顶端微凹，其余 3 裂片较小，全缘；雄蕊 4 裂，2 强，前对较长，均伸出花冠管外；花柱顶端 2 裂，伸出花冠管外。小坚果长圆状卵形，平滑。花期 10 月，果期 11 月。

**（二）生境与分布**

薄荷生长于山谷、溪边、坡地、村旁阴湿处，可栽培。我国分布于南方各地，主产于江苏、浙江、湖南等地，东北地区也有少量分布。

**（三）栽培技术**

**1. 选地整地**

选土壤肥沃、地势平坦、排灌方便、阳光充足、2～3 年内未种过薄荷

的壤土或沙壤土。前茬收获后，施优质土杂肥、尿素、过磷酸钙、硫酸钾或三元复合肥及硼镁锌等复配微肥作基肥，耕耙整平后做畦，畦宽 1.5 m，高 15 cm。

**2. 繁殖方法**

薄荷可用种子繁殖、分株繁殖、根状茎繁殖等。前二者一般只用于育种，生产上常采用根状茎繁殖。根状茎繁殖，即用地下根状茎作为繁殖材料。10 月下旬至 11 月上旬，从留种地挖起根状茎，选色白、粗壮、节间短的新根状茎，切成 10 cm 的小段，随即栽入预先挖好 10 cm 深的沟内。行距 25～30 cm，株距 15 cm，栽后覆盖细土。

**3. 田间管理**

4 月上旬移栽，苗高 10 cm 时，查苗补苗，保持株距 15 cm 左右；中耕除草 2～3 次，因薄荷根系集中于土层 15 cm 处，地下根状茎集中在土层 10 cm 处，中耕宜浅不宜深，第 1 次收获后，再浅中耕 1 遍；追肥一般 4 次，第 1 次在出苗时，施粪水，促进幼苗生长；第 2 次在苗高 20～25 cm 时，施三元复合肥，行间开沟深施，施后覆土；第 3 次在薄荷第 1 次收割后，施三元复合肥。每次施肥后都要及时浇水，当 7—8 月出现高温以及伏旱天气时，要及时抗旱，多雨季节应及时排除田间积水。

**4. 病虫害防治**

薄荷主要发生的病害有锈病和斑枯病。锈病发病初期用 20 % 三唑酮乳油 1 000～1 500 倍液或敌锈钠 300 倍液防治。斑枯病发病初期及时摘除烧毁。可用 70 % 代森锰锌、75 % 百菌清 500～700 倍液喷洒。收获前 20 d 停止用药。

**5. 采收**

一般一年采收 2 次，春季采收嫩苗、嫩梢，可鲜食。盐渍或干制宜选晴天中午收割，阴至八成干，捆成小把，再晾至全干。

**（四）资源利用**

**1. 食用价值**

薄荷的食用部位是茎和嫩叶，可作为调味剂，也可榨汁服。又可以炒菜，熬粥，做汤，做茶饮食用等。除此之外，又可作香料，还可配酒。

**2. 药用价值**

薄荷在医药方面应用也很广泛，传统中医学认为，薄荷性凉，味辛，具有宣散风热，清头目，透疹的功效。用于治疗风热感冒、风温初起、头痛、目赤、喉痹、口疮、风疹、麻疹、胸胁胀闷等症。

现代研究表明，薄荷中主要含有薄荷脑和薄荷油，油中主要为薄荷醇、薄荷酮及薄荷酯类等成分，具有抗癌、抗病毒、抗菌抗炎、促进透皮吸收作用。以薄荷脑、油为主药成分或配方药的中西药物主要可分为内服、外用及注射液三类。内服药主要有人丹、十滴水、藿香正气水、止咳糖浆、解痉镇痛酊、胃痛宁口服液、保喉片、润喉片等。外用药主要有清凉油、红花油、白花油、风油精、痱子水、止痒凝露、止痒水、痱子粉、炉甘石洗剂、无极膏、皮炎平膏、伤湿止痛膏、鼻嗅通嗅剂等。注射液主要有复方薄荷注射液、复方盐酸利多卡因注射液等。

### 3. 保健价值

新鲜叶含挥发油，油中主成分为薄荷醇，其次为薄荷酮，还含乙酸薄荷酯、莰烯、柠檬烯、异薄荷酮、蒎烯、薄荷烯酮、树脂及少量鞣质、迷迭香酸等成分。薄荷具有疏风散热、开胃的作用，也有祛暑的保健价值。

### 4. 其他

薄荷在工业上也有较多的用途。可以作为食品添加剂，在一些食品、糕点、糖果、酒类、饮料中加入微量的薄荷香精，即具有明显的芳香宜人的清凉气味，能够促进消化、增进食欲。薄荷也可以作为烟草矫味剂，烤烟时加入薄荷脑，可以明显减弱烟草的辛辣刺激味，变得温和而高雅，适口感更强，更适合妇女和老人吸用。此外，薄荷也可以作为日化加香杀菌剂，在牙膏、牙粉、漱口水等口腔清洁用品中的用量较大。

薄荷也可以作为礼仪之用，薄荷为芳香植物的代表，品种很多，每种都有清凉的香味。花色有白、粉、淡紫等，低调而不张扬，组成唇形科特有的花茎。作为花卉礼仪，效果较好。

### 二十、紫苏

**【学名】** *Perilla frutescens*（L.）Britt.

**【俗名】** 白苏、桂荏、赤苏、香苏、白紫苏、苏子、油王苏里娜

**【本草考证】**

《食疗本草》中记载："除寒热，治冷气。"

译文：清除恶寒发热，治疗寒邪冷气导致的疾病。

**【现代研究】**

（一）植物形态

紫苏为唇形科紫苏属一年生草本植物。植株有特异芳香，茎直立，高30～100 cm，4棱，分枝多，有紫色或白色细毛。叶对生，卵形或卵圆形，长4～12 cm，宽3～10 cm，边缘有粗圆齿，两面紫色或绿色，或上面绿色，下面紫色，两面稀生柔毛，沿脉较密，下面有细腺点；叶柄长3～7 cm，紫色或绿色，密生有节的紫色或白色毛。总状花序顶生或腋生，稍偏侧，密生细毛；苞片卵形，全缘；花萼钟状，萼管有脉10条，密被毛，上唇3裂，下唇2裂；花冠唇形，红色或淡红色，上唇2裂，裂片方形，顶端微凹，下唇3裂，两侧裂片近圆形，中裂片横椭圆形；雄蕊4，2强；子房4裂，花柱出自子房基部，柱头2裂。小坚果倒卵形，褐色或暗褐色，有网状皱纹。花期7—8月，果期9—10月。

（二）生境与分布

紫苏是阳生植物，原产于中国和泰国。我国分布于华北、华中、华南、西南地区，主产于河北、河南、江苏、浙江、山东、台湾等地，全国各地广泛栽培；在国外，印度、缅甸、日本、朝鲜、韩国、印度尼西亚、俄罗斯等有分布。

### （三）栽培技术

#### 1. 露地栽培技术

（1）育苗和分苗。选择表土不易板结、通气保水性好、含腐殖质较高的肥沃土壤作苗床。定植每亩大田的苗床（35 m²）施用腐熟的鸡羊粪 200 kg 或浓人粪尿 400 kg，耕翻入土，晒垡 10 d 后，再撒施复合肥 5 kg、尿素 2 kg 作基肥。肥土混匀耙细整平后，床高 15 cm，长宽视地形和操作方便而定。3 月中下旬播种，苗床播种量为 10～14 g/m²。播种前在床面喷洒 300 倍 33 % 除草通药液除草。喷药后 4 d 播种，将种子均匀撒于床面，覆盖薄土和稻草，浇足水，平覆或架设小拱棚盖膜压严即可。育苗期间，施稀人粪尿 2～3 次，间苗 3 次，定苗苗距 3 cm 左右。为防止幼苗徒长和土壤湿度过大，需经常揭膜换气。苗龄 45 d 左右移栽。

（2）整地和施肥。各类土壤都可栽培紫苏，以 pH 值 6～6.5 的壤土和沙壤土为好。大田基肥以有机肥为主，每亩施腐熟粪肥 4 000 kg 或鸡羊粪 2 000 kg、复合肥 100 kg。土壤翻耕晒垡整细耙平后做畦，畦面宽 90 cm，畦沟宽、深各 30 cm。

（3）定植。4 月底至 5 月初定植，每畦栽 6 行，株行距 15 cm×15 cm，每亩 117 万株。为消灭杂草和防止地下害虫为害幼苗，定植前 3 d 可用除草通喷洒土表并用 500 倍液拌糠麸和 90 % 晶体敌百虫撒在畦面诱杀。

（4）田间管理。紫苏定植 20 d 后，对已长成 5 茎节的植株，应将茎部 4 茎节以下的叶片和枝杈全部摘除，促进植株健壮生长。摘除初茬叶 1 周后，当第 5 茎节的叶片横径宽 10 cm 以上时即可开始采摘叶片，每次采摘 2 对叶片，并将上部茎节上发生的腋芽从茎部抹去。5 月下旬至 8 月上旬是采叶高峰期。5 月下旬采叶进入高峰期，可每隔 3～4 d 采叶 1 次。9 月初，植株开始生长花序，此时对留叶不留种的可保留 3 对叶片摘心、打杈，使其达到成品叶标准。全年每株紫苏可摘叶 36～44 片，可产鲜叶 1 700～2 000 kg/亩。每亩可施尿素 10 kg；为加速叶片生长，提高叶片质量，每隔半月根际追肥 1 次，每次每亩施人粪尿 2 500 kg，每月喷施 1 次 0.5 % 尿素液；生长期间注意浇水防旱。

（5）采收期。因用途不同而异，一般花穗抽出 1.5～3 cm 时，植株含挥发油最多，因此，8—9 月花序初现时收割全草作全苏用。枝叶繁茂时采叶阴干即得苏叶。果实成熟时全株割下、晒干，打出果实即为苏子；茎下半部除去侧枝即为苏梗。采收紫苏要选择晴天收割，香气足，方便干燥，收紫苏叶用药应在 9 月上旬，紫苏未开花时进行。

苏子梗：9 月上旬开花前，花序刚长出时采收，用镰刀从根部割下，把植株倒挂在通风背阴的地方晾干，干后把叶子打下药用。

苏子：9 月下旬至 10 月中旬种子果实成熟时采收。割下果穗或全株，扎成小把，晒数天后，脱下种子晒干，产 1 125～1 500 kg/hm$^2$。

在采种的同时注意选留良种。选择生长健壮的、产量高的植株，等到种子充分成熟后再收割，晒干脱粒，作为种用。

**2. 保护地栽培技术**

（1）芽紫苏培植技术。采用节能日光温室及塑料大中棚配套进行芽紫苏促成栽培，生长周期短，产量高，品质好。预先整平畦面，保证床土松软细碎，浇透底水，水渗后将种子和等量细沙混匀后撒播于温床。当幼苗长至 3～4 片真叶时，用剪刀齐地面剪断，整理包装上市。为保证幼苗的鲜嫩，生长迅速，紫苏栽培后应给予充足的光照，始终保持地面湿润，以提高芽紫苏的品质。

（2）叶紫苏培植技术。在芽紫苏培植基础上，当长到 3～4 片真叶时，开始夜间补充光照，光照时数延长至每天 14 h，使紫苏在长日下花芽分化受到抑制，从而增加单株叶片的数量和产量。

（3）穗紫苏培植技术。先在日光温室进行保温育苗，苗龄 3～5 片真叶时，用黑色薄膜早上及午后遮阴覆盖，使日照时数缩短至每天 6～7 h，以促进花芽分化。其次，定植宜丛栽，每 3～4 株为 1 丛，丛距 10～12 cm，移栽后保持床温 20℃以上。一般 6～7 片叶时抽穗，穗长 6～8 cm 时及时采收。穗紫苏以花色鲜明，花芽密生最佳，品种最好选矮的。

### （四）资源利用

**1. 食用价值**

紫苏是国家首批颁布的既是食品又是药品的 60 种物品之一。近年紫苏在食品、美容及保健等方面的应用正日益成为国内外医疗保健、食品、化工领域的研究热点。欧美、港澳台及东南亚都将紫苏叶片作为时尚蔬菜和医药用保健原料。

紫苏全株均有很高的营养价值，它具有低糖、高纤维、高胡萝卜素、高矿物质元素等优点。每 100 g 嫩叶含还原糖 1.26 g、蛋白质 3.84 g、纤维素

6.96 g、脂肪 1.3 g，同时也富含维生素和矿物元素。紫苏嫩叶还可生食、炒食、做汤、制酱；汁液可供糕点、梅酱等食品染色之用，是天然色素原料；紫苏亦有去腥解毒的功效，凡烹调鱼菜肴，加入少许紫苏叶，既可去除腥气又能增味解毒；植株可腌渍，还可以出口，是一种很有发展前景的外销蔬菜。紫苏叶可做调料，可做汤，也可以做茶或凉拌。

2. 药用价值

紫苏全草名全苏，味辛，性温；有散寒解表、理气宽中的功能；治风寒感冒、咳嗽、头痛、胸腹胀满等症。紫苏茎名为苏梗，药效与全苏相同，治气滞腹胀，妊娠呕吐，胎动不安等症。叶名苏叶，药效同全苏。果实名苏子，有润肺、消痰的功能，治气喘、咳嗽痰多、胸闷呃逆等症。

现代研究表明，紫苏主要成分是挥发油，含紫苏醛、紫苏醇、薄荷酮、薄荷醇、丁香油酚、白苏烯酮等，具有抗癌、抗氧化、抗衰老的作用，临床上已经应用。

3. 保健价值

紫苏含有丰富的营养价值，富含低糖、高纤维、高胡萝卜素、高矿物质元素等。每 100 g 紫苏嫩叶含水分 85.7 g、蛋白质 3.8 g、脂肪 1.3 g、碳水化合物 6.4 g、磷 44 mg、铁 2.3 mg、胡萝卜素 9.09 g、维生素 $B_1$ 0.02 mg、维生素 $B_2$ 0.35 mg、烟酸 1.3 mg、维生素 C 47 mg，而且含有紫苏醇、芳樟醇、薄荷醇、紫苏酮、柠檬烯、丁香酚等化学物质，具有特殊芳香、杀菌、防腐等多种作用。

紫苏种子含大量油脂，富含亚麻酸，可榨油，出油率高达 45 %，出油率高于油菜籽。种子中蛋白质含量占 25 %，内含 18 种氨基酸，其中赖氨酸、蛋氨酸的含量均高于高蛋白植物籽粒苋。此外，还有谷维素、维生素 E、维生素 $B_1$、甾醇、磷脂等成分。紫苏籽可开发研制一系列具有降低胆固醇、调节血脂、减肥功效的食用和药用产品。科学家对紫苏的近百种化学成分进行了深入研究，表明紫苏籽中的 α- 亚麻酸是维持大脑神经系统功能所必需的因子，具有抗血栓、降血压、减肥、降血脂的作用，预防癌变和抑制肿瘤转移的作用，提高学习记忆力和视力功能、改变过敏体质等。

## 二十一、益母草

**【学名】** *Leonurus artemisia*（Laur.）S. Y. Hu

**【俗名】** 益母蒿、益母艾

**【本草考证】**

《本草纲目》中记载：李时珍说，这种草及子都长得充盛密蔚，所以叫茺蔚。其功用适用于妇女及明目益精，所以有益母，益明之名。其茎与天麻相似，所以叫野天麻。一般叫它为猪麻，因为猪喜爱吃它，本品夏至后就枯萎，故也有夏枯之名。近代效方叫土质汗。林亿说：质汗出自西番，是热血配合各种药物煎成，治疗金疮折伤。益母也能作煎剂，治疗折伤，所以叫作土质汗。掌禹锡说：《尔雅》注释萑、蓷（tuī）就是现在的茺蔚，又叫益母。刘歆说：蓷（tuī），就是臭秽。臭秽，就是茺蔚。陆玑说：蓷，就是益母。

集解：李时珍说，茺蔚在靠近水湿的地方生长得特别茂盛。初春长苗像嫩蒿，到夏季长三四尺高，茎方像麻黄茎，其叶像艾叶而背面是青色。一梗上有三叶，叶子上有尖尖的歧叉。一寸左右长一节，节节生穗，围茎长满一圈。四五月间，穗内开小花，红紫色，也有微白色的。每个花萼内有四粒小子，粒如蒿子。有三棱，褐色。药铺里往往用来作巨胜子卖。其草生长期间有臭气，夏至后就枯萎了，其根是白色。

**【现代研究】**

**（一）植物形态**

益母草为唇形科益母草属一年生或二年生草本植物。茎直立，高30～120 cm，四方形，有伏毛。叶形多样，一年的基生叶有长柄，叶片略呈卵圆形，边缘5～9浅裂，裂片有2～5钝齿，基部心形；茎中部的叶有短柄，3全裂，裂片近披针形，中央裂片常再3裂，两侧裂片常再1～2裂，上部叶不裂，条形，近于无柄。轮伞花序，腋生，苞片针刺状；花萼钟状，先端有5长尖齿，前2齿靠合；花冠唇形，淡红色至紫外线红色，长1～2 cm，花冠筒内有毛环，上下唇几等长，柱头2裂，小坚果褐色，三棱形，上端窄，下端较宽而平截。花期6—9月，果期9—10月。

## （二）生境与分布

益母草生长于山野荒地、田埂、草地等。我国大部分地区均有分布。

## （三）栽培技术

益母草分早熟益母草和冬性益母草，一般均采用种子繁殖，以直播方法种植，育苗移栽者亦有，但产量较低，仅为直播的 60 %，故多不采用。

### 1. 选地整地

播种前整地，要求耕层耙平整细。对土肥水和大气环境进行评估检测，选择符合国家无公害标准的地块种植。整地前施入底肥，每亩施堆肥或腐熟农家肥 1 500～2 000 kg 作底肥，施肥后耕翻，耙细整平。条播者整地做畦，畦高 20 cm，设 40 cm 排水沟。穴播者可不整畦，但均要根据地势，因地制宜地开好大小排水沟。

### 2. 选种播种

选当年新鲜的、发芽率一般在 80 % 以上的籽种。穴播者每亩一般备种 400～450 g，条播者每亩备种 500～600 g。早熟益母草秋播、春播、夏播均可，冬性益母草必须秋播。承德地区多为春播，以 4 月上中下旬为宜。播种分条播、穴播和撒播。北方多选用条播，一般播种按行距 33 cm，穴距 20 cm，播深 3～5 cm，开穴播种覆盖面浅土。

### 3. 田间管理

苗高 5 cm 左右开始间苗，以后陆续进行 2～3 次，当苗高 15～20 cm 时定苗。条播者采取错株留苗，按行距 33 cm、株距 20 cm 定苗。间苗时发现缺苗，要及时移栽补植。一般中耕除草 3～4 次，分别在苗高 5 cm、15 cm、30 cm 左右时进行。中耕除草时，耕翻不要过深，以免伤根；幼苗期中耕，要保护好幼苗，防止被土块压迫，更不可碰伤苗茎；最后 1 次中耕后为封垄前，要培土护根。一般地块施入足量底肥即可满足全生育期需要，出现脱肥情况时可随水冲施腐熟粪尿 300～500 kg，稀释 500 倍后浇施或灌根。

### 4. 采收加工

收获益母草全草和籽种茺蔚子均为药材，因此收获时要以生产品种的目的而决定收获日期。以生产全草为目的，应在枝叶生长旺盛、每株开花达2/3 时适时收获。收获时间在晴天露水干后时，齐地割取地上部分。

以生产籽种茺蔚子为目的，则应待全株花谢，果实完全成熟后收获。鉴于果实成熟易脱落，收割后应立即在田间脱粒，及时集装，以免散失减产，也可在田间置打籽桶或大簸箩，将割下的全草放入，进行拍打，使易落部分的果实落下，株粒分开后，分别晒晾。

益母草收割后，及时晒干或烘干，在干燥过程中避免堆积和雨淋受潮，以防其发酵或叶片变黄，影响质量。茺蔚子在田间初步脱粒后，将植株运至晒场放置 3～5 d 后进一步干燥，再翻打脱粒，筛去叶片粗渣，晒干，风扬干净即可。

益母草应贮藏于防潮、防压、干燥处，以免受潮发霉变黑和防止受压破碎造成损失，且贮存期不宜过长，过长易变色。茺蔚子应贮藏在干燥阴凉处，防止受潮、虫蛀和鼠害。

### （四）资源利用

#### 1. 食用价值
鲜品春季幼苗期至初夏花前期采割；干品夏季茎叶茂盛、花未开或初开时采割，晒干，或切段晒干。

#### 2. 药用价值
益母草性微寒，味苦辛，可去瘀生新、活血调经、利尿消肿，是历代医家用来治疗妇科疾病的要药。现代医学研究证明，益母草含益母草碱、水苏碱、益母草定、益母草宁等多种生物碱及苯甲酸、氯化钾等。据现代临床及动物实验证明，益母草浸膏及煎剂对子宫有强而持久的兴奋作用，不但能增强其收缩力，同时能提高其紧张度和收缩率。

#### 3. 保健价值
益母草含有多种微量元素，硒和锰的含量比较高。硒具有增强免疫细胞活力、缓和动脉粥样硬化的发生以及提高肌体防御疾病功能体系的作用；锰能抗氧化、防衰老、抗疲劳及抑制癌细胞的增生。所以，益母草能益颜美容、抗衰防老。

## 二十二、地笋

**【学名】** *Lycopus lucidus* Turcz.

**【俗名】** 虎兰、甘露秧、地溜秧、方梗泽兰

**【现代研究】**

### （一）植物形态

地笋为唇形科地笋属多年生草本植物。高 20～60 cm，地下根茎横走，具节间，节上生须根。茎直立，基部分枝，四棱形，有沟槽，光滑或节微有柔毛。叶片椭圆形或披针状椭圆形，长 3～7 cm，宽 1～3 cm，顶端渐尖，基部渐狭延伸至叶柄，叶缘齿刻变化较大，两侧裂齿近对称，顶端两缘或具不等齿裂，两面绿色，上面近无毛或稀疏生短柔毛，下面沿主脉有短柔毛，侧脉 6～10 对；叶柄短，上面的苞叶近于无柄。轮伞花序无梗，多花密集呈圆球形，下有小苞片，小苞片线状钻形，有微柔毛；花萼钟形，外面有微柔毛，内部光滑，萼齿 5，直伸，披针形，顶端变成硬刺；花冠白色，钟形，二唇形，上唇圆形，顶端微凹，下唇 3 裂，裂片相等，有红色小斑点，外面有微柔毛，内面在花丝着生的冠筒中部有白色交错纤毛；小坚果扁平，顶端圆形，基部收缩。花期 6—9 月，果期 8—11 月。

### （二）生境与分布

地笋生长于河岸旁、水渠旁、低凹地。我国各地广泛分布。

### （三）栽培技术

**1. 选地整地**

选择肥沃、疏松、有机质丰富的地块，整地前亩施腐熟有机肥 2 000～2 500 kg 或扣压绿肥，最好靠近水源或有灌溉条件的地块，深耕后做畦起垄，防止雨后涝渍，天旱时可引水灌溉。

**2. 繁殖**

（1）根状茎繁殖。选择健壮、无病、无伤、品质优良的地笋块茎做种栽，现有的优良品种有：扬州的扬宝一号、地蚕、地耦，河南偃师的偃师银

条，湖北荆门的荆门玉环等。一般在秋季休眠后或春季发芽前栽种，也可在地下茎萌芽出土时分株栽植。秋季、春季栽时随挖随栽，行距 30 cm，株距 25 cm，每穴栽块茎 2～3 个，覆土 3～4 cm，亩用种 25 kg 左右，覆土后稍镇压即可。早春栽植可覆地膜提高地温。若分株栽植，穴深 4～6 cm，每穴栽大苗 1～2 株，小苗 2～4 株，株行距同上。

（2）种子繁殖。4 月中下旬在畦床上，按行距 30 cm 开浅沟条播，覆薄土，稍镇压，浇水，保持床面湿润。

**3. 套间种**

地笋可与小麦、甘蓝、玉米、丝瓜等作物套间种，有利于遮阴降温，保持土壤湿润。

**4. 田间管理**

（1）中耕除草培土。地笋出苗后要及时除草、培土，以防根茎外露，当匍匐枝四周蔓延时不再中耕。

（2）摘心。5—6 月植株进入生长旺盛时期，为促进块茎发育可适时摘心。

（3）施肥。生育前期可施人畜粪水 2～3 次，封垄后不再追肥；生育后期，为促进地下部生长，可用 1%～2% 的磷酸二氢钾叶面喷施 1 次。

（4）排水灌溉。高温、干旱时早晚各浇 1 次透水；雨季要注意排水防涝。

（5）病害防治。病害主要为霜霉病，可用代森铵 1 000 倍液或 25% 的百菌清 1 000 倍液喷雾防治。

**5. 采收与留种**

10 月上旬采收。采收时先将地上部割去，然后用锹挖出，将大粒块茎捡出，分级，洗净，小粒块茎留在田间作明年的种茎；也可将小粒块茎撒播在向阳地面；上覆细土 4～6 cm，第 2 年春季萌发时移栽。

**（四）资源利用**

**1. 食用价值**

地笋嫩茎叶可以食用，做菜前需用沸水焯过，然后用清水漂数次，除去苦味后可以凉拌、做汤或者炒食。

**2. 药用价值**

地笋性味苦、辛，微温，具有活血、行水的功效，治经闭、身面浮肿、痈肿等。

### 3. 保健价值

地笋每 100 g 嫩茎叶含水分 79 g、蛋白质 4.3 g、脂肪 0.7 g、碳水化合物 9 g、钙 297 mg、磷 62 mg、铁 4.4 mg、胡萝卜素 6.33 mg、维生素 $B_1$ 0.04 mg、维生素 $B_2$ 0.25 mg、烟酸 1.4 mg、维生素 C 7 mg。

## 二十三、荆芥

【学名】*Nepeta cataria* L.

【俗名】假苏、姜芥、四棱杆蒿、稳齿菜、鼠实

【本草考证】

《食疗本草》中记载："温。辟邪气，除劳，传送五脏不足气，助脾胃。多食薰人五脏神。通利血脉，发汗，动渴疾。又，杵为末，醋和封风毒肿上。患丁肿，荆芥一把、水五升，煮取二升，冷，分二服。荆芥一名'菥蓂'[①]。"

（注释：① 菥蓂：读作 xī mì。）

译文：性温。有避免邪气侵犯的作用，消除疲劳，补充和疏通五脏不足之气，健旺脾胃。多吃会熏灼人五脏的神气。可通利血脉，发汗，会引发口渴病。

又，春杵为末，用醋调和外敷在风邪毒肿之上有治疗作用。

患疗疮肿毒，可用荆芥一把、水五升，煎煮剩下二升，冷却后分2次服用。

荆芥的另一个名称为"菥蓂"。

【现代研究】

（一）植物形态

荆芥为唇形科荆芥属一年生草本植物。高60～90 cm，有强烈的香气。茎直立，四棱形，基部稍带紫色，上部灰绿色多分枝，全枝被短茸毛。叶对生，指状3裂，偶有多裂，叶片线形或披针形，长1～2 cm，宽2～4 mm，全缘，两面均被短柔毛，背面具凹陷腺点；叶柄短。穗状轮花序，花小，淡紫色，多密集于枝端，长2～13 cm；苞片叶状，线形，长0.4～1.7 cm，绿色，无柄：花萼钟状，长约2 mm，上唇2裂，下唇较大，3裂，雄蕊4，2强；子房4裂，花柱基生，柱头2裂。小坚果4，卵形或精圆形，长约1 mm，棕色。花期6—8月，果期7—9月。

## （二）生境与分布

荆芥生长于山坡、林缘。我国主要分布于江西、江苏、浙江、四川、河南、河北等地，大部分地区有栽培。

## （三）栽培技术

### 1. 直播

春播在 4 月上旬播种，夏播于 6 月下旬播种，以春播为好。4 月上旬，选择阳光充足、排灌条件良好、疏松肥沃的沙质壤土地种植。重黏土生长不良，低洼积水地不宜栽种。地选好后深耕细作，施足基肥，每亩用堆肥或厩肥 1 500～2 500 kg。整平做畦，畦内要反复细耙，使土壤疏松细碎，整平以利排灌，否则，因种子细小而影响出苗。种子在土温 19～25℃时，湿度适宜，1 周左右出苗，若土温降至 16～18℃时，需 0～15 d 出苗。荆芥种子细小，整地要求精耕细耙，施足基肥，畦内表土整细整平，播种分点播、条播和撒播，一般以条播为好。条播，行距 20～25 cm，开浅沟，将种子均匀播入，覆土 0.5～1 cm，稍镇压后立即浇水，经常保持土壤潮湿。每亩种量 0.5～0.75 kg。点播，按行距 15～18 cm 开 4.5 cm 的窝，将种子点入窝内即可，不需要覆土和镇压，每亩播种量 0.25～0.3 kg。撒播，将种子均匀地撒入畦内，用竹扫帚轻轻地在畦面划扫一下，再用木板稍加拍压即可。总之，不论哪种方法，均要注意浅播和播种的土面经常湿润。否则，出苗迟，出苗不全，甚至不出苗。

### 2. 育苗

育苗可在清明前后适时播种。即在整好的苗床上先浇稀薄的人畜粪水湿润畦面，然后将种子拌草木灰，均匀地撒入畦面。播后用竹扫帚轻轻拍打畦面，使种子与表土密切接触，随即用木板将土压实，然后盖草，保温保湿，以利出苗。出苗后揭去盖草，浇水除草。苗高 5～7 cm 时分苗，去弱留壮。最后按株距 5 cm 定苗。为了经济用地，可定植于小麦、油菜等前作物收获后的地里。

### 3. 移栽

定植可于春季 5—6 月进行。最好选小雨后、土壤松软时挖苗定植。若遇干旱天气，必须在定植的前 1 d 灌水湿润苗床。选苗高 15 cm 以上的定植。定植时在畦面上按行株距 20 cm×10 cm 或 20 cm×20 cm 挖穴，每穴栽入大苗 2～3 株或小苗 3～4 株，栽后覆土，将根部压紧，浇 1 次定根水。定植后至成活前，应适当浇水，保持土壤潮湿，以利于植株成活。

**4. 肥水管理**

苗期需水量较大，幼苗期经常浇水，保持表土潮湿，以利生长。遇干旱需及时灌水。成株后节制用水。荆芥怕涝，雨季要适时疏沟、排水、防涝。全生育期一般浇 6～7 次水。雨季积水过多时要及时排水。为了秆壮穗多，应适当追施磷、钾肥。追肥要结合中耕除草，适合在每次中耕除草后进行，肥料以人畜粪水为主。第 1 次（每亩）追施人畜粪水 1 000～1 500 kg；第 2 次为 1 500～2 000 kg，也可适当施用尿素或硫酸铵；第 3 次重施 1 次冬肥，每亩施入多量人畜粪与腐熟油饼 50 kg、火灰 300～400 kg，混合堆沤后的复合肥，条播的开沟施入，施后覆土盖肥，撒播株间。

**5. 中耕除草**

直播和育苗的每年中耕 3 次。第 1 次在苗高 5～7 cm 时，结合间苗，进行浅松土和拔除杂草；第 2 次于苗高 10～15 cm 时，结合间苗和补苗进行中耕除草；第 3 次于定苗时再进行松土除草 1 次。移栽大田后，进行中耕除草 2 次，第 1 次在幼苗成活后，结合补苗进行中耕除草；第 2 次在苗高 30 cm 左右时进行。封行以后不再进行中耕除草。

**6. 病虫害防治**

荆芥生产中主要病害有茎枯病、立枯病、黑斑病等。发病初期喷洒50% 代森锰锌 600 倍液、50% 多菌灵 500 倍液或 50% 扑海因 500 倍液或1:1:200 波尔多液，间隔 7～10 d，连续 2～3 次。虫害有地老虎、银纹夜蛾等，可用 50% 锌硫磷乳油 0.5 kg，拌鲜草 50 kg 做毒饵，每亩撒 5 kg。

**7. 收获**

春播的荆芥于当年 8—9 月收割；秋播的荆芥于第 2 年 5 月下旬至 6 月上旬收获。当花盛开、花序下部有 2/3 已经结籽、果实变黄褐色时，选晴天，贴地面割取或连根拔取全株。全株割下阴干后，即为全荆；贴地面割取并晒干的称荆芥。摘取花穗，晾干，称荆芥穗；其余地上部由茎基部收割，晾干，即为荆芥梗。

**（四）资源利用**

**1. 食用**

荆芥价值经常作为餐桌菜肴。中原一带很早就有食用荆芥的习惯，《唐本草》始收入菜部；宋代苏颂《本草图经》记载其"辛香可啖，人取作生菜"；

元《饮膳正要》有药膳"荆芥粥"等。荆芥可用来烹炒、凉拌、煲汤、代茶饮。生食常见的有荆芥拌黄瓜、辣椒丝拌荆芥、凉拌荆芥等。用荆芥切碎，加绿豆面、鸡蛋及调料和成面糊，烙成煎饼，配粥或者汤羹也很好；用荆芥做馅料包饺子、肉饼也是常食之物。荆芥也可以作调料，汤羹中放几片荆芥叶子可增加汤的香气，红烧或炖动物性原料时放荆芥可起到去腥的效果，在河南无论城乡，夏季吃凉拌面时有三种调料少不了：蒜汁、黄瓜丝和荆芥。荆芥幼苗可以食用，可用来烹炒、凉拌、煲汤、代茶饮。生食常见的有荆芥拌黄瓜、辣椒丝拌荆芥、凉拌荆芥等。

2. 药用价值

荆芥主要成分是含挥发油，油中主要为 d- 薄荷酮、dl- 薄荷酮、1- 胡薄荷酮、d- 柠檬烯、荆芥苷 A、荆芥苷 B 等。荆芥除了作为餐桌菜肴之外，也是常用的解表中药，具有悠久的入药历史和显著药效。荆芥是常用的解表中药，具有悠久的入药历史和显著药效。荆芥为入血分之风药，味辛，性温，入肝经、肺经，具有发表、祛风、理血、止血的功效，可治疗感冒发热、头痛、咽喉肿痛、中风口噤、吐血、衄血、便血、崩漏、产后血晕、痈肿、疮疥、瘰疬等症。荆芥处方用名荆芥、荆芥穗、炒荆芥及荆芥炭，常用处方有荆防败毒散（《摄生众妙方》）和荆术散（《集验方》）等。在以上方剂中，荆芥皆为主要药物主要取其疏风清热、解毒消肿的功效。经过调查近年来国内外学者对荆芥化学成分及药理作用的研究，发现目前对荆芥的研究着重转向了荆芥挥发油及其穗部，荆芥主要成分为挥发油，另外，荆芥花穗还含有荆芥苷 A、荆芥苷 B、荆芥苷 C、荆芥苷 D、荆芥苷 E、香叶木素等多种成分；药理研究发现荆芥具有解热镇痛抗炎、发汗、抗病原微生物及抗氧化等作用。荆芥中的内酯类成分、荆芥煎剂和荆芥挥发油具有较好的发汗、改善血液流变学、镇痛、祛痰和平喘作用。

3. 其他

近年来除药厂将荆芥用作原料外，还广泛应用于饲料、香料加工行业，荆芥油出口东南亚各国的数量也逐年增加，使得其商品社会需求量不断增大。由于产地药农对荆芥连年采挖，其野生资源逐年减少，上市商品已出现供不应求的局面。目前荆芥商品市场库存薄弱，批量畅销，统货价格现涨至4～6 元 /kg。按照现在的市场供求状况，今后荆芥商品将出现较大缺口。因此，发展荆芥生产市场有潜力。

# 第五节　毛茛科

毛茛科（Ranunculaceae）双子叶植物纲木兰亚纲的一科。多数草本，少数为小灌木或木质藤本。单叶或复叶，互生或基生，稀对生。聚伞花序或由聚伞花序组成各式花序，稀总状花序。花下位，辐射对称，稀左右对称。萼片绿色或花瓣状；有各种颜色。花瓣不存在或存在，存在时有各种颜色，或特化成各种形状的引诱昆虫的分泌器官。雄蕊螺旋状排列，多数，稀少数；心皮通常为多数，稀1枚，分离或部分合生，1室，具1至多数胚珠，果为瘦果、菁葖果，有时为浆果或蒴果。

毛茛科约有60属，2 200种，分布于世界各地，多数分布于北温带。中国有39属，约720种，广布全国，多数分布于西南部山地。中国特有属5个：尾囊草属、星果草属、独叶草属、罂粟莲花属和毛茛莲花属。

东北地区毛茛科植物种类很多，例如本科植物有类叶升麻属、升麻属、毛茛属、乌头属、白头翁属、铁线莲属、金莲花属、耧斗菜属等。东北地区毛茛科植物绝大多数作为药用，并且有不同程度的毒性。尤其是乌头属植物，毒性最强，只可作为限制性中药使用。

东北地区毛茛属可食本草，如大三叶升麻、兴安升麻、展叶唐松草、毛茛等，只可在幼苗期将它们的幼嫩茎叶作为可食本草食用，当植株成熟以后，次生代谢物含量增加，毒性加强则不能食用。在食用此类可食本草时，应该特别注意食用前处理方法，例如，兴安升麻的幼嫩芽食用前，应该用沸水焯一下，然后用清水浸泡一段时间，以促进化学反应发生，降低可食本草毒性。因此，毛茛科可食本草不宜多食。

毛茛科可食本草中主要含有皂苷类、生物碱类、多糖类以及苦味素类成分，使得毛茛科可食本草具有降低血脂血糖，抗氧化、抗衰老、增强免疫力、抗肿瘤形成的功效。经传统中医学分析认为，毛茛科可食本草性温，味苦、辛，具有清热解毒，祛风除湿，行气止痛的功效，可治疗风疹初起，跌打损伤，气滞血瘀等症。

## 二十四、兴安升麻

**【学名】** *Cimicifuga dahurica*（Turcz.）Maxim.

**【俗名】** 苦龙芽、龙引菜、北升麻

**【现代研究】**

（一）植物形态

兴安升麻是毛茛科升麻属多年生草本植物。根茎粗壮，多弯曲，表面黑色，有许多下陷圆洞状的老茎残迹。茎直立，下部茎生叶为二至三回三出复叶；顶生小叶宽菱形，3 深裂，基部微心形或圆形，边缘有不规则锯齿，侧生小叶长椭圆形，稍斜，边缘具不规则锯齿，上面无毛，下面沿脉被疏柔毛；复总状花序；花单性，雌雄异株，雄性花序大，雌性花序稍小，分枝少；花序轴和花梗被灰色腺毛和短柔毛；苞片钻形；萼片 5，花瓣状，白色，宽椭圆形或宽倒卵形，早落；无花瓣；雄蕊多数，心皮 4～7，疏被灰色柔毛或近无毛，无柄或有短柄。种子椭圆形，褐色，四周有膜质鳞翅，中央有横鳞翅。花期 7—8 月，果期 8—9 月。

（二）生境与分布

兴安升麻生长于林缘、灌丛、山坡疏林、草地。我国主要分布于辽宁、吉林、黑龙江等地。

（三）栽培技术

目前未见大量的人工栽培。

（四）资源利用

1. 食用价值

早春把幼嫩（展叶前）的兴安升麻茎经制作后食用，清香爽口，略带苦味。奇妙的是吃一口兴安升麻再吃一口小米粥则变苦为甜，是由于小米内的多糖类与升麻的阿魏酸和异阿魏酸发生水解反应而生成蔗糖和果糖。幼叶同样可作凉拌菜，炒菜或主食菜馅。

## 2. 保健价值

兴安升麻全株的功能性成分主要含有升麻多糖、三萜及其皂苷类、异阿魏酸、升麻苦味素、生物碱等，具有清热解毒、降血脂、降血糖、抗氧化衰老、镇静抗炎、抗肿瘤形成、免疫促进活性等功能。据报道，兴安升麻中的主要功能性成分为升麻苷、阿魏酸和异阿魏酸，都被开发成了相关的药品和保健品。

## 二十五、大三叶升麻

**【学名】** *Cimicifuga heracleifolia*（Kom.）J. Compton

**【俗名】** 关升麻、龙眼根、窟窿牙根

**【现代研究】**

### （一）植物形态

大三叶升麻是毛茛科升麻属多年生草本植物。茎直立，高 1～1.5 m。叶为二回三出复叶，茎部叶有长柄；小叶卵形至广卵形，中央 1 片小叶常再 3 浅裂，边缘有粗大锯齿，两面均被柔毛。花序复总状，被灰色柔毛；花两性；萼片 5，花瓣状，早落；雄蕊多数；心皮 3～5，分离，光滑无毛，有短柄。蓇葖果 3～5。花期 7—8 月，果期 8—9 月。

### （二）生境与分布

大三叶升麻生长于林下、灌丛。我国主要分布于辽宁、吉林、黑龙江等地。

### （三）栽培技术

野生资源多生于阴坡或阳坡的落叶松林、针阔混交林、阔叶林、林缘、灌木丛、沟塘或溪边等，伴生植物种类较多。从土壤类型来看，有含腐殖质的棕色壤土、棕褐色壤土、黑色壤土、肥力较弱风化弱性黏质土等各类土壤，对土壤要求不十分严格；从长势来看，以肥厚的腐殖土、含腐殖质的沙壤土植株相对高大健壮；从土壤湿度来看，不同的生长季节，降水量也不均衡，因此土壤的湿度变化较大。年降水量 400 mm 以上均可满足其正常生长，但长势有所不同，以蒸发量较小的林下地、沟塘等湿润地长势健壮。对光线要求较严格，大多数是散射光，占生长发育期 55 %～65 %，少数是直射光，占生长发育期 45 %～35 %。土壤干旱、贫瘠、光照度强，植株矮小、瘦弱。

**1. 育苗管理**

育苗地最好选择土层深厚、肥沃、排水良好的沙壤土或壤土地、农田地、庭院的菜园地、附近有水源的阴坡林缘地及林下空地最好，一是保证育苗和

苗期用水；二是可以略去小苗时期所需的遮阳物，节约人力、财力等。育苗时间分为春秋两季：秋季育苗宜在土壤结冻之前进行；春季育苗最好在秋季或播种前 30 d 将种子进行层积处理，或育苗时施以激素处理。春季育苗优于秋季。

先将育苗地翻耕，深 15～20 cm，除净较大石块及多年生草根等杂物，打碎土块，做成宽 100～120 cm、高 15 cm 的苗床将床面耙细、耙平，床边缘稍高。由于小苗对粪肥的需求较小，可不施基肥。春季育苗时间从谷雨开始，气温白天 22 ℃左右，夜晚不低于 12 ℃，土壤湿度应保持在 45 %～60 %。育苗时按行距 20～25 cm 开沟，沟深 1 cm，沟幅宽些，沟底最好用 5 cm 宽木板压一下，使其平坦；沟底施少量氮肥作底肥，或是将充分腐熟的厩肥过筛后撒入沟底作底肥。然后将种子均匀撒入，覆土厚度 0.5～0.6 cm，整平，稍镇压。

由于表土层较为疏松，气温逐渐升高，水分蒸发量也随之增大，因此应采取适当的遮阳措施，减少蒸发，如覆盖松针、稻壳、薄稻草帘等。每天清晨按时向床面喷水，以保持土壤湿润。正常条件下 15～20 d 出苗，出土的小苗近 1 枚真叶，如果遮阳物是稻草帘类应及时撤下，松针类则不用撤下。小苗出齐后适当控制水量，防止小苗徒长，有利于刺激根系的生长发育。杂草生长快于小苗生长时应及时除去，减少其对土壤中肥力的吸收利用，同时保证小苗的光合作用。当苗高 5～10 cm 时进行间苗，定苗株距 5～7 cm，小苗再移栽，以便获取更多的种栽。6—8 月气温较高，应对小苗进行适当遮阳，比如早期稀植玉米、高粱等高秆阔叶植物，或用透光率 40 %～60 % 遮阳网等。结合除草适当松土和培土，松土的次数应视杂草长势情况和土壤的干湿度而定，一般 5～6 次，培土 3～4 次。雨季来临之前进行 1 次以氮、磷为主的根部追肥，培育壮苗，一侧开沟 3～5 cm 将肥撒入，覆土盖严，开沟时注意减少对根系的损伤。每亩施肥 15～20 kg。

当年的植株不能开花结实，10 月中旬植株逐渐枯萎。清理枯枝残叶，加盖 2～3 cm 厚防寒土或盖头粪保护越冬芽，对第 2 年的生长起到追肥的作用。

育苗 2 年可以移栽，移栽分为秋栽和春栽。秋栽在植株枯萎到土壤结冻前进行；春栽宜早不宜迟，应在植株返青前栽完。移栽前清理枯萎枝叶，从一端挖起，挖全整个根系并注意保护休眠芽，挑出病根，再根据种栽的粗细、长短分为 2～3 个等级，以便移栽时确定株行距。

**2. 移栽管理**

移栽地有多种选择，如林下空地、林缘地、阴坡地、农田地及菜田地等，农田地和菜田地应采取适当的遮阳措施，如种植一定量的玉米、高粱等阔叶农作物。无论选择哪种地，先将其翻耕深 15～20 cm，除去较大的石块、草根或树根等杂物，打碎土块，苗床宽 100～120 cm、高 15 cm，两床之间留作业道 30 cm，耙平、耙细床面，距床边 10～15 cm 开沟，横向或纵向均可，行距 20～25 cm，沟深以超出种栽长度 3～5 cm 为宜。沟底施入充分腐熟捣细的厩肥作为基肥，每亩施用 2 000～2 500 kg。开沟移栽易使根系舒展，而穴栽易造成卷曲。种栽较大者 1～2 个 1 组；种栽较小者 2～3 个 1 组。株距均按 25～30 cm，覆土 2/3 处稍挤压，浇透水，渗透后覆土，超过顶芽 3～5 cm。秋栽应采取防寒措施，如加盖防寒土、盖头粪或防寒帘等。第 2 年返青前撤去防寒土或防寒帘，以提高地温。春栽应施足底肥，栽后浇足水。仿野生栽培应是林下栽培上乘选择，基本不破坏地势地貌，不影响其他生物生长，值得推广。

无论何时移栽，除草和松土是经常性的管理工作。结合不同的生长期、生长年限和部位用途，适当增施肥料，以此来补充土壤肥力，保证植株良好长势，最终获得高产量和优质产品。施肥应以有机肥和多元复合肥为主，辅以少量化肥和单元肥。根据土壤湿度适当补充水分，连雨季节应注意防涝。秋季清理田园，并做好防寒工作。以后每年均重复上 1 年的工作，每隔 4～5 年进行倒茬或更换种植地，同时进行根茎分栽扩大栽植面积。人工栽培由于光照条件和肥力的改善，2～3 年可以开花结果，作为药材生产应及时去掉花序，以获取优质高产药材。

**3. 病虫害防治**

（1）病害。有时发生灰斑病和立枯病。

灰斑病是由半知菌属孢属真菌引起的，主要为害叶片，症见叶片上病斑圆形或近圆形，直径 0.2～0.4 mm，中心部呈灰白色，边缘呈暗褐色病斑，两面生有浅褐色的霉状物，即病原菌的子实体。病情严重时病斑连成片致叶片枯死。发病规律：病菌以菌丝体在病株残体上越冬，第 2 年 6—8 月大量的孢子借风传播进行侵染。

防治方法：不选择发生过此病的茬地和不与有此病的寄主为邻。播种前用 65% 的代森锌 500 倍液浸种 1～2 h，发病前用 1∶1∶120 波尔多液喷防，移栽时种栽用代森锌进行灭菌。进入发病期勤观察，做到早发现、早防治，个别拔除病株销毁。秋季清理田园，将病残株销毁，减少传染源。

立枯病是由半知菌亚门丝核菌属真菌引起。首先为害植株茎基部，再引起整个茎逐渐萎蔫变黑，导致全株死亡。发病规律：病菌以菌丝体或菌核在寄主的越冬体上越冬，在适宜的条件下，病菌以菌丝体直接侵入嫩茎，病害发生时的土温为 15～17℃，东北地区 5 月下旬始发，6 月中旬盛发。

防治方法：移栽时小苗用 50% 的福美双 400～600 倍液浸种 1 h，然后栽植。发病时，应及时拔除病株，并对株穴进行灭菌，如用 50% 多菌灵 500 倍液或 75% 敌克松 800 倍液喷施灭菌。

（2）虫害。地上虫害基本不发生，地下害虫有蛴螬、蛀心虫咬食根部。可用杀虫剂如敌百虫、敌杀死等防治。

4. 采收

作为药材采收应生长 3～4 年，采收时获得的根状茎留作种栽，生长 2～3 年再次采收；作为食用应生长 2 年后采食。每年采收 1 次，采收时应保留最下端的 1 个节，以便其中的休眠芽萌发取代主茎继续生长。

（四）资源利用

1. 食用价值

早春展叶前的嫩芽可食用。

2. 保健价值

与兴安升麻相似。

## 二十六、毛茛

**【学名】** *Ranunculus japonicus* Thunb.

**【俗名】** 老虎脚爪草、毛芹菜、起泡菜

**【现代研究】**

（一）植物形态

毛茛是毛茛科毛茛属多年生草本植物。茎高 30～70 cm，有伸展的白色柔毛。基生叶和茎下部叶有长柄，长可达 20 cm，叶片五角形，长 3.5～6 cm，宽 5～8 cm，3 深裂，中间裂片宽菱形或倒卵形，3 浅裂，疏生锯齿，侧生裂片不等地 2 裂，茎中部叶有短柄，上部叶无柄，3 深裂，裂片线状披针形，上端有时浅裂成数齿。花黄色，直径约 2 cm；萼片船状椭圆形，外有柔毛；花瓣 5，也有 6～8，少数为 6～8，少数为重瓣，圆状宽倒卵形，基部蜜腺有鳞片。瘦果长 2～3 mm，两面突起，边缘不显著，有短喙稍向外曲。花期 3—5 月。

（二）生境与分布

毛茛生长于田野、路边、沟边、山坡杂草丛。我国主要分布于东北至华南地区。

（三）栽培技术

1. 选地整地

选择土壤疏松肥沃的沙壤土，土壤 pH 值 6.5～7.5。选好地块后深耕 25 cm 以上，结合耕地，每亩施入优质农家肥 2 500 kg，充分混合均匀后施入 20 cm 耕层中。为防治地下害虫，要配制毒饵、毒土进行土壤处理。然后耙细整平，做宽 1.2 m 的畦，畦面平整，土要细碎。畦长 10 m、高 10 cm、间距 40 cm。

2. 播种繁殖

一般于 4 月中下旬播种，条播按行距 10～15 cm，开沟深 1 cm 左右，将种子播入沟内，覆细土后用小石磙稍镇压，用喷雾器浇水，并加盖草帘子保

温、保湿。15 d左右出苗。出苗后间除过密的苗。

### 3. 分株繁殖

春季4月和秋季10月均可进行，将母株挖出后，按根的自然状况用手掰开，分成带根的小株。按行株距40 cm×30 cm挖穴，每穴放入1～2株，覆土后浇水。

### 4. 苗期管理

（1）育苗期管理。出苗前要经常检查育苗床湿度。一般出苗前畦面可萌发一茬禾本科杂草，可喷"农达"灭杀，使用前一定要确保毛茛幼苗未出土。苗生长到3～5 cm时，每亩追施尿素10 kg，追肥后浇灌1次透水。畦面要保持清洁，发现杂草及时清除。待苗高5～8 cm时移栽，按行株距40 cm×30 cm挖穴，每穴放入2～3株，覆土压紧，浇水。

（2）生长期管理。进入生长期，需追肥1次，每亩施尿素12 kg。追肥后浇1次透水，待水下渗后2～3 d进行中耕松土，保持土壤疏松。生长期适当增加中耕次数，有利于改善毛茛根系生长环境，促根深扎。一般生长期要进行3次中耕，特别是干旱时和下雨过后，进行中耕十分有效。生长期田间杂草会与毛茛争夺养分、水分和空间等，会影响毛茛生长。要见草及时拔除。同时夏季洪涝多发，应注意防洪排涝。

（3）越冬管理。毛茛植株生长到9月下旬，地上叶片开始枯萎黄化，进入越冬休眠状态。为防止冬、春风害失墒，保证第2年春季返青有足够的土壤水分，应在封冻前浇1次越冬水，对毛茛的根系发育和生长十分有利。

### （四）资源利用

#### 1. 食用价值

早春幼苗嫩心叶。炒食或者做汤，有小毒，开水烫后再食。

#### 2. 药用价值

每100 g毛茛幼苗含有胡萝卜素3.32 g、维生素$B_2$ 0.23 g、维生素C 0.56 g。毛茛具有利湿、消肿、止痛的功效，可治疗疟疾、黄疸、肾炎、偏头痛、急性结膜炎、虫牙痛、哮喘、疔疮等症。草为外用发泡药，治疟疾、黄疸病，鲜根捣烂敷患处可治淋巴结核。

# 二十七、展枝唐松草

**【学名】** *Thalictrum squarrosum* Steph. ex Willd.

**【俗名】** 猫爪子

## 【现代研究】

### （一）植物形态

展枝唐松草是毛茛科唐松草属多年生草本植物。叶为掌状三出复叶，仅有 3 片小叶着生在总叶柄的顶端，并且 3 小叶柄等长，小叶厚膜质，倒卵形或近圆形，3 浅裂，全缘或具疏粗齿。夏季开花，复单歧聚伞花序，花萼白色或带紫色，宽椭圆形，无花瓣。瘦果倒卵形，具 3～4 条纵翅，基部突变狭长成细柄，9 月成熟。

### （二）生境与分布

展枝唐松草生长于林下、草甸的潮湿环境。对土壤要求不严，但排水需良好，较耐寒，主要生长于海拔 1 000 m 以上山地。我国主要分布于东北地区，山东、河北、内蒙古、浙江西北部也有分布。

### （三）栽培技术

#### 1. 种子采收

采收时间一般在 9 月中下旬，成熟后的种子容易脱落，种子在深棕色至黑色时采收为佳。将种子同果枝一起采收，在阳光下晒干，敲打干燥的种子与果枝后去掉果枝碎屑，把除杂的种子装袋后挂在通风处进行干燥，千粒重约 4.5 g。

#### 2. 整地与基肥

选择土质肥沃疏松，排水性与通透性好的地块，清除杂草石子等杂物，均匀撒施腐熟的农家肥 3～4.5 kg/m²，用旋耕机进行深翻、以土壤保水为原则做成宽 1.2 m、畦高 10～15 cm、铺滴管带、覆盖黑地膜，高于地面 1.8 m 左右挂遮阳网。

#### 3. 种子前处理与定植

（1）催芽。在 23 ℃下进行种子的催芽，种子每天用清水清洗 1 次后用浸过水拧干的布包起来，约 8 d 后出子叶。

（2）层积。在入冬前把采收好的种子埋于室外进行层积处理，第 2 年在土地化冻后把种子取出后晾干。

（3）高温。对种子进行 25～40℃高温处理，使种子提高萌发率。

（4）浸泡。通过 100 mg/L 的赤霉素对种子浸泡 20 h，使种子打破休眠。

这 4 种方法中任选 1 种，待出苗率为 80 % 时用镊子轻轻地播于 98 孔穴盘，待长至 5～6 cm 时，选取生长旺盛、长势一致且无病害的幼苗按株行距5 cm×15 cm 定植，定植前畦田浇透水。

### 4. 除草及防虫

黑膜与黑膜之间出现杂草时应及时拔掉。管理过程中如出现蚜虫或其他虫害则用吡虫啉、啶虫脒或敌百虫等药剂进行全株喷施，以药液不滴落叶片为宜。

### 5. 水分及追肥

采用水肥一体化技术一并处理，在下午或傍晚追施 NP 复合肥时要保证每次都要勤施少施，以土壤不干旱为原则下保证 450 kg/hm² 的复合肥。

### 6. 采收

保护地栽培的展枝唐松草在越冬芽出土后 1 个月左右，在保证食用率和保证展枝唐松草的产量的前提下，此时长成 25～35 cm 的植株即可用镰刀沿地表 1～2 cm 处切割采收，采收第 1 次之后每隔 15～20 d 采收 1 次，采收3 次时仍能保证较好的口感。大田栽培的展枝唐松草，第 1 年因茎细弱、植株瘦小，不易采收，第 2 年长成 20～30 cm 时可沿地表采收。

## （四）资源利用

### 1. 食用价值

一般于 4—5 月采集高 6～12 cm 的嫩芽。鲜食时只需用开水焯一下，换清水浸泡一夜，即可炒食或做汤；另外，采集多时，也可扎把盐渍，一般采用二次盐渍法。

### 2. 药用价值

展枝唐松草性平，味苦，具有清热解毒、健胃、制酸、发汗的功效。

### 3. 保健价值

展枝唐松草每 100 g 鲜品含水分 72 g、蛋白质 5.8 g、粗纤维 1.4 g、胡萝卜素 6.85 mg、维生素 $B_2$ 0.19 mg、维生素 C 45 mg。

## 二十八、辣蓼铁线莲

**【学名】** *Clematis terniflora* var. *mandshurica*（Rupr.）Ohwi

**【俗名】** 东北铁线莲、山辣椒秧子

**【现代研究】**

### （一）植物形态

辣蓼铁线莲是毛茛科铁线莲属多年生草质藤本。长可达 1 m，圆柱形，具细肋棱。节部和嫩枝被白毛，后近无毛。叶对生，三出羽状复叶，小叶柄长 1～2 cm，小外片 5 或 7，有时 3，卵形或卵状披针形，长 3～8 cm，宽 1～5 cm，基部圆形、楔形，先端渐尖，全缘，稀 2～3 裂，表面绿色，无毛，背面淡绿色或苍白色，叶脉突出，无毛或沿叶脉疏生柔毛。圆锥状聚伞花序腋生或顶生，多花，花梗有短柔毛或近无毛，花径 2～4 cm，萼片 4～5，白色，长圆形或狭倒卵形，长 1 cm，宽 3～5 mm，外面有短柔毛，边缘密被白色茸毛；雄蕊多数，无毛。瘦果近卵形，长 4～6 mm，宽 3～4 mm，褐色，扁平，边缘增厚，宿存花柱长 2.5～3.5 cm，有长柔毛。花期 6—8 月，果期 7—9 月。

### （二）生境与分布

辣蓼铁线莲生长于林缘、山坡灌丛、阔叶林下。我国分布于东北、华北地区；在国外，俄罗斯、蒙古国、朝鲜有分布。

### （三）栽培技术

#### 1. 种子采收

辣蓼铁线莲种子成熟期在 9 月中下旬。种子成熟的标准：种皮呈深黄色，咬破种子后，种内的种胚没有水或只有少量的水，这时便可以采收。采收后，将种子放在日光下晒干，清除杂质，将种子装入布袋中，置于干燥、通风处保存。

### 2. 选地整地

选择土层深厚、排水良好、疏松肥沃的棕壤土或沙质壤土为宜。低洼、易涝或干旱地块不宜选用，清除石头、树根、杂草等杂物，然后深翻 25 cm，结合深翻整地施入腐熟的农家肥作为基肥，每亩施入量为 2 500 kg，使土、粪混合均匀。再耙细，苗床宽 1.3 m 左右，床高 10 cm。床长依地形而定。床与床之间留 50 cm 宽的作业道。

### 3. 繁殖方法

（1）种子直播。可采用春播或秋播。秋播时间为 10 月中旬，春播于 4 月下旬至 5 月中旬。种子直播多采用条播。顺着做好的床按照行距 25 cm，开 2 cm 的浅沟，然后将种子均匀撒入沟内，覆土后轻轻镇压，浇透水，床面覆盖松针或稻草 2 cm，经常保持土壤湿润，温度适宜，约 10 d 出苗。出苗后清除床面上的松针与稻草。苗高 3 cm 时可间苗 1 次，苗长到 10 cm 时，按照株距 20 cm 定苗。每亩用种量为 1.5 kg。

（2）育苗移栽。将种子均匀的撒播于整好的床面上，覆土 1.5 cm，床面用稻草、树叶等覆盖，保持土壤湿润。出苗后撤去覆盖物。苗高 3 cm 时可间苗 1 次，苗高长到 10 cm 左右时，按株行距 20 cm × 30 cm 带土移栽。也可以在一年生苗枯萎后于秋季或第 2 年春季进行移栽。

（3）根芽繁殖。秋季植株枯萎后或春季植株萌芽前，采挖野生或栽植多年生植株根部，进行分根，每丛根部带 2～3 个更新芽，在做好的床面上按株行距 20 cm × 30 cm 进行栽植即可。

### 4. 田间管理

（1）肥水管理。播种后要经常浇水，保持床土湿润，浇水时，要小水勤浇，并在早晨或傍晚进行，不宜在中午高温时浇水，幼苗出土后，用水量以土壤不旱为原则，以免造成苗间湿度过大。苗期结合中耕除草，每亩施入较淡人粪尿 1 000 kg。定植后每年追施 2 次过磷酸钙或复合肥，每亩施入量为 25 kg。

（2）间苗补苗。幼苗长到 3～4 cm 高时进行间苗，间苗后也要进行浇水，以增加床土密度，防止通风透气。幼苗长到 10 cm 左右时进行定苗。对于缺苗处于阴雨天气及时进行补苗。

（3）中耕除草。育苗期间，全年进行 3～4 次除草，当幼苗高 3～5 cm 时进行中耕除草 1 次，以后视杂草生长情况再中耕除草 1～2 次。定植于大田后每年中耕除草 2～3 次。除草的同时进行松土，以增加土壤通透性，除草应进行多次，勿使大草欺苗，影响幼苗的生长。

（4）修枝。当苗高长至30～50 cm时，用树枝在行间搭架，架高90～120 cm，供植株攀缘生长，避免茎、叶堆聚在一起，因通风不良而影响生长。为促进根系发展，适当剪去过密的藤条。整形修剪在每年的10—11月采收种子后进行，去除枯枝，促进园内通风透气，减少病虫害的发生。

5. 病害防治

（1）叶斑病。叶斑病发病初期，叶片出现水渍状斑点，颜色逐渐加深，黄色或褐色。每年6月发病，7—8月为高发期。防治方法：播种或移栽前用50％的多菌灵7～8 g/m$^2$进行土壤消毒；在生长期间，于发病初期，通用多抗霉素120～150倍液与70％代森锰锌400～500倍液交替喷洒，每隔7～10 d喷1次。

（2）黑腐病。发病初期根茎部位有环状褐化，逐渐扩展至全茎，发病部位黑褐色，最后造成整个植株死亡。防治方法：发病初期，用50％多菌灵600倍液，每隔7～10 d喷洒1次。

6. 采收

当幼苗15～20 cm高时，便可采收，采收应分批分期进行，采大留小，采收时，用镰刀将幼茎叶沿地表割下，一般可采收4～5茬。辣蓼铁线莲以根入药，栽后3年，于秋季采挖根部，拣净杂质，除去茎叶，洗净泥土，用水浸泡，捞出，润透，切段后晒干，置干燥处。

## （四）资源利用

1. 食用价值

辣蓼铁线莲，早春幼苗可以食用，食用之前用沸水焯过，换清水浸泡一夜，可炒食、蘸酱或者做汤。

2. 药用价值

性味辛、温。功能是祛风湿、通经络、止痛。用于治风湿性关节炎、神经痛、四肢麻木、肢体疼痛、跌打损伤、鱼刺鲠喉，又用于黄疸型肝炎。外用治荨麻疹。水煎服，5～10 g，外用适量煎水洗患处。

# 第六节　菊科

菊科（Compositae）是双子叶植物纲菊亚纲最大的科。有一致的小花结构。小花管状，辐射对称，或舌状而两侧对称，或花冠管状而花冠裂片二唇形。多数小花密集排列，外覆以总苞片而形成一致的头状花序。根据头状花序的结构分为 2 个亚科，第 1 种为管状花亚科。头状花序盘状，全部小花两性，管状，或头状花序异型，边花雌性细丝状或细管状而中央两性花管状，或边花舌状雌性而中央两性花管状；第 2 种为舌状花亚科。头状花序辐射状，同型，全部小花两性，舌状，植物有汁液，只有 1 族，即菊苣族。

菊科共 13 族 1 300 余属，近 25 000～30 000 种，除南极外，全球分布。中国约有 220 属近 3 000 种，全国各地分布，其中异裂菊属、复芒菊属、太行菊属、画笔菊属、重羽菊属、黄缨菊属、川木香属、球菊属、葶菊属、栌菊木属、蚂蚱腿子属、花佩属、华蟹甲草、华千里光属、紫菊属、君范菊属等为中国特有。

菊科野菜营养丰富，含有丰富的矿物质和维生素，明显高于其他科属的野菜含量。菊科的另一个重要特征是菊糖完全代替了淀粉作为多聚糖贮存。菊科所含有的倍半萜内酯类具有强心、抗癌、驱虫、镇痛等作用。本科中有 350 余种倍半萜内酯。

东北地区菊科野菜种类众多，是所有野菜中数量最大的一个类群，例如蒲公英、苣荬菜、东风菜等都是人民群众喜爱食用的野菜，菊科野菜大多数性寒，味苦、甘、平，低毒或无毒。具有清热解毒，利水渗湿，祛瘀止痛的功效。长期食用菊科野菜可以祛除体内湿毒，增加免疫力，尤其对治疗一些慢性疾病大有益处。

## 二十九、蒲公英

**【学名】** *Taraxacum mongolicum* Hand. -Mazz

**【俗名】** 黄花地丁、付红黏浆、婆婆丁

**【本草考证】**

《本草纲目》中记载：李时珍说，名义未详。孙思邈《千金方》中作凫公

英。苏颂《图经本草》中作仆公罂。《庚辛玉册》作鹑鸪（chún gū）英。俗呼蒲公丁，又称黄花地丁。

　　集解：寇宗奭（shì）曰：蒲公英，即地丁。四时常有花，花罢飞絮，絮中有子，落处即生。庭院间皆有，随风而来。李时珍说：嫩苗可食。《庚辛玉册》云，地丁叶似小莴苣，花似大旋葍（fú），一茎耸上三四寸，断之有白汁。二月采花，三月采根。可制汞，伏三黄。有紫花者，名大丁草，出太行、王屋诸山。陈州亦有，名烧金草，能煅朱砂。一种类似地丁而无花者，名地胆草，亦可伏三黄、砒霜。

**【现代研究】**

（一）植物形态

　　蒲公英为菊科蒲公英属多年生草本。植株高 10～25 cm，全株含有白色汁液。根垂直生长，圆柱形，表面黄棕色。叶莲座状平铺，匙形或狭长倒卵形，边缘羽状浅裂或齿裂。冬末春初抽花茎，顶端生 1 头状花序，开黄色舌状花，两性，花冠黄色；雄蕊 5，花药合生；子房下位，花柱细长，柱头 2 裂，呈条形。果实成熟时形似白色茸球，有毛的果实可随风飞散。花期 4—5 月，果期 6—7 月。

（二）生境与分布

　　蒲公英生长于路边、沟边、住宅旁、田野草地。我国分布于华东、华北、东北等地区，辽宁、吉林、黑龙江、河北、浙江、内蒙古等已进行了蒲公英保护地规模化栽培；在国外，朝鲜、俄罗斯有分布。如今已成为国内外亟待开发的野生蔬菜。

（三）栽培技术

1. 露地栽培技术

　　（1）播种。选肥沃、湿润、疏松、有机质含量高、向阳的沙质壤土地进行播种。播种前翻耕土壤，施腐熟农家肥 67 500～75 000 kg/hm² 作基肥，整细耙平，做畦。畦宽 120～150 cm，在畦内开浅沟，沟距 12～15 cm，沟宽 1 cm、深 10 cm。踩实、浇透水，将种子与细沙拌均匀，条播于沟内，覆土 1～2 cm。成熟的种子，从播种到出苗需 10～12 d。播种量 3～4 g/m²，可保苗 700～110 株。春季覆盖地膜，4～5 d 即可出苗，出苗率达 70 % 时，立即取下地膜。夏季雨量充沛，可不覆盖。

（2）肥水管理。出苗前，如果土壤干旱，可在播种畦上，先稀疏散盖一些麦秸或茅草，然后洒水，保持土壤湿润。待幼苗出齐后，扒去盖草，以保全苗。出苗后保持土壤湿润，使幼苗苗壮生长，但要防止徒长和倒状。在生长季节追肥 1～2 次，每次追施尿素 15～20 $g/m^2$、磷酸二氢钾 7～8 $g/m^2$。秋播播种当年不采收叶片，以促其繁茂生长，以利于第 2 年早春收获植株粗壮，获得品质优良的蔬菜。

蒲公英收割后，根部受损流出白浆，此期不宜浇水，以防烂根。蒲公英植株生长年限超长，根系越发达，地上部分也越繁茂，生长速度越快。如单株鲜重一年生 7～8 g、二年生 35～40 g、三年生 140～152 g。田间要及时除草，加强水肥管理，适时采收。为提早上市，于春季化冻前 20～30 d 初建小拱棚，采取地膜覆盖等措施。秋末冬初，浇 1 次透水，确保在第 2 年春较早萌发收获。

**2. 保护地栽培技术**

（1）育苗和分苗。夏季在露地进行育苗。用 30 % 腐熟的有机肥、60 % 农田土、10 % 腐熟人粪尿配成营养土，放在育苗盘里，喷水，点种。种间距离 1.2 cm，覆盖细土，以种子不外露为准。并覆盖地膜。4～5 d 出苗，出苗率达 80 % 时，取下地膜。幼苗 3～5 片叶开始分苗，行距 8～10 cm，株距 5～7 cm，一穴双株，边栽、边浇水。3～5 d 即可完全成活。

（2）整地和施肥。在塑料大棚和日光温室栽培，应先深翻土壤 30～35 cm。然后施腐熟优质农家肥 30 000 kg/hm²、磷酸二铵 300 kg/hm² 作基肥。做宽 1.2～1.5 m、长 10 m 的畦。在霜冻来临前，扣好塑料薄膜。

（3）定植。土壤结冻前 10～15 d 进行。定植前一天在苗床上浇 1 次透水，以保证起苗时能带上挖，提高成活率。定植行距 10～15 cm，株距 5～8 cm，一穴双株。定植后，浇 1 次缓苗水。如果采挖野生母株定植，应于 9 月上旬采挖野生蒲公英母根。选挖叶片肥大、根系粗壮者，挖出后，保留主根与顶芽，作为种用。在畦内开沟定植，沟深 7～8 cm，行距 20～25 cm，株距 10～12 cm。封冻前浇 1 次封冻水，等待越冬。

（4）田间管理。入冬后，室温保持 10 ℃ 以上，蒲公英植株即可正常生长。适时浇水，保持土壤湿润。待叶片长到 10～15 cm 时即可采收上市。也可根据植株长势控温和水分，使其在元旦或春节供应市场。采收后 2～3 d 内不宜浇水，以防腐烂耗损。

（5）收获。当蒲公英叶片达到 10～15 cm 时，即可沿地表下 1～2 cm 处平行下刀收割，平均产 0.8～1 kg/m²。收割时注意保留地下根部，以长新芽；割大株，留中株、小株，继续生长；也可摘取叶片。头茬收后，加强管理再收 1～2 茬。

**3. 软化栽培**

在保护地栽培中，蒲公英萌发后，进行沙培，铺 1 cm 厚的细沙。待叶片露出地面 1 cm 后，再 1 次进行沙培。共进行 4～5 次，于叶片长出沙面 8～10 cm 时，连根挖出，洗净，去掉须根，绑成小捆上市。通过软化栽培，苦味降低，纤维减少，脆嫩质优，质量大大提高。

国内多家科研与教学单位都开展了蒲公英品种的选育工作，华中农业大学育成了华蒲 1 号、山西农业大学育成了铭贤一号。沈阳农业大学选育出的沈农蒲公英 1 号已在东北、华北、华中、西北等地示范推广 500 hm²，完善了国内野生蒲公英驯化、选育与大面积栽培技术体系。

**（四）资源利用**

**1. 食用价值**

蒲公英可以作为野菜食用，营养丰富，含有多种营养成分，据报道，每 100 g 蒲公英嫩叶含水分 84 g、蛋白质 4.8 g、脂肪 1.1 g、碳水化合物 11 g、粗纤维 2.1 g、灰分 3.1 g，还含有钙 216 mg、磷 93 mg、铁 10.2 mg、胡萝卜素 7.35 mg、维生素 $B_1$ 0.03 mg、维生素 $B_2$ 0.39 mg、维生素 C 47 mg、核黄素 0.39 mg 以及多种氨基酸。其中钙的含量为番石榴的 2.2 倍，铁的含量为山楂的 3.5 倍，是天然的高钙、高铁食品。蒲公英的嫩茎、叶可直接采摘清洗干净后食用，也可将其在沸水中焯 1～2 min，控干水后食用。可蘸酱、凉拌，口感清爽；也可炒食、做汤、做馅、做粥，风味独特。其根可用水煮后切片炒食或与米煮食，也可以制成粉用开水冲匀饮，有促进消化作用，具清热解毒作用。

**2. 药用价值**

蒲公英是我国传统的中草药，药用价值很高，被誉为中草药的"八大金钢"之一。蒲公英全草入药，味甘、平，微苦寒，无毒。具有清热解毒、利尿通淋、消肿散结的功效。

现代研究表明，蒲公英含有蒲公英甾醇、蒲公英赛醇、豆甾醇、谷甾醇、胆碱、有机酸、菊糖、橡胶等多种成分。蒲公英提取物具有很强的杀菌作用，可食疗感冒、胃炎、咳嗽、便血以及疔毒疮肿等症。传统医学认为，蒲公英性平、寒，味甘、苦，无毒，有清热解毒、利尿散结、健胃消炎、清肝明目的功能，对慢性胆囊痉挛及结石症有明显疗效。可治急性乳腺炎、淋巴腺炎、胃炎、急性扁桃体炎、尿路感染、感冒发热等。

蒲公英具有广谱抗菌作用，对大肠杆菌、绿脓杆菌、葡萄球菌、白色念珠菌有一定抑制作用。现已制成片剂、针剂、糖浆等不同剂型，可治疗急性乳腺炎、慢性胃炎、上呼吸道感染、扁桃体炎、目赤、湿热黄疸、尿路感染、腮腺炎、急慢性阑尾炎等，被广泛用于临床。

蒲公英水提取物对艾氏腹水癌和 MM46 癌细胞有明显抑制作用，蒲公英根所含的三萜类化合物蒲公英萜醇及蒲公英甾醇对肿瘤具有显著的抑制作用，药用价值较高。

3. 保健价值

蒲公英是世界性的药食兼用的特种蔬菜。鲜嫩蒲公英全草每 100 g 可食部分含蛋白质 4.8 g、脂肪 1.1 g、糖类 5 g、粗纤维 2.1 g、钙 216 mg、磷 93 mg、铁 10.2 mg、胡萝卜素 7.35 mg、维生素 $B_1$ 0.03 mg、维生素 $B_2$ 0.39 mg、维生素 C 47 mg、烟酸 1.9 g。

蒲公英也有一定的美容作用，如蒲公英与连翘、木贼配伍，可用于皮肤保健，治疗青春痘；蒲公英与马齿苋配伍，可用于治疗油彩皮炎；蒲公英煎汁后过滤，取汁涂抹面部，可以用于治疗干性皮肤蒲公英捣烂后掺入蜂蜜，可以用于治皱老皮肤。

目前，蒲公英在国内主要是作为食品、菜的调料，较少利用作为保健茶，而在日本则作为一种新型的保健食品原料，已成功研制出了保健饮料，如蒲公英咖啡、蒲公英鲜叶饮料等产品。

4. 其他

研究表明，蒲公英含有黄酮等抗氧化物质，具有较强的抗氧化活性，可用于皮肤保护和消除雀斑和色素斑药物的研制，南京野生植物综合利用研究院经过多年的学深入研究，已开发出蒲公英的系列化妆品。

随着蒲公英加工业的迅速发展，蒲公英产品的深加工也逐渐发展起来。日本、德国等已开发出蒲公英饮料、蒲公英酒、蒲公英咖啡、蒲公英花粉、蒲公英根粉等蒲公英系列产品，在市场上取得了很大成功。我国对蒲公英的开发利用也被提到了一个新的水平。

## 三十、苣荬菜

【学名】*Sonchus arvensis* L.

【俗名】苦荬菜、野苦菜、曲么菜、取麻菜、败酱草、苦菜

**【现代研究】**

### (一) 植物形态

苣荬菜为菊科苦苣属多年生草本植物。高 25～90 cm，根垂直，具匍匐枝。茎直立，单一，无毛。基生叶及茎最下部叶花期常枯萎；茎中下部叶倒披针形或长圆状倒披针形，长 10～20 cm，宽 2～5 cm，基部渐狭稍扩大，半抱茎，先端小刺尖，全缘，具睫状刺毛或边缘波状弯缺至羽状浅裂，两面无毛；茎上部叶渐小，基部稍呈耳状抱茎。头状花序数个，排列成聚伞状；总苞钟状，径 1～2 cm，总苞片 3～4 层，背部被短柔毛，外层短，卵形或长卵形，内层披针形，具膜质边；花多数，黄色，舌状，长 1.5～2.5 cm。瘦果稍扁，长圆形，长 2～3 mm，宽约 1 mm，两面具 3～5 条纵肋，肋上具横皱纹；冠毛白色，长可达 15 mm。花果期 6—9 月。

### (二) 生境与分布

苣荬菜生长于田间、撂荒地、路旁、河滩、湿草甸、山坡。我国分布于辽宁、吉林、黑龙江、河北、山西、山东、江苏、湖南、江西等地。

### (三) 栽培技术

苣荬菜是近年比较流行的特种蔬菜，因其较耐寒，主要栽培季节为春秋两季。苣荬菜每年 3 月即可萌发出土，因此，春播应尽可能提早，以延长营养生长期及采收期。早秋播种当年冬季采收，晚秋播种，第 2 年春季采收。

#### 1. 整地施肥

苣荬菜生长势和适应性较强，对土壤要求不严。一般于栽培前施一定有机肥，但因其种子小而轻，顶土力不强，整地时要细。将地整平耙细后做畦，畦的规格不限，便于浇水即可。

### 2. 播种

苣荬菜生长最适温度为 15～20℃，秋季或 3 月下旬至 4 月上旬可以露地直播，开沟条播或撒播均可。条播行距 25～30 cm，深 3 cm 左右。育苗移栽时，一般于 2 月下旬至 3 月初在冷床育苗，当植株具 7～8 片叶，严霜过后定植。一般行距 30 cm，株距 20 cm，2～3 株栽在 1 穴。栽后马上浇水，成活率可达 100%。

### 3. 田间管理

苣荬菜以食用嫩叶为主，适当密植才能高产。直播一般不间苗，只在相当拥挤时适当间苗。苗高 5～6 cm 时，要进行除草和浇水，并结合浇水追施速效氮肥。苣荬菜叶片生长很快，当植株高 30～40 cm 时，可随时采收嫩叶食用。苣荬菜对病虫害有很强的抵抗能力，一般不施用农药，是营养丰富的"绿色食品"。

### 4. 病虫害防治

苣荬菜主要病害有白粉病、霜霉病和锈病，在生长季结合田间管理降低田间湿度，发病期可用普力克、三唑酮等药剂进行喷施，注意喷基部叶片及叶背，共 2～3 次，间隔期为 7～15 d。

### 5. 采收

一般秋、冬、春三季在抽薹开花前采收嫩叶食用，每年可以采收 3～4 茬，采收以后马上浇水并追氮肥。每茬生长时间不宜过长，以免影响产量和品质，一般生长 25～30 d 较适宜。苣荬菜除嫩茎叶可食用外，较老的茎叶还可作饲料。

## （四）资源利用

### 1. 食用价值

中国自古有采集野生苣荬菜食用的习惯。苣荬菜民间食用已有 2 000 多年历史。《诗经·邶风·谷风》中就有"谁谓荼（苣荬菜）苦，其味如荠"的说法。苣荬菜的食用部位是其幼嫩茎叶。东北食用多为苦荬菜蘸酱，西北食用多为包子、饺子馅，拌面或加工酸菜；华北食用多为凉拌。苣荬菜不宜与酒、菠菜、蜂蜜、牛肉同食。

### 2. 药用价值

苣荬菜性寒味苦，有很强的药用价值。具有消热解毒、凉血、利湿、消肿排脓、祛瘀止痛、补虚止咳的功效，生食可更有效地发挥其保健功能。中国民间自古作为药材应用。

### 3. 保健价值

苣荬菜是一种良好的保健野菜，苣荬菜 100 g 嫩茎叶含水分 88 g、蛋白质 3 g、脂肪 1 g。含有 17 种氨基酸，其中精氨酸、组氨酸和谷氨酸含量最高，占氨基酸总量的 43 %，这 3 种氨基酸都对浸润性肝炎等有一定疗效。还含有铁、铜、镁、锌，蒲公英甾醇、甘露醇等。对预防和治疗贫血病、维持人体正常生理活动、促进生长发育和消暑保健有较好的作用。近代医学证明苣荬菜富含维生素。苣荬菜中维生素 C、锌、钙的含量较高，是营养价值较高的蔬菜。

## 三十一、山莴苣

**【学名】** *Lagedium sibiricum*（L.）Sojak

**【俗名】** 苦菜、苦马地丁、鸭子食

**【现代研究】**

### （一）植物形态

山莴苣为菊科莴苣属多年生草本植物。植株茎直立，高 50～130 cm，被柔毛，上部分枝。叶互生，长椭圆状披针形，长 10～30 cm，宽 1.5～5 cm，不裂，或边缘齿裂或羽裂；上面绿色，下面白绿色，叶缘略带暗紫色；无柄，基部抱茎；茎上部的叶呈长披针形。头状花序顶生，多数在顶端排列成伞房花序或伞房圆锥花序；总苞片 3～4 层，不呈明显覆瓦状排列；舌状花淡黄色，日中正开，傍晚闭合；雄蕊 5；子房下位，花柱纤细，柱头 2 裂。瘦果长椭圆形或椭圆形，褐色或橄榄色，压扁。喙短，喙端有 2 层白色冠毛。花果期 7—9 月。

### （二）生境与分布

山莴苣生长于林缘、林下、草甸、河岸、湖边湿地，海拔 380 m。我国分布于黑龙江、吉林、辽宁、内蒙古、河北、山西、陕西、甘肃、青海、新疆等地。

### （三）栽培技术

山莴苣喜温湿润气候，既耐寒又抗热，且耐热性强。在夏季 35～40℃高温条件下，只要保持水肥供应，生长仍十分旺盛，产量极高。耐寒性较强。山莴苣对水分要求较多，但不耐积水。

1. 保护地栽培

整地施肥栽培地块做畦，在畦内表面施入腐熟的优质有机肥 10 cm 左右，深翻 25 cm，耙平。若在温室育苗，育苗土用 4 份田土、4 份腐熟有机肥、1.5 份草炭、0.5 份河沙调配过筛，放入育苗盘内，压实四周，顶刮平，使土面低于盘口 1～2 cm，撒播，间距 0.5 cm 左右，覆土厚 1 cm，播后浸透水，

覆塑料薄膜，温度保持25～30℃。见有叶尖露土后，打开塑料薄膜通风。在苗长至2 cm时进行分苗定植，移栽前2～3 d控水，移栽时在畦上插2 cm深的坑，间距4 cm，放入小苗，培土压实，浇透水，适当遮阳，待缓苗后，撤去遮阳网。

### 2. 露地栽培

选肥沃、湿润、疏松、有机质含量高、向阳的沙质壤土进行播种，播前翻耕土壤，施入有机肥，整细耙平，做畦，可条播、点播、撒播。以点播和条播为好，便于管理，促其高产。

播种先将种子用50℃水浸泡搅拌30 min，控净水，用干净的纱布包好，在30℃条件下催芽，每天用清水淘洗2～3次，发芽后再进行直播，每穴1～2粒种子，覆土1～2 cm，稍镇压，覆塑料薄膜，使其保湿、保温，有利于种子生长，当小苗出土后，撤去塑料薄膜。

收获和管理山莴苣可根据市场需要及时采收、上市。采收可采取剥叶或收割方法，小面积种植可剥叶利用，即只剥大叶，留下内部小叶继续生长。大面积种植多为收割，每次应及时，使之适口性好，又有利于再生，而且还可提高产量和品质，每割1次追肥1次，并做好中耕除草，以提高产量，最后1次收割要贴近地面，以免积水烂根，不利于下年生产。

### （四）资源利用

#### 1. 食用价值

山莴苣可作为野菜食用，营养价值较高，含有较多的胡萝卜素和钾、钙、镁等矿物质成分。山莴苣每100 g鲜品含胡萝卜素4.88 mg、维生素$B_2$ 0.63 mg、维生素C 29 mg；每100 g干品含钾3 280 mg、钙1 580 mg、镁412 mg、磷210 mg、钠40 mg、铁10.8 mg、锰7.7 mg、锌3.9 mg、铜1.4 mg。食用方法多样，可以蘸酱、凉拌或者做汤。

#### 2. 药用价值

山莴苣性味苦、寒，具有清热解毒、活血祛瘀的功效。用于阑尾炎、扁桃体炎、宫颈炎、产后瘀血作痛、崩漏、痔疮下血等症；外用治疮疖肿毒。

## 三十二、东风菜

**【学名】** *Doellingeria scaber*（Thunb.）Nees

**【俗名】** 大耳毛、冬风草、仙白草、山白菜

**【本草考证】**

《本草纲目》中记载："又名冬风。"马志说："此菜先春而生（所以有）'东风'的名字。一名'冬风'，得冬气的意思。"马志说："东风菜出产于岭南平坦湿泽之地。茎高二三尺，叶似杏叶而略长。厚实柔软，上有细毛，煮食甚美。"李时珍说："按裴渊《广州记》上说，东风菜的花、叶似落妊娠（一种植物），茎紫色。适宜与肥肉做汤羹吃，香气似马兰，味如酥油。气味：甘，寒，无毒。主治：风毒壅热、头痛目眩、肝热眼赤。宜入肉羹食用。"

**【现代研究】**

（一）植物形态

东风菜为菊科东风菜属多年生草本植物。植株高 1～1.5 m，根状茎肥厚，有多数须根。茎直立，坚硬，上部分枝。基生叶及茎下部叶花期常枯萎，有长柄，长 10～15 cm；叶片心形，长 8～17 cm，宽 6～13 cm，基部下延至柄成翼，先端锐尖，边缘具粗锯齿状锐齿，两面被糙毛，茎中部叶柄较短；叶片卵状三角形，基部心形、圆形或近截形，下延至柄成翼；茎上部叶向上渐小，卵形，边缘齿渐小至全缘，头状花序多数，排列成开展的复伞房花序；总苞半球形，径约 5 mm，总苞片 3 层，覆瓦状排列，无毛，先端尖或钝，边缘膜质；舌状花 7～10，白色，长 10～15 mm，管状花黄色，长 3 mm，管部急狭，檐部钟形，5 裂，裂片反卷。瘦果圆柱形，稍扁，长 3～4 mm，宽约 1 mm，具 5 肋，无毛或稍被微毛；冠毛 1 层，污黄白色。花期 7—9 月，果期 9—10 月。

（二）生境与分布

东风菜生长于山坡草地、林间、路旁等。我国分布于东北、华北、华中地区；在国外，朝鲜、日本有分布。

## （三）栽培技术

东风菜在东北每年 4 月下旬开始萌发，5 月长出茎叶，6—7 月为花期，花期基部叶开始枯萎脱落，8 月果熟，9 月果后营养期，10 月初植物体开始枯黄，生育期比较长。东风菜为典型的中生地面芽草本植物，对土壤的要求严格。作为伴生种，生长于落叶阔叶林下、灌丛及林缘草地。在森林带与草原带连接的草甸、沟谷坡地及低洼的草甸中也常见。

## （四）资源利用

### 1. 食用价值

东风菜为菊科多年生草本植物。幼嫩茎叶为食用部分。食用方法多样。可以炒食、凉拌、酱食或做汤、做馅等。口感清香、野味浓厚，是人们非常喜爱食用的山可食本草品种之一。也是我国传统出口的可食本草品种。

### 2. 药用价值

东风菜也可以药用，其药用部位是全草，夏秋采收。东风菜性味甘、寒，无毒。能疏风祛湿，行气，健脾消食。可治风毒壅热、头痛、目眩、肝热眼赤、骨节疼痛、寒痧腹痛等症。

### 3. 保健价值

东风菜富含蛋白质和粗纤维，每 100 g 东风菜嫩叶含水分 76 g、蛋白质 2.7 g、粗纤维 2.8 g、胡萝卜素 4.69 mg、烟酸 0.8 mg、维生素 C 28 mg。另外，东风菜中胡萝卜素、烟酸、维生素 C 含量较高，有助于增强人体免疫功能，使人健康少病。

## 三十三、蹄叶橐吾

【学名】*Ligularia fischeri*（Ledeb.）Turcz.

【俗名】马蹄橐吾、肾叶橐吾、熊蔬、大叶毛

【现代研究】

### （一）植物形态

蹄叶橐吾为菊科橐吾属多年生草本植物，高 40～60 cm。根茎粗壮，匍匐。茎紫色，中空，常分枝。基生叶卵圆形或心形，直径 5～12 cm，边缘具粗锯齿，基部深心形，两面无毛；叶柄长 6～15 cm，紫绿色；茎生叶与基生叶同形，具托叶，下部的叶具柄，上部叶无柄。单歧聚伞花序生于茎或分枝顶端，花黄色，直径 1.6～3.2 cm；萼片 5，花瓣状，卵状椭圆形，长 1～1.8 cm；无花瓣；雄蕊多数，花药黄色；心皮数枚，离生。蓇葖果长椭圆形，长约 1 cm，先端成钩状，绿色。种子多数，肾状长椭圆形，表面有纵纹，褐色有光泽。花期 4—5 月，果期 6—7 月。

### （二）生境与分布

蹄叶橐吾生长于林缘、河滩草甸、灌丛、深山小溪边、湿地。我国主要分布于东北三省及内蒙古；在国外，朝鲜、日本、俄罗斯有分布。

### （三）栽培技术

#### 1. 选地与整地

蹄叶橐吾喜肥水，应选择腐殖土丰富的林下地或疏松肥沃，水源丰富，排水良好的沙壤地。选好地后将其深翻 30 cm，除净石块等杂物，施腐熟的厩肥 30 000 kg/hm$^2$，拌匀、耙细，做成高 20～25 cm，宽 1.2 m 的畦，耙平畦面，留作业道 30～40 cm，同时根据地势做好排水沟。

#### 2. 播种

露地播种宜在 4 月中旬进行，将种子拌 3 倍量细沙后均匀撒在育苗床上，播种量 2～2.6 g/m$^2$，再覆盖过筛细土，覆土厚度 1～1.1 cm，镇压后上盖稻草，保持苗床湿润，13～15 d 出苗，光线过强时注意遮阴。

### 3. 移栽

幼苗长出 2～3 片真叶时即可移栽，移栽田做成 1.2 m 的高畦，株行距 60 cm×50 cm，两行之间交错栽植，每穴 1 株，浇足水，水渗透后稍覆土，移栽成活率 95 % 以上。

### 4. 田间管理

育苗田和移栽田都要及时除草和松土，干旱时要灌溉，雨季要注意排水。育苗田小苗长至 3 cm 时要适当间苗。移栽田每年秋季地上植株枯萎后要进行清园。如果缺苗及时补上，幼苗移栽成活后生长速度较快，除正常的除草、松土之外，7、8 月各追肥 1 次，以磷、钾肥为主。10 月进入枯萎期，立冬前后在畦面加盖 1 层树叶，以保墒，第 2 年返青前树叶覆盖不用除掉，腐烂后变成有机肥供其生长。9—10 月种子开始成熟应分次采收。

### 5. 病虫害防治

蹄叶橐吾病害主要有枯萎病和茎腐病，导致植株茎干易折断，甚至整株死亡，发病初期可用多菌灵或甲基拖布津进行防治。虫害主要是蚜虫，可通过及时铲除田间及地边的杂草、清理残株落叶，切断蚜虫中间寄主和栖息的场所。药剂防治可用泰丰 600 倍液或 50 % 抗蚜威可湿性粉剂 2 000～3 000 倍，或 70 % 灭蚜松可湿性粉剂 1 000 倍液。为防止蚜虫产生抗药性，药剂不可单一长期连续使用，提倡轮换用药。

### 6. 采收

播种当年主要是处于育苗与移栽生长阶段，基本不采收。第 2 年随着植株的生长，可以采收叶片，但产量较低。进入三至四年生，产量上升，可以根据需要每年采收 10 次左右，每亩年产可达 800～1 100 kg，如果在保护地促成栽培，密度可以适当加大，产量还可有所提高。

### （四）资源利用

#### 1. 食用价值

蹄叶橐吾嫩叶可凉拌，或蘸作料吃，还可包饭，叶柄可清炒，味道清香、独特。

#### 2. 药用价值

蹄叶橐吾根及根茎入药，中药名"紫菀"，具有润肺下气、化痰止咳，镇痛等功效，并能促进血液循环，对感冒咳嗽、百日咳、哮喘等病症有很好的疗效，对腰疼和关节炎也有治疗作用。

### 3. 保健价值

蹄叶橐吾根及根状茎含挥发油，主要成分为橐吾酮、艾里橐吾醇、橐吾醚、橐醚醇。从根中分出呋喃橐吾酮及一种呋喃倍半萜醇类及其衍生物，还含有异戊烯酸。从地上部分分出橐吾酮、橐吾醚、橐吾醚醇乙酸酯。近年来医学研究发现，蹄叶橐吾还具有一定抗癌效果，应用前景十分广阔。沈阳农业大学可食本草课题组已选育出适于东北地区栽培的优良新品种——沈农马蹄叶1号，为蹄叶橐吾的产业化生产提供了品种支持。

## 三十四、关苍术

**【学名】** *Atractylodes japonica* Koidz. ex Kitam.

**【俗名】** 枪头菜

**【本草考证】**

《救荒本草》中记载："苍术一名山蓟，一名删姜，一名山连，一名上精。生郑山、汉中山谷，今近郡山谷亦有，嵩山、茅山者佳。苗淡青色，高二三尺，茎作蒿篸，叶抪茎而生，烧叶似棠叶，脚叶有三五叉，皆有锯齿小刺，开花紫碧色，亦似刺蓟花，或有黄白花者，根长如指大而肥实，皮黑茶褐色。味苦[①]、甘。一云味甘、辛，性温，无毒。防风、地榆为之使。"

（注释：①苦：原文讹作"若"，据《农政全书》卷五十一改。）

**【现代研究】**

（一）植物形态

关苍术为菊科苍术属多年生草本植物。植株高达 70 cm，叶柄长 2.5～3 cm；茎下部叶片 3～5 羽裂，侧裂片长圆形、倒卵形或椭圆形，边缘刺齿平伏或内弯，顶裂片较大；茎上部叶 3 裂至不分裂。头状花序顶生，下有羽裂的叶状总苞 1 轮，总苞片 6～8 层；花多数，两性花与单性花多异株；两面性花有羽状长冠毛，花冠白色，细长管状；雄蕊 5；子房下位，密被白色柔毛。长圆形，瘦果被白色。花期 8—9 月，果期 9—10 月。

（二）生境与分布

关苍术生长于山坡、林下、灌丛。我国分布于东北地区；在国外，朝鲜、日本、俄罗斯有分布。

（三）栽培技术

1. 选地与整地

宜选排水良好、土质疏松、富含腐殖质的砂质壤土。地选好后，每亩施农家肥 2 000 kg 作基肥，施匀后翻耕，耙细，做畦。畦宽一般 130 cm 左右。

## 2. 繁殖方法

采用育苗移栽。4 月初育苗，播种前，先施上基肥，细耙整平，做成 100 cm 的畦，条播，播后覆细土 2～3 cm，上盖一层稻草，保持土壤湿度，出苗后去掉盖草。每亩用种 4～5 kg。苗高 3 cm 左右间苗，10 cm 左右即可定植。

## 3. 定植

选择阴雨天或午后定植容易成活。按行株距 30 cm×15 cm 栽植，栽后覆土压紧，浇水。

## 4. 田间管理

定植后注意中耕除草，并追施 1～2 次有机肥或化肥，结合培土，防止倒伏。干旱时要及时浇水，雨季注意排水。

## 5. 病虫害防治

多发根腐病，发病初期可用 50％托布津 800 倍液浇灌。

## 6. 采收与加工

栽培的第 2 年收获。时间以秋后至春季苗未出土前为好。挖出后，除净泥土，残茎，晒干后用棒打掉毛须或用刀切去即可。若作可食本草用，关苍术在早春出土不久的幼嫩小苗期采收。

## （四）资源利用

### 1. 食用价值

关苍术俗称枪头菜，其幼苗叶片是一种药食兼用的可食本草，早春嫩芽，可以炒食或者做汤。

### 2. 药用价值

关苍术干燥根是一种传统中药。药性辛、苦、温，归脾、胃、肝经，有燥湿健脾、祛风散寒的功效，可用于脘腹胀满、泄泻、水肿、脚气痿痹、风湿痹痛、风寒感冒、雀目夜盲等症。现代研究表明，关苍术的主要成分为挥发油，油中含芹烷二烯酮、二乙酰苍术二醇、苍术酮及苍术烯内酯等。关苍术挥发油对于肠痉挛、胃肠肌松弛有明显的治疗作用。小剂量的挥发油对于中枢神经系统，具有显著的镇静作用。

### 3. 保健价值

关苍术每 100 g 嫩茎叶含水分 77 g、蛋白质 2.9 g、粗纤维 4.1 g、胡萝卜素 3.81 mg、烟酸 8.5 mg、维生素 C 49 mg。关苍术野生资源较少，人工栽培发展缓慢。关苍术无论是做药材用，还是做可食本草用，都以野生为主，虽有少量栽培，然而栽培规模较小，发展缓慢。由于幼苗期过度采挖，造成关苍术不能在秋季正常结种，老植株枯死后，没有新生的幼苗，造成了关苍术资源储备量减少。另外，缺乏对关苍术可食本草的深度开发，如何对关苍术可食本草进行深加工，开发其相关产品，也是今后亟待研究的课题。

## 三十五、刺儿菜

【学名】*Cirsium arvense* var. *integrifolium* C. Wimm. et Grabowski

【俗名】大蓟、小蓟、野红花

### 【本草考证】

《食疗本草》中记载："小蓟根：主养气。取生根叶，捣取自然汁，服一盏，立佳。又，取菜煮食之，除风热。根主崩中[①]。又，女子月候伤过，捣汁半升服之。叶：只堪煮羹食，甚除热风气。又，金创血不止，捋叶封之即止。夏月热，烦闷不止：捣叶取汁半升，服之立差[②]。"

［注释：①崩中：中医病名。指阴道突然大量出血，中医认为崩中是由于脏腑虚弱、气虚不能固摄经血所致。②差（chai）：同"瘥"，病愈。］

译文：小蓟根：有补气的作用。取新鲜的根和叶，捣取天然的汁，服一杯，立刻就会有很好的效果。又，用蓟菜煮吃，可以解除风热外感。根可以治疗崩中。又，女子月经过多，用小蓟根捣取汁服半升。蓟菜叶：只能煮羹汤吃，治疗风热感冒效果很好。又，刀伤出血不止，用叶捣烂封于伤口上立即止血。夏季热，烦闷不止：捣叶取汁半升，服用此汁立即就好。

### 【现代研究】

#### （一）植物形态

刺儿菜为菊科蓟属多年生草本植物。高 20～50 cm，根状茎细长，直生或横走呈匍匐状，生多数不定根。茎直立，有白色柔毛或蛛丝状毛。叶互一，长椭圆形或椭圆状披针形，长 7～10 cm，宽 1～3 cm，先端钝尖，基部渐狭或钝圆，边缘有尖刺，两面被蛛丝状毛；无叶柄。头状花序单一，顶生；花单性，雌雄异株，全为管状花，紫红色；雄花序较小，总苞长约 1.8 cm，花冠长 1～2 cm。雄蕊 5，聚药，基部箭头状；雌花较大，总苞长约 3 cm，花冠长约 3 cm，子房下位，花柱先端圆钝，有退化雄蕊。瘦果椭圆形或长卵形；冠毛羽毛状，先端稍肥厚而弯曲。花期 5—7 月，果期 7—8 月。

## （二）生境与分布

刺儿菜为中生植物，普遍群生于撂荒地、耕地、路边、村庄附近，为常见的杂草。中国广泛分布于各地。

## （三）栽培技术

刺儿菜用种子繁殖，6—7月待花苞枯萎时采种、晒干、备用。早春2—3月播种，穴播按行株距20 cm×20 cm开穴，将种子用草木灰拌匀后播入穴内，覆土，以盖没种子为度，浇水。经常保持土壤湿润至出苗。苗高6～10 cm时间苗、补苗，每穴留苗3～4株，并结合中耕除草，第2次在5月中耕除草结合施人畜粪肥。5—6月盛开期，割取全草晒干或鲜用。可连续收获3～4年。

## （四）资源利用

### 1. 食用价值

刺儿菜嫩茎叶可食。沸水焯后炒食。做汤或与其他主食混合蒸食，还可以腌制、做小豆腐。

### 2. 药用价值

刺儿菜含有胆碱、皂苷、儿茶酚胺类、生物碱等。我国传统中医学认为，刺儿菜性味甘、凉、无毒。有解毒、消炎、止血以及恢复肝功能、促进肝细胞再生的作用，且有较显著而持久的降血压作用。小蓟煮汤或生食有止血作用，凡血热妄动以及症见吐血、衄血、尿血、血淋、便血、血崩等，均可作辅助食疗，对高血压、急性传染性肝炎也有一定疗效。

### 3. 保健价值

刺儿菜营养丰富，每100 g刺儿菜含水分89.84 g、碳水化合物2.96 g、粗脂肪0.52 g、蛋白质3.22 g、粗灰分1.71 g、粗纤维1.75 g、钾296.67 mg、镁84.02 mg、铜0.17 mg、锰0.35 mg、硒（ug）36 mg、钙377.95 mg、铁355 mg、锌0.46 mg、维生素C 16.64 g、维生素K 17.88 g、维生素E 2.34 g、维生素B 20.39 g、胡萝卜素3.90 g。硒、维生素K的含量居所食蔬菜之首，硒的抗氧化、抗衰老、提高免疫能力已早被证实。维生素K通过一种新的生长调节机制去抑制癌细胞的功能已被最新研究证实。

## 三十六、大蓟

【学名】*Cirsium japonicum* Fisch. ex DC.

【俗名】马蓟、虎蓟、刺蓟、山牛蒡

### 【本草考证】

《救荒本草》中记载："旧不著所出州土，云生山谷中，今郑州山野间亦有之。苗高三四尺，茎五棱，叶似大花苦苣菜，茎叶俱多刺，其叶多皱，叶中心开淡紫色花。味苦，性平，无毒，根有毒。"

### 【现代研究】

#### （一）植物形态

大蓟为菊科蓟属多年生草本植物。高 0.5～1 m，根簇生，圆锥形，肉质，表面棕褐色。茎直立，有细纵纹，基部有白色丝状毛。基生叶丛生，有柄，倒披针形或倒卵状披针形，长 15～30 cm，羽状深裂，边缘齿状，齿端具针刺，上面疏生白色丝状毛，下面脉上有长毛；茎生叶互生，基部心形抱茎。头状花序顶生；总苞钟状，外被蛛丝状毛；总苞片 4～6 层，披针形，外层较短；花两性，管状，紫色；花药顶端有附片，基部有尾。瘦果长椭圆形，冠毛多层，羽状，暗灰色。花期 5—8 月，果期 6—8 月。

#### （二）生境与分布

大蓟生长于山野、路旁、荒地。我国大部分地区均有分布。

#### （三）栽培技术

##### 1. 繁殖方法

用种子和分根繁殖。

选地、整地：选背阴、土层深厚、肥沃的砂质壤土育苗。全垦深耕后耙碎整平，做畦，垄宽约 1 m、高约 15 cm，长短不限。

种子繁殖：要用当年收获的种子，因隔年种子发芽率很低，如当年种用不完，应贮藏于低温干燥处。

播期：春季 3—4 月，秋季 8—9 月。春季采用开穴直播，秋季采用育苗移栽。开穴直播株行距 20 cm × 35 cm；育苗移栽采用条播，行距 30 cm，开沟深 2 cm，播种后浅覆土浇水，适温下 20～25 d 出苗。

分根繁殖：于 3—4 月挖起老根茎，剪取带茎及小块根的芽苗栽种，行距 35 cm，株距 20 cm，种后浇水，保持土壤湿润。

**2. 田间管理**

中耕除草：大蓟粗生易长，每年看杂草生长情况中耕除草几次，头次中耕要浅。

追肥：结合中耕除草进行，以人畜粪水和氮肥为主，苗期追肥宜少量多次。二至三年生苗春季或冬前施腐熟的粪干肥。

大蓟未见有病虫为害。

**3. 采收**

以采收肉质根为主，在 9—10 月将二至三年生的肉质根挖起，除去泥土后晒干或烘干。

**（四）资源利用**

**1. 食用价值**

大蓟嫩茎叶可以食用，做汤或者炒食，做菜前需用沸水焯过。

**2. 药用价值**

大蓟性味甘凉，具有凉血、止血、祛瘀、消痈肿的功效。治吐血、衄血、带下、肠风、痈疡肿毒等。《滇南本草》载："消瘀血，生新血，止吐血，鼻血。"《医林纂要》载："坚肾水，去血热，泄逆气。治肠风、肠痈。"脾胃虚寒者忌食用。

**3. 保健价值**

大蓟每 100 g 嫩叶含水分 91 g、蛋白质 1.5 g、脂肪 1.4 g、碳水化合物 4 g、胡萝卜素 3.05 mg、维生素 B 20.32 mg、维生素 C 31 mg，还含有生物碱、挥发油等物质。

## 三十七、牛蒡

**【学名】** *Arctium lappa* L.

**【俗名】** 大力子、牛子、东洋参、恶实

**【本草考证】**

《食疗本草》中记载："牛蒡根，作脯①食之良。热毒肿：捣根及叶封之。杖疮、金疮，取叶贴之，永不畏风②。又，瘫缓及丹石风毒、石热发毒。明耳目，利腰膝：则取其子末之，投酒中浸经三日，每日饮三两盏，随性多少。欲散支节筋骨烦热毒。则食前取子三七粒，熟挼吞之，十服后甚良。细切根如小豆大，拌面作饭煮食，消胀壅尤良。又，皮毛间习习如虫行，煮根汁浴之。夏浴慎风。却入其子炒过，末之如茶，煎三匕③，通利小便。"

［注释：①脯（fu）：干制的果仁或果肉。此指将牛蒡根干制而成的药品。②风：风邪。中医认为外伤后的伤口容易受外界风邪的入侵，风邪经伤口入侵后可以引起发热、肢体痉挛抽搐等。③匕：古代取食的用具，形状类似后代的羹匙。］

**译文：** 牛蒡根，做成牛蒡根脯来食用很好。热毒痈肿：可以用牛蒡的根和叶捣烂外用。棍棒伤、刀伤感染，取牛蒡叶贴于伤口，就不用担心受风邪的侵入。还可以治疗瘫痪肢体无力以及服用丹石引起的风毒、丹石之热性引发的毒。用于明耳目，强健腰膝：可以取牛蒡子做成粉末，放入酒中浸泡超过 3 日，每日饮 2～3 杯，根据酒量大小适量饮用 即可。如果要用于治疗关节筋骨的烦热肿毒，则可在饭前取牛蒡子 20 余粒，反复搓揉后吞服，服用 10 次后有很好的效果。

细切牛蒡根如小豆大小，与面粉拌匀当饭煮吃，能够很好地消除腹胀壅塞。自觉皮毛中有虫慢慢爬行感的人，可以用牛蒡根煮水洗浴，夏季洗浴需要防止受风。过后用牛蒡子炒过，研成末做茶，1 次煎 3 小匙，可以通利小便。

**【现代研究】**

## （一）植物形态

牛蒡是菊科牛蒡属二年生草本植物。高 1～2 m，直根，圆柱形，根长因品种而异，一般为 40～100 cm，根表皮粗，近于黄褐色，肉质为灰白色。暴露在空气中会由灰白色转为褐色。茎直立，多分枝，表面有纵沟，紫色。茎生叶互生，叶大，有长柄。叶片广卵形或心形，先端钝，边缘波状，表面绿色，背面密被白色棉毛；头状花序簇生或呈伞房状。牛蒡一般 5—6 月抽薹，7—8 月开花。

## （二）生境与分布

牛蒡生长于村落路旁、山坡、草地。我国大部分地区均有分布，有时药用栽培。

## （三）栽培技术

### 1. 整地和施肥

选择土质松软、透气性好、地下水位低的沙壤土。整地时需施足底肥。大田翻挖 40～50 cm 深，或用深耕犁耕 60～70 cm 深，使土壤疏松。翻挖前，每亩撒施腐熟厩肥 1 500 kg、粪肥 1 500 kg 和三元复合肥 50 kg，翻入土内，与土充分混匀，按行距 65～70 cm 起小高垄。垄高 15 cm、宽 20 cm，耧细耙平，即可播种。

### 2. 播种

于 3 月上中旬至 5 月播种。条播时，在小高垄上开浅沟，沟深 2 cm 左右，将发芽种子均匀撒入沟内，然后盖土，轻轻踏实，每亩约用种 600 g。点播时，按株距 15～20 cm 开穴，每穴播下 3～4 粒种子，盖约 1.5 cm 厚的土，轻轻踏实。每亩用种子约 270 g。

### 3. 肥水管理

第 1 次间苗、松土后，在晴天下午 5：00—6：00，用 0.5 % 的尿素和 0.1 % 的磷酸二氢钾混合液喷叶。第 2 次间苗、松土后，离苗 15 cm 处，在幼苗的一侧开深 20 cm 的沟或穴，亩用复合肥 25～35 kg 兑水施入沟（穴），覆土平沟（穴），或亩用腐熟饼肥 25 kg 和掺水一半的腐熟人畜粪尿 250 kg 施入。中后期肉质根膨大时，在植株两侧开沟，每亩施入腐熟饼肥 25 kg 和掺水一半的腐熟人畜粪尿 500 kg，并用 0.3 % 的磷酸二氢钾液喷叶，每隔 7～10 d 喷 1 次，连喷 2～3 次。秋季播种的牛蒡，过冬苗幼小，应在当地日平均气温降到 8℃时，施入堆肥或土杂肥，并培根防冻。间苗同时及时进行中耕除草。

**4. 田间管理**

牛蒡播种后 10～15 d 出苗。出苗后，在傍晚或阴天揭除畦面盖草，及时进行间苗。条播的当子叶展平时即开始间苗，每 3.3 cm 留苗 1 株；1～2 片真叶时进行第 2 次间苗，每 15～20 cm 留苗 1 株。点播的 1～2 片真叶时开始间苗，每穴留 2 株；3～4 片真叶时第 2 次间苗，每穴留 1 株。按单行距 70 cm 或双行距 110 cm 挖种植沟播种的，当子叶展平后开始间苗；真叶 1～2 片时再次间苗；真叶 4～5 片时定苗，苗距 10 cm 左右，亩留苗 1 万株左右。

牛蒡前期长叶片，叶多而大，故需水分多；中后期肉质根膨大以后，需要适当控制水分，不可过多或过少。根据土壤墒情和天气适当灌水，10～15 d 一次即可。经常保持土壤湿润，其持水量 60 %～80 %。雨季要及时排水防止水涝造成烂根。

**5. 病虫害防治**

由于牛蒡栽培种植面积逐年增加，病害问题也有逐年加重的趋势，每年因病害造成的损失在 20 %～30 %。生产上牛蒡的病害主要有白粉病、灰斑病、轮纹病及根腐病等。在生长季可施波尔多液（1∶1∶200）进行预防，发病初期喷施粉锈宁、甲基硫菌灵、百菌清、乙磷铝、退菌特等药剂进行防治。

**（四）资源利用**

**1. 食用价值**

牛蒡是一种以肥大肉质根供食用的蔬菜，叶柄和嫩叶也可食用。牛蒡的肉质根含有丰富的营养价值，富含菊糖、纤维素、蛋白质，以及钙、磷、铁等人体所需要的多种矿物质和氨基酸，其中所含胡萝卜素比胡萝卜高 280 倍。

**2. 药用价值**

牛蒡根作为一味中药，在中国古代许多医学文献，如《本草纲目》《名医别录》《药性论》《新修本草》《本草拾遗》《分类草药性》等著作中均有详细记载。牛蒡根的主要功能是疏风散热、解毒消肿，用于风热感冒、咳嗽、咽喉肿痛、便秘等，还有促进生长、抗肿瘤的作用。

**3. 保健价值**

牛蒡含有丰富的水分、蛋白质、脂肪、糖类、维生素 A、维生素 $B_1$、维生素 C 及矿物质钙、磷、钾、铁和膳食纤维，对糖尿病、高脂血症、动脉硬化、便秘、解肝毒具有明显效果。它能清除体内垃圾，改善体内循环，促进新陈代谢，被誉为大自然的最佳清血剂。尤其牛蒡含有一种非常特殊的养分，叫"菊糖"，是一种可促进性荷尔蒙分泌的精氨酸，所以被视为有助人体筋骨发达、增强体力及壮阳的食物，尤其适合糖尿病患者食用。此外，牛蒡的纤维可以刺激大肠蠕动、帮助排便、降低体内胆固醇，减少毒素、废物在体内积存，达到预防中风、胃癌、子宫癌的功效。

　　牛蒡还可提取保健食用油，其营养价值可与大豆油和核桃油相媲美。牛蒡籽中脂肪较多，与葵花籽含油量接近，并富含亚油酸、油酸及其他多碳链脂肪酸，不饱和脂肪酸占总脂肪含量的 80 %，具有较高的营养价值。牛蒡含有的膳食纤维素、食用色素等也可以作为食品添加剂使用；牛蒡含有如木酯体、绿原酸等多种生物活性成分，也可作为药物资源加以开发利用；牛蒡还可以被加工成保健品，如牛蒡茶、牛蒡酥等。

## 三十八、蒌蒿

【学名】*Artemisia selengensis* Turcz. ex Bess.

【俗名】水蒿、柳蒿、藜蒿、水艾

### 【本草考证】

《救荒本草》中记载:"田野中处处有之。苗高二尺余,茎秆似艾,其叶细长锯齿,叶拂(音布)茎而生。味微苦,性微温。"

### 【现代研究】

#### (一)植物形态

蒌蒿为菊科蒿属多年生直立草本植物,有横生地下茎。茎高 80~140 cm,中部、下部无毛。下部叶于花期枯萎;中部叶密集,羽状深裂,侧裂片 1~2 对,线状披针形或线形,边缘有疏尖齿,顶端渐尖,基部渐窄,有叶柄;上部叶 3 裂或不裂或线形而全缘。叶裂片表面无毛,背面有白色毡毛。头状花序密集成穗状圆锥花丛,钟形,长 3~4 mm,宽 2.5~3 mm;总苞片约 4 层,外层卵形,黄褐色,有短绵毛,中层广卵形,内层椭圆形,有宽膜质边缘。花黄色,外层者为雌性,内层者为两性,均结实。瘦果长圆形,无毛。花果期 9—11 月。

#### (二)生境与分布

蒌蒿生长于山坡、草地、路边、荒野、河岸等。除福建、台湾、广东、广西等地,我国大部分地区均有分布。

#### (三)栽培技术

蒌蒿栽培可采用扦插、分株和播种育苗 3 种方法。具体方法如下。

1. 整地

每亩用 1 000~1 500 kg 腐熟有机肥作为基肥,深耕细耙,做成 1.2 m 宽、20 cm 高的平畦,开好排水沟。

### 2. 扦插

从地上茎剪取插条，抹去中下部叶子，剪成 10～15 cm 长，按行株距 10 cm×5 cm 插入土中，深度为插条的 2/3，插后浇水，保持湿润。雨水过多要及时排除。

### 3. 分株

离地面 5～6 cm 处剪去地上茎（可留作插条用），将植株连根挖出，分割成若干单株。每个分株都带有若干根系，栽培后较扦插容易成活。以 4—5 月分株繁殖为宜。

### 4. 播种

2 月中下旬，气温 15℃以上时将种子播于苗床，用耙子耙土，使种子埋入土内 0.5～1 cm，浇水保湿，15 d 出土。苗高 10～15 cm 时，按 10 cm×5 cm 定植。

### 5. 田间管理

15 d 浇 1 次水，每亩随水施尿素 7 kg。入冬前贴近地面割去地上部分，浇冻水。早春覆盖地膜，夏季用遮阳网遮阳。高温季节不采收，留苗生长，使地下茎肥大。

### 6. 采收

春季、夏季嫩苗高 15～20 cm 时，可采摘或用刀割下，抹去下半部分或全部叶片，包装出售；秋、冬季将地下茎挖出，洗净，分级包装出售。

## （四）资源利用

### 1. 食用价值

蒌蒿有"可食本草之冠""救命菜""可食第一香草"的美誉。蒌蒿以鲜嫩的茎供食，粗而柔嫩，清香味浓，脆嫩爽口，营养丰富。

### 2. 药用价值

蒌蒿味甘性平，可平抑肝火，可治胃气虚弱、浮肿及河豚中毒等病症。还有预防牙病、喉病和便秘等功效。民间也经常用蒌蒿治疗急性传染性肝炎、高血压等症，效果很好，无副作用。

### 3. 保健价值

每 100 g 蒌蒿含水分 87 g、蛋白质 3.6 g、灰分 1.5 g、胡萝卜素 139 g、硫胺素 0.007 5 mg、维生素 C 49 mg、钙 730 mg、铁 2.9 mg、多种氨基酸 259.54 mg。

# 三十九、泽兰

**【学名】** *Eupatorium japonicum* Thunb.

**【俗名】** 虎兰、龙枣、水香、小泽兰、虎薄、地瓜儿苗、红梗草、风药

## 【本草考证】

《本草纲目》中记载："兰草、泽兰气香性温，味辛而散，属阴中阳品，为足太阴、厥阴经主药。脾喜芳香，肝宜辛散，脾气舒畅则三焦通利而正气调和，肝郁消散则营卫流通而病邪自解。兰草走气道，故能利水道，除痰积，杀虫辟秽，为治消渴良药。泽兰走血分，能破瘀血，消证瘕，除痈毒，疗水肿，为治妇科病佳品。二药虽属一类但功用有别，正如赤、白茯苓，赤、白芍药那样，作用有补泻之异。"

## 【现代研究】

### （一）植物形态

泽兰叶对生，有短柄或无柄，披针形或长圆状披针形，长 2.5～12 cm，宽 0.4～4 cm，先端渐尖，基部楔形，边缘具锐锯齿，有缘毛，上面密被刚毛状硬毛，下面脉上被刚毛状硬毛及腺点。轮伞花序腋生，每轮有花 6～10 朵；苞片披针形，有缘毛；花萼钟形，5 齿；花冠白色，不明显 2 唇形，上唇近圆形，下唇 3 裂，外面有腺点；前对雄蕊能育，后对雄蕊退化为棒状。小坚果倒卵圆状三棱形。花期 6—9 月，果期 8—10 月。

### （二）生境与分布

泽兰生长于山野的低洼地、溪流沿岸的灌丛和草丛。我国分布于黑龙江、吉林、辽宁、河北、陕西、贵州、云南、四川等地。

### （三）栽培技术

根茎繁殖：在采挖根茎时，选色白、粗壮、幼嫩的根茎，切成 10～15 cm 长小段，按行距 30～45 cm，株距 15～20 cm，立即栽种，每穴栽 2～3 段，覆土厚 5 cm，稍镇压后浇水。冬季种的于第 2 年春出苗，春季种 10 d 左右出

苗。用种量 750～900 kg/hm²。

种子繁殖：种子采收后，于 3—4 月条播，行距 30 cm，播后覆土，稍加镇压，种子发芽率 50 %～60 %，土壤温度 17～20℃，有足够的温度播种后，约 10 d 出苗，播种量 3.75 kg/hm²。

田间管理：幼嫩期注意除草、松土。当苗高 30 cm，封垄以后，可以不干地除草，但此时应注意浇水，保持土壤湿润。苗高 10～15 cm 及第 1 次收割以后，都应进行追肥，施用腐熟人畜粪水，或施用硫酸铵 225～300 kg/hm²。种植 2～3 年后，植株丛生，应行翻栽。

病虫害防治：病害有锈病，可用敌锈钠 200～300 倍液，加少许合成洗衣粉，喷雾防治。虫害有尺蠖，6 月、7 月发生，可用 90 % 敌百虫 800～1 000 倍液喷雾。紫苏野螟幼虫为害叶部，北京于 7—9 月出现，采用清园、处理残株、收获后翻耕土地防治，减少越冬虫源。

### （四）资源利用

#### 1. 食用价值

泽兰又名地瓜苗、地笋等，是一种药食同源的中药，也可以直接烹饪、炒食。

#### 2. 药用价值

泽兰辛散温通，不寒不燥，性温和，能疏肝气通经脉，具有祛瘀散结而不伤正气的特点，常用于闭经、痛经、产后瘀阻腹痛、外伤瘀肿、疮痈肿毒、跌打损伤等。泽兰苦温燥湿、芳香舒脾，有利水消肿的作用，能治疗水肿、小便不利等。泽兰有清热解毒的功效，对蛇毒也有一定的效果。泽兰还是很好的活血化瘀药物，抗凝血，增强心血管功能。

#### 3. 保健价值

泽兰全草含挥发油、葡萄糖苷、鞣质和树脂，还含黄酮苷、酚类、氨基酸、有机酸、皂苷、葡萄糖、半乳糖、泽兰糖、蔗糖、棉籽糖、水苏糖、果糖。果实含葡萄糖、半乳糖、泽兰糖、蔗糖、棉籽糖、水苏糖。

# 第七节　桔梗科

桔梗科为双子叶植物纲菊亚纲的一科。花两性，稀少单性或雌雄异株，大多5数，辐射对称或两侧对称。花萼5裂，筒部与子房贴生，有的贴生至子房顶端，有的仅贴生于子房下部，也有花萼无筒，5全裂，完全不与子房贴生，裂片大多离生，常宿存，镊合状排列。花冠为合瓣的，浅裂或深裂至基部而成为5个花瓣状的裂片，整齐，或后方纵缝开裂至基部，其余部分浅裂，使花冠为两侧对称，裂片在花蕾中镊合状排列极少覆瓦状排列，雄蕊5，通常与花冠分离，或贴生于花冠筒下部，彼此间完全分离，或借助于花丝基部的长绒毛而在下部粘合成筒，或花药联合而花丝分离，或完全联合；花丝基部常扩大成片状，无毛或边缘密生绒毛；花药内向，极少侧向，在两侧对称的花中，花药常不等大，常有两个或更多个花药有顶生刚毛，别处有或无毛。花盘有或无，如有则为上位，分离或为筒状（或环状）。子房下位，或半上位，少完全上位的，2～5（6）室；花柱单一，常在柱头下有毛，柱头2～5（6）裂，胚珠多数，大多着生于中轴胎座上。果通常为蒴果，顶端瓣裂或在侧面（在宿存的花萼裂片之下）孔裂，或盖裂，或为不规则撕裂的干果，少为浆果。种子多数，有或无棱，胚直，具胚乳。一年生草本或多年生草本，具根状茎，或具茎基（Caulorhiza 或 Caudex），茎基以 Adenophora 和 Codonopsis 两属最为典型，有时基茎具横走分枝，有时植株具地下块根。稀少为灌木，小乔木或草质藤本。大多数种类具乳汁管，分泌乳汁。叶为单叶，互生，少对生或轮生。花常常集成聚伞花序，有时聚伞花序演变为假总状花序，或集成圆锥花序，或缩成头状花序，有时花单生。

全科有60～70个属，大约2 000种。世界广布，但主产地为温带和亚热带。最大的两个属是 Campanula 和 Lobelia，它们各自都有数百种，前者主产北温带，后者主产热带和亚热带，尤其是南美洲。我国产16属，大约170种，其中 Adenophora 和 Codonopsis 主产于我国，Cyananthus 和 Leptocodon 仅仅分布于中国—喜马拉雅区系，Homocodon 则为我国西南地区所特有。

本科植物的主要经济用途是药用，许多著名中药材出自本科，如党参、桔梗、沙参、半边莲等。桔梗亚科 Campanuloideae 的乳汁管中含多种苷，如桔梗属中的桔梗苷，沙参属中的沙参苷，它们具有止咳、化痰、润肺之效，这个类群中至今未知有生物碱或其他有消肿、去蛇毒之效。此外，桔梗亚科因为无毒，许多植物可供食用，如沙参的根，金钱豹的浆果等。某些种类亦可以用作观赏。

桔梗科包括 5 个亚科，我国产 4 个亚科，分别为桔梗亚科、半边莲亚科、五膜草亚科和尖瓣花亚科。

## 四十、桔梗

**【学名】** *Platycodon grandiflorus*（Jacq.）A. DC.

**【俗名】** 铃当花、包袱花、道拉基

### 【本草考证】

《救荒本草》中记载："一名利如，一名房图，一名白药，一名梗草，一名荠苨。生嵩高山谷及冤句、和州、解州，今钧州密县山野亦有之。根如手指大，黄白色。春生苗，茎高尺余，叶似杏叶而长椭[①]，四叶相对而生，嫩时亦可煮食。开花紫碧色，颇似牵牛花，秋后结子。叶名隐忍。其根有心，无心者乃荠苨[②]也。根叶味辛、苦，性微温，有小毒。一云味苦，性平，无毒。节皮为之使，得牡蛎[③]、远志疗恚怒，得硝石、石膏疗伤寒。畏白芨、龙眼、龙胆。"

（注释：①椭：原文作"惰"，据《图经》改，《农政全书》卷四十七亦作"椭"。②荠苨：荠苨为桔梗科沙参属植物，其根味甘，形态与桔梗有相似之处，故又称甜桔梗。③蛎：原文作"砺"，据《政类》改，《农政全书》卷四十七亦作"砺"。）

### 【现代研究】

（一）植物形态

桔梗是桔梗科桔梗属多年生草本植物。高 40～120 cm，有白色汁液，无毛。根圆锥状，肥大肉质，外皮黄褐色。茎直立，单一或分枝。叶互生或轮生，宽卵形、椭圆形或披针形，长 2.5～6 cm，宽 1～3 cm，先端尖或急尖，基部楔形，边缘有不规则锐齿，下面被白粉；无柄或近于无柄。花单生或数朵生于枝端；花萼钟状，5 裂，裂片三角状披针形；花冠蓝色或蓝紫色，宽钟状，先端 5 裂，裂片三角形；雄蕊 5，花丝短，基部膨大；子房下位，花柱

圆柱形，柱头 5 裂。蒴果倒卵圆形，顶端 5 瓣裂。种子多数，卵形，有 3 棱，黑褐色。花期 7—9 月，果期 8—10 月。

## （二）生境与分布

桔梗生长于山坡草丛。我国主要分布于东北、华北、华东、华中地区，陕西、四川、贵州、云南等地也有分布。

## （三）栽培技术

### 1. 选地与整地

选阳光充足、土层深厚的沙壤土、壤土或腐殖土。施土杂肥 60 000～75 000 kg/hm² 作底肥，深耕 30 cm 以上。整平耙细，做宽 1.2～1.5 m 的畦，沟宽 30～40 cm，沟深 20 cm。

### 2. 繁殖方式

大多种子繁殖。一年生桔梗的种子瘦而瘪，颜色较浅，出苗率低，且幼苗细弱，产量低；二年生桔梗结的种子大而饱满，颜色深，播种后出苗率高，植株生长快，产量高，单产一般后者比前者可高 30 % 以上。育苗移栽，在畦面按行距 10～15 cm 开沟，沟深 1.5 cm，将种子撒播沟内，覆盖细土，畦面盖草。苗高 1.5 cm 时间苗，苗高 3 cm 时按株距 3～4 cm 定苗，第 2 年春季移栽，按行距 15～20 cm 开横沟，沟深 20 cm，按株距 5～7 cm，将主根垂直栽入沟内，不要损伤须根，以免分叉，影响质量。栽后覆土压实，使根系舒展，覆土应超过根基部 1～2 cm。

### 3. 种子处理

选种催芽，水选（即将种子置于 50～60℃的温水中，不断搅动，将瘪子及其他杂质漂去），然后每 1 kg 种子用 200 mL 的赤霉素溶液或用 0.3 % 的高锰酸钾溶液浸种 8～12 h（可提高发芽率），捞出滤水置入盆中，盖湿纱布进行催芽。催芽温度 25～30℃（用温水滴洗或置入培养箱中）5 d 左右有 1/2 种子裂口，即可播种。

### 4. 播种

桔梗秋播、春播、冬播均可，但以秋播为好。秋播当年出苗，生长期长，结果率和根粗明显高于第 2 年春播者。一般采用直播，也可育苗移栽。直播产量高于移栽，且根形分叉少，质量好。播种方法：催芽播种在播前第 1 天把畦浇透，第 2 天按 20 cm 行距开沟，沟深 2～3 cm，将种子均匀撒入沟内条播，覆土 1 cm，镇压搂实，盖上地膜或秸秆、松针等物厚约 1 cm；直播在畦面上按行距 20～25 cm 开沟，深 4～5 cm，播幅 10 cm（为使种子播得均匀，可用 2～3 倍的细土或细砂拌匀播种），播后覆细土 2 cm 镇压踏实。用种量：直播每亩用种 750～1 000 g，育苗移栽每亩用种 350～500 g。播种后 7～15 d 出齐苗。苗出齐后，要及时撤下地膜、秸秆、松针等。

**5. 田间管理**

（1）间作定苗与补苗。苗高 2 cm 时适当疏苗，苗高 4～5 cm 时定苗，苗距 8～10 cm，补苗和间定苗可同时进行，带土补苗易于成活。移栽地若有缺苗，则宜选阴雨天进行带土补苗。

（2）中耕除草。第 1 年除草 4 次，第 1 次在幼苗期，除草只能用手拔草；第 2 次在立夏后苗有 2～4 片叶时进行；第 3 次在夏至前后幼苗生长 4～6 片叶时可进行行内锄草，株距间用手拔草的办法；第 4 次在大暑时进行。以后每年锄草 2～3 次。

（3）肥水管理。追肥每年 2 次，6—7 月视植株生长情况适时追肥，浇清水粪 7 500 kg/hm$^2$ 或尿素 225 kg/hm$^2$ 促苗（开沟施入）；在寒露至霜降期间追肥 1 次，直播的第 2 年（先割去梗苗，留 1～2 cm 的桩子标记），用厩肥 15 000 kg/hm$^2$ 或硫酸钾复合肥 300 kg/hm$^2$（开沟施入）以促根茎生长。无论直播还是育苗移栽，天旱时都应浇水，促进根部增长。在高温多雨季节，要及时排除积水，以防烂根。

（4）打顶、除花。苗高 10 cm 时，二年生留种植株进行打顶，以增加果实的种子数和种子饱满度，提高种子质量。对于一年生或二年生的非留种用植株一律除花摘蕾，以减少养分损耗，促进地下根的生长。在盛花期喷施乙烯利（1 mL/L），1 次基本上可达到除花目的，产量较不喷施者增加近 4 成。

**6. 病虫害防治**

桔梗苗期和成株期根部病害有立枯病、根腐病、根结线虫病及紫纹羽病等，其中以根腐病和根结线虫病为害性最大。桔梗叶部病害有斑枯病、轮纹病、炭疽病、锈病、斑点病等，但一般为害轻，影响不大。根结线虫病可采用轮作或栽苗时施 3 % 甲基异柳磷颗粒剂每亩 8～10 kg，或施 5 % 线磷颗粒剂每亩 4～5 kg，或用石灰氮进行土壤消毒，线虫病可得到有效的控制；根腐病可用多菌灵或代森锰锌在发病出去进行灌根；叶部病害可在生长季喷施波尔多液进行预防或发病期喷 50 % 多菌灵可湿性粉剂 800 倍液、50 % 万霉灵可湿性粉剂 600 倍液或 50 % 代森锰锌可湿性粉剂 600 倍液，每隔 10 d 喷

1 次，连续喷 2～3 次。

### 7. 采收与加工

播种 2 年或移栽当年的秋季，当叶片黄萎时即可采挖，割去茎叶、芦头，将根部泥土洗净后，趁鲜用竹片或玻璃、碗片刮去表面粗皮，刮皮后用清水浸泡 3～4 h，捞出，烘晒三成干时，将分枝捏拢，按大、中、小分开进行烘晒至全干。药材以根条粗长均匀、色白、质地坚实者为好。贮藏在阴凉通风处。

### 8. 留种技术

桔梗上中花期较长，果实成熟期又不一致，留种时，应选择二年生的植株，于 9 月剪去弱小的侧枝和顶端较嫩的花序，使营养集中在上中部果实。12 月当蒴果变黄，果口开裂时，分期分批采收。采收时应连果梗、枝梗一起割下，先置室内通风处，后熟 3～4 d，然后再晒干、脱粒，去除瘪粒和杂质后贮藏备用。成熟的果实易裂，造成种子散落，应及时采收。

### （四）资源利用

#### 1. 食用价值

桔梗的根部可以制作狗宝咸菜，是朝鲜族一种民族食品，桔梗的花可以作为花卉，尤其是蓝花桔梗，清新淡雅。桔梗幼苗可以做汤、凉拌。

#### 2. 药用价值

桔梗的根可以做药用，性苦辛、味平，入肺经、胃经，具有开宣肺气，祛痰排脓的功效，可治疗外感咳嗽，咽喉肿痛等症。

#### 3. 保健价值

桔梗营养丰富，其根糖含量较高，还含有皂苷、葡萄糖、桔梗聚糖、远志酸、桔梗酸等物质。其嫩茎叶又名四叶菜、沙油菜，含有丰富的粗纤维和胡萝卜素、维生素 C、钙、磷等微量元素。

### 四十一、羊乳

**【学名】** *Codonopsis lanceolata*（Sieb. et Zucc.）Trautv.

**【俗名】** 狗头参、奶参、山胡萝卜

**【现代研究】**

（一）植物形态

羊乳是桔梗科党参属多年生藤本植物。植株高 3～4 m，按时针方向生长，茎淡绿色，切茎时分泌出有香气的白色汁液。叶互生，披针形或长椭圆形的复叶，茎上部出腋芽和花芽，花朵淡绿色，灯笼形，两性花，种子扁椭圆形，具翅。花期 8—9 月。

（二）生境与分布

羊乳多生长于山坡林缘、疏松灌丛、溪边、沟边阴湿地、阔叶林内。我国主要分布于东北、华北、西南、华南、长江中下游地区；在国外，日本、朝鲜、俄罗斯有分布。

（三）栽培技术

羊乳为深根性植物，宜在土壤肥沃、土层深厚、排水良好沙质弱酸性土壤中栽培，荒地、耕作地均可利用。忌连作，宜与豆科和禾本科作物轮作。

1. 播种育苗

羊乳用种子繁殖，种子发芽适温为 15～20℃，当年新种发芽率可达 85 %以上，经贮存 1 年以上发芽率便大大下降，不宜采用，选新产无霉种子，为使种子早发芽，宜作种子处理，可用 40～50℃温水浸种，边搅拌边把种子放入，待水温和手温差不多时，再继续浸泡 5 min，然后滤于纱布袋中，用清水洗数次，再将种袋放在室内沙堆上，早晚用 40℃左右的温水洗 1 次，保持湿润，约 5 d，种子裂口即可播种。

（1）整地育苗栽培。羊乳宜采用种子育苗移栽的方式。选地后于冬季前深耕约 3 cm，捡除草根碎石，第 2 年播种前施足基肥，最好能每亩施腐圈肥5 000 kg，深翻细耙后，作宽 120 cm 畦，四周开宽 30 cm 的排水沟。

（2）播种。播种期以春季 3 月土地解冻后、秋季在上冻前为宜。条播或撒播。

条播在整好的畦面上按行距 10～13 cm 开深约 1 cm 的浅沟，将处理过的种子用 1～2 倍细沙拌匀撒在沟内，播后覆一层薄细土。条播用种量每亩 0.8～1 kg。

撒播将用沙拌匀种子均匀地撒在畦面上，用扫帚在畦面上来回扫 2～3 次，使细土盖住种子，再轻镇压畦面，用玉米秆或地膜覆盖保湿，以后适当浇水，经常保持土壤湿润。撒播用种量每亩 1.5～2 kg。

（3）苗期管理。出苗后及时揭去覆盖物，苗高 5 cm 时，设架前棚适当遮阴，及时除草，因羊乳幼苗生长纤弱，除草时要细，防止伤苗。当土壤干燥时，要及时浇水，雨季可不浇水。苗高 10 cm 时逐渐揭去荫棚，不要一次性撤完，以防烈日突照晒死幼苗。揭除遮阴物后，结合除草并间去过密弱苗，浇施 1 次腐熟的稀粪水。

羊乳育苗需 1 年，移栽起苗时要从侧面挖掘，防止伤根，近创边整理，除去病残弱苗，并按苗的大小分级，分别定值。起苗不要在雨天进行。秋季移栽的，起苗后即定植，到春定植的，将苗贮入地窖。

2. 定植

（1）定植时期。秋植育苗当年秋季 10 月中旬至封冻前定植。春植育苗第 2 年春季 3 月下旬至 4 月上旬。以春植较好。

（2）种植方法。种植地整地方法与育苗地相同。定植时，在整好的畦上按行距 20～30 cm，开深 15～20 cm 的沟，按株距 7～10 cm，将种苗斜摆沟内，芽头向上，排好后覆土，覆土厚度以超过苗头 5 cm 为宜，并浇水。

3. 田间管理

（1）中耕。除草幼苗出土后即开始松土拔草，松土宜浅，切勿伤根，并培土，防止斧头露出地面。

（2）排灌。出苗前和苗期要保持畦面湿润，幼苗出土后浇水要漫灌，苗长到 15 cm 以上时一般不需浇水，保持地表疏松，下面湿润。雨季注意排水以防烂根。

（3）追肥。苗高 3～7 cm 时，追稀粪水 1 次，每亩用量约 1 200 kg，夏季再追 1 次，每亩用量 1 500～2 000 kg，封垄后不再追肥。

（4）搭架。羊乳长至 30 cm 左右时，搭架引蔓，使通风透光。

（5）病虫害防治。主要病害有锈病和根腐病。锈病：茎、叶被害时叶背发生黄褐色略突起的斑，病斑外围有明显的黄色晕圈。后期病斑破裂，散出大量孢子，叶片枯死，发病初期即用25％粉锈宁1 000倍液喷洒，每隔7～10 d喷1次，连喷2～3次。根腐病：多为害二年生以上的植株，雨季发生严重，故要防涝排水，不要连作，发现病株及时拔除烧毁，并用1％石灰水浇灌，发病期用波尔多液（1∶1∶120）喷洒或灌根，7 d喷1次，连喷几次。或用50％多菌灵500倍液浇灌病区。

主要虫害有如下3种。

地下害虫：主要有蛴螬、蝼蛄、地老虎等，为害地下部分。新种地宜于植前耕地晒田，撒施药剂消灭地下害虫，定植后的地，可浇灌90％敌百虫1 000～1 500倍液，或用敌百虫制毒饵诱杀。

蚜虫：天旱时为害严重，宜用低毒高效药剂喷杀。

红蜘蛛：天旱高温时有红蜘蛛为害叶片，要及早防治，可结合防蚜虫进行。

**4. 采收**

一般于定植1～2年后，于秋季地上部枯萎时采挖。先将茎蔓割下，再深挖参根，尽可能不弄断或碰伤根皮，以免流去白色汁液，降低品质。细小的根可栽种在田里再生长1年。羊乳的肉质根即药材上的党参，可鲜食、腌渍，或晒干上市。

### （四）资源利用

**1. 食用价值**

由于羊乳营养丰富、味道鲜美，食用方法多样，具有多种保健功能，同时也是朝鲜族的民族食物，用羊乳的根进行烧烤，味道十分鲜美。因此，目前羊乳已成为国内、国际市场的抢手货，产品供不应求。羊乳鲜嫩茎叶可食，用开水焯一下，可酱食、炒食，或做汤、做馅。肉质根茎可食，用水泡软，去掉老皮，然后撕成小条，加入不同的调料，制成不同风味的小咸菜，别具特色。

**2. 药用价值**

羊乳根入药已有悠久的历史，中药材称为山海螺。羊乳味甘，性平，无毒。具有消肿、清热、疗疮、壮阳、滋补强壮、补虚润肺等功效。主治身体虚弱、肺痈、乳痛、虫蛇咬伤、咳嗽痰喘、淋巴结核等症。羊乳全草含有多种黄酮类成分，具强身健体、补虚润肺、通乳排脓、解毒疗疮的功效。

### 3. 保健价值

羊乳的营养丰富，具有营养保健食品的美称。据测定，每 100 g 鲜品含胡萝卜素 14.4 mg、核黄素 0.49 mg、抗坏血酸 59 mg。每克干品含钾 23.7 mg、钠 0.72 mg、钙 32.4 mg、镁 3.52 mg、铁 91 μg、锰 154 μg、铜 9 μg、磷 1.37 μg。羊乳富含合欢酸、齐墩果酸、环阿屯醇、α-菠甾醇、7-豆甾醇烯醇、皂苷等成分，其味甘辛，性阴，有消肿、排脓、祛痰、催乳、补女子经血的功能。用于肿痛、肠痛、乳少、白带多等症。据现代医学和植物化学研究，所含的黄酮苷、芹菜素、木犀草等黄酮类成分，不仅在解毒、抗肝素、防辐射等方面有重要的功能，而且有抗癌活性。

## 四十二、党参

**【学名】** *Codonopsis pilosula*（Franch.）Nannf.

**【俗名】** 台参、仙草根、叶子菜

### 【现代研究】

#### （一）植物形态

党参为桔梗科党参属多年生缠绕草本植物。全株有汁液。茎细长，多分枝。基部生白色硬毛，上部无毛叶互生或对生，叶柄细长，叶片卵形或广卵形，先端钝或尖，全缘或微波状，基部截形或浅心形，幼叶两面有白色柔毛，长成后仅下面有毛。花单生于叶腋，等 5 裂；花冠钟形，直径 2～2.5 cm，淡黄绿色，带紫色斑，先端 5 裂。蒴果类圆锥形具宿存花等。种子细小，多数。花果期 7—10 月。

#### （二）生境与分布

党参生长于林边、灌丛。我国分布较广，东北、华北、西北、西南地区均有野生和栽培。

#### （三）栽培技术

##### 1. 选地整地

育苗地选半阴半阳坡，离水源近的，无地下害虫和宿根草的山坡和荒地。疏松肥沃的砂质壤土，施厩肥或堆肥 30 000 kg/hm² 左右，翻耕、耙细、整平做平畦或高畦。移栽地要求不严格，山坡、梯田、生地、熟地均可。如果是生荒地，先烧荒，进行翻耕。熟地要施基肥，灶墙土、骡马猪粪等 60 000 kg/hm² 左右。翻耕 1 d，耙细整平，做成宽 100～120 cm 的畦或垄，垄距 30 cm。

##### 2. 播种方法

撒播或条播。撒播是将种子均匀撒于畦面，再稍盖一层薄土，以盖住种子为度，随后镇压使土与种手紧密结合，以利出苗，播种量 7.5～15 kg/hm²。条播是按行距 3 cm，开 2 cm 深的沟，将种子均匀播于沟内，条播便于松土除草。

### 3. 田间管理

中耕除草，清除杂草是保证党参产量主要因素之一，因此应勤除杂草，特别是早春和苗期更要注意除草。一般除草常与松土结合进行。追肥，生长初期（5 月下旬）追施人粪尿 15 000～22 500 kg/hm$^2$，以后因藤叶蔓生就不便进行施肥了。排灌，定植后要灌水，成活后可以不灌或少灌。雨季注意排水。需水情况视参苗生长情况而定。苗高 5 cm 以上时应控制水分，以免徒长。搭架，当苗高 30 cm 时设立支架，以使茎蔓顺架生长，否则通风采光不良易染病害，并影响参根和种子产量，搭架方法可就地取材，因地而异。移栽：参苗生长 1 年后，秋季或春季定植。春季在地化冻后（3 月中下旬至 4 月上旬），秋季于 10 月中下旬移植。在整好的畦面上，按行距 18～30 cm，开深沟 5～6 cm，将参苗按株距 2～3 cm 斜放于沟内，盖上 2 cm，压紧，浇水。需秧苗 375 kg/hm$^2$。

### 4. 病虫害防治

锈病是真菌中一种担子菌，为害叶片。病叶背面略突起（夏孢子堆），严重突起时破裂，散出橙黄色的夏孢子。防治方法：发病初期喷 50 % 二硝散 200 倍液或敌锈钠 400 倍液。党参收获后，地上残枝落叶全部烧毁。根腐病又叫烂根病，主要为害地下须根和侧根。呈现黑褐色，造成地上部枯萎死亡。防治方法：及时拔出病株，用石灰进行穴窝消毒。整地时进行土壤消毒，采取高畦，注意排水，忌连作。地老虎、蛴螬、蝼蛄、红蜘蛛参考其他虫害的防治。

### 5. 采收加工

党参移栽，当年秋季即可采种。开花结果后，果实变褐色时采种，逐次采收产量高，一次性的采收产量低。种子干燥后，放于通风处。采收种子 150～225 kg/hm$^2$。

## （四）资源利用

### 1. 食用价值

党参的食用部位是肉质根，通常可以做汤、做粥。

### 2. 药用价值

党参是我国传统中药，性平，味甘、微酸。归脾经、肺经。具有补中益气、健脾益肺的功效。可用于脾肺虚弱、气短心悸、食少便溏、虚喘咳嗽、内热消渴等症。

### 3. 保健价值

党参含有多糖、葡萄糖、果糖、菊糖、蔗糖、磷酸盐和 17 种氨基酸，其中包括赖氨酸等 7 种人体不能合成的必需氨基酸，此外还含皂苷、挥发油、脂肪和钾、钠、镁、锌、铜、铁等 14 种元素，这些都是党参作为补益药的物质基础。药理研究发现，党参能调整胃肠运动功能，纠正胃肠运动紊乱，对胃溃疡有一定治疗作用。党参能增强机体的免疫功能，增强抗体产生细胞的功能，提高抗体滴度。党参也能增加机体造血功能、增强机体抗应激作用，对心血管系统有促进作用。此外，党参还具有益智、镇静、催眠、抗惊厥等作用。

# 第八节　其他科属

## 四十三、车前

**【学名】** *Plantago asiatica* L.

**【俗名】** 车轮草、猪耳草、车轱辘菜、牛舌草、马蹄草、蛤蟆草

### 【本草考证】

《救荒本草》中记载："本草名车前子，一名当道，一名苤苢①（音浮以），一名虾蟆衣，一名牛遗，一名胜舄②（音昔），《尔雅》云马舄，幽州人谓之牛③舌草。生滁州及真定平泽，今处处有之。春初生苗，叶布地如匙面，累年者长及尺余，又似玉簪叶稍大而薄，叶丛中心撺葶三四茎，作长穗如鼠尾，花甚密，青色微赤，结实如葶苈子，赤黑色，生道傍。味甘、咸，性寒，无毒。一云味甘，性平。叶及根味甘，性寒。常山为之使。"

［注释：①苤苢（fú yǐ）车前的别名，见《诗经》。②舄（xì）音"戏"。③牛原作"一"据《证类》改，《农政全书》卷四十六亦作"牛"。］

### 【现代研究】

（一）植物形态

车前为车前草科车前草属多年生草本植物，无茎，具多数细长的须根；叶根生，薄纸质，卵形至广卵形，具5条主叶脉，叶基向下延伸到叶柄，长6～15 cm，宽3～8 cm；周年开花，穗状花序自叶丛中抽出，长15～30 cm；小花白色，花冠4裂，雄蕊4。蒴果长椭圆形，内藏种子4～6粒。

（二）生境与分布

车前生长于田野畦畔、山坡、路旁或屋旁荒地。我国广泛分布。

（三）栽培技术

1. 选地与整地

车前适应性广，但喜温暖湿润环境和肥沃疏松土壤，可利用荒滩、荒

坡栽植，尤为适宜新造幼林和果园地间作。栽种前采用浅耕整地，耕深10～20 cm，以垄作为主，结合整地施入厩肥 30 t/hm²。

**2. 育苗与移栽**

采用种子春播，以 5 月播种为好，露地播种，用种量约 7.5 kg/hm²，拌细沙土撒播，播后覆盖灶灰，厚度以不见种子为宜，最后遮盖薄草，浇水，保持湿润，10 d 左右可出苗。出苗后及时除草和浇水，每 10 d 喷 0.2 % 尿素或磷酸二氢钾溶液 1 次，以湿润叶片而不滴水为宜。按垄距 67 cm 起垄，当苗高 4 cm 时即可往垄上按行株距 30 cm×25 cm 挖小穴移栽，垄上双行，每穴栽苗 1～2 株，栽后浇好定根水。

**3. 水肥管理**

移植大田前 5～7 d 车前幼苗浇水不要过大，移栽后立即浇水，要求土质松软。透气性较好的土壤，株距 15 cm。栽后每隔 1 d 进行叶面喷水 1 次，3～4 d 缓苗期过后，可以进行正常的田间管理。车前喜肥，施肥后叶片多，生长旺盛且抗性增强，穗多穗长，产量高。第 1 次施肥在 5 月，施清淡人畜粪水 22.5 t/hm²，以增强其长势；第 2 次于 7 月上旬进行，此时车前进入幼穗分化阶段，部分幼穗从叶腋抽出，要控氮补磷、钾、硼肥与激素等，为开花结籽创造条件。车前抽穗期必须及早疏通排水沟，防止积水烂根。封垄后切勿中耕松土，否则伤根及土壤渍水造成烂根。

**4. 中耕除草**

车前出苗后生长缓慢，易被杂草抑制，幼苗期应及时除草，除草结合松土进行，一般 1 年进行 3～4 次松土除草。苗高 3～5 cm 时进行间苗，条播按株距 10～15 cm 留苗。

**5. 病虫害防治**

车前生产上常见的病害主要有穗枯病、白粉病、菌核病、褐斑病等，其中穗枯病的为害最为严重。发病初期每亩用 20 % 丙硫咪唑（杀菌霸）可湿性粉剂 25 g 加喷施宝 10 mL 对水 30 kg 喷雾，每隔 7 d 喷 1 次，连续喷3～4 次，能有效地控制车前草穗枯病的发生与为害。叶部病害在发病初期可喷施 50 % 多菌灵 500 倍液，或 50 % 万霉灵 600 倍液，或 70 % 甲基硫菌灵 600～800 倍液进行防治。虫害主要有车前圆尾蚜，为害叶片及花穗，可喷施 40 % 乐果乳油 1 500～2 000 倍液，或 50 % 马拉松乳油 1 000 倍液，每隔5～7 d 喷 1 次，连续喷 3～4 次。

**6. 采收**

（1）种子采收。车前果穗下部果实外壳初呈淡褐色、中部果实外壳初呈黄色，上部果实已收获时，即可收获。车前草抽穗期较长，先抽穗的早成熟，所以要分批采收，每隔 3～5 d 割穗 1 次，半个月内将穗割完。宜在早上或阴天收获，以防裂果落粒。用刀将成熟的果穗剪下，在晒场晒穗裂果、脱果。晒干后搓出种子，簸净杂质。种子晒干后在干燥处贮藏。

（2）全草采收。车前幼苗长至 6～7 片叶 13～17 cm 高时可采收作为菜用。车前在旺长后期和抽穗期之前，穗已经抽出与叶片等长且未开花，此时药效最高，可进行全草收割。把全草连根拔起，洗净泥沙和污物晒 2～3 d，待根颈部干燥后收回室内自然回软 2～3 d，可成商品出售。

## （四）资源利用

**1. 食用价值**

车前可食用部位是嫩叶及种子，采嫩叶洗净，先以沸水焯 1 遍，再行炒食。采收种子，可煮成糜粥或制酱食用。

**2. 药用价值**

车前以种子和全草入药，车前子是常用中药，其性寒，味甘、淡，具有清热去湿、利尿通淋和清肝明目的功效。《神农本草经》中有记载："车前子，味甘寒无毒，久服轻身耐老，一名当、道。"传统中医临床用于治疗小便不利，水肿等；全草有清热解毒、利尿的功效，用于治疗尿路感染，暑热泄泻，痰多咳嗽，热毒痈肿等症。车前子含有车前子胶、黄酮及其苷、环烯醚萜、苯乙酰、咖啡酰糖酯、三萜类等主要成分。经现代药理学研究，发现车前石油醚提取物有抗抑郁效果，车前水煎液对氧自由基有显著的清除作用，在车前现代的临床应用中，用来治疗褥疮、慢性活动性肝炎、产后尿潴留、隐匿性肾炎、阴道炎及乳腺炎等病证，均发现了令人鼓舞的效果。目前含有车前及车前提取物的深加工产品有复合颗粒剂、亲水胶散剂、胶囊剂、片剂等多种剂型。

**3. 保健价值**

车前每 100 g 嫩叶芽含水分 79 g、碳水化合物 10 g、蛋白质 4 g、脂肪 1 g、钙 309 mg、磷 175 mg、铁 25 mg、胡萝卜素 5.8 mg、维生素 C 23 mg，还有胆碱、钾盐、柠檬酸、草酸、桃叶珊瑚苷等多种成分。

## 四十四、龙牙草

【学名】*Agrimonia pilosa* Ledeb.

【俗名】仙鹤草、地仙草

【本草考证】

《救荒本草》中记载："一名瓜香草。生辉县鸭子口①山野间。苗高一尺余，茎多涩毛，叶形如地棠叶而宽大，叶头齐团，每五叶或七叶作一茎排生，叶茎脚上又有小芽叶，两两对生，稍间出穗，开五瓣小圆黄花，结青毛菁葵，有子大如黍粒。味甜。"

（注释：①鸭子口：疑是"鸦"之讹。但另据《明史·地理志三》，卫辉府辉县有"鸭子口"，则又似当以"鸭子口"为正，待考。）

【现代研究】

（一）植物形态

龙牙草是蔷薇科龙牙草属多年生草本植物，高50～100 cm。根状茎棕褐色，横走。茎直立，不分枝或上部分枝，有开展的长柔毛和短柔毛。不整齐单数羽状复叶，连叶柄长5～15 cm，小叶间夹有小裂片，小叶菱状倒卵形或倒卵状椭圆形，先端尖，基部楔形，边缘有粗圆锯两面被长柔毛和腺点；托叶卵形，有齿。总状花序顶生，花黄色，直径5～8 mm，萼筒倒圆锥形，顶部有钩状刺；花瓣5；雄蕊10或更多；雌蕊1，花柱2，瘦果椭圆形，包于宿存萼筒内。5月抽嫩芽，花期6—7月，果期8—10月。

（二）生境与分布

龙牙草是中生植物，多散生于路旁、林缘、河边、山坡草地、疏林或灌丛。我国广泛分布于各地；在国外，朝鲜、日本、俄罗斯、亚洲东南部有分布。

（三）栽培技术

选地：宜选用通气排水性好、土壤肥沃、阳光充足的土壤，不要选用排水不良或低洼地块。每亩施有机肥 2 500 kg，翻耕后耙细、整平、待用。播种时间：若是收嫩苗食用，在无霜期内均可于露地播种，可直播。南方春播于 3 月下旬，北方于 4 月中旬进行。南方秋播于 9—10 月，北方于 10 月中旬进行。

直播：做宽约 120 cm 畦，在畦面按行距 30 cm 开 0.5～1 cm 的浅沟条播，将种子均匀撒入沟内，覆薄土以盖没种子为宜，覆土后稍镇压，浇水，上覆盖稻草或 3 层塑料膜保持土壤湿润。若气温在 20 ℃ 左右时，15 d 左右出苗。直播亩用种量 2 kg。分株繁殖：将母株挖出分开，每株要带有 2～3 个根芽，按行距 30 cm、株距 15 cm 栽植在整好的畦内（与播种地相同）。栽后覆土埋好，浇足水分，若发现露出根系时，用土培上，出苗率一般达到 95 % 以上。初植时，可用此法栽培母株，令其开花结实，秋季收获种子，晾干去杂，贮存于低温干燥处备用。

田间管理：直播田在龙牙草苗高 5 cm 左右时，间拔过密和细弱苗；苗高 15 cm 左右时，按株距 155 cm 定苗。龙牙草幼苗期生长缓慢，易被杂草欺阻，影响生长，故要及时除草，浅中耕松土，保持田间无杂草。苗高 15 cm 后追施 1 次肥料，每亩可用硫酸铵 10 kg 稀水施入，以促茎、叶生长。封垄前追施过磷酸钙 25 kg，促使根芽生长。龙牙草主要有棉红蜘蛛为害茎叶，可用 40 % 乐果 1 000～1 500 倍液喷洒，但采收前 10 d 不宜喷药。

采收食用：结合间苗采收幼苗，春季、夏季采摘嫩茎、叶。药用：用种子繁殖的，于种植第 2 年采收，分根繁殖的可于当年采收。于夏季、秋季，在龙牙草枝叶茂盛而未开花时，割取全草，洗净泥土，除去杂质，晒干后出售。药用的根茎，则秋季或春季萌芽前挖取根茎，除去老根，留根芽，洗净后晒干上市。

### （四）资源利用

#### 1. 食用价值

龙牙草嫩茎叶可以食用，做菜前需用沸水焯过，然后用清水漂数次，除去苦味后可以凉拌、做汤或者炒食。

#### 2. 药用价值

龙牙草全草含仙鹤草素、仙鹤草内酯、黄酮苷类、木犀草黄素 -7-β-D 葡萄糖苷、芹素 7-β-D 葡萄糖苷、鞣质、挥发油，冬芽含鹤草酚。全草入药，称为"仙鹤草"。根和冬芽也可入药。鲜根含仙鹤草内酯 0.03 %～0.04 %、香草酸、并没食子酸及三萜类物质。全草含 5 种仙鹤草酚及 4 种仙鹤草素。性味苦、平、涩，为强壮性收敛止血剂，具有收敛止血、解毒杀虫、益气强心的功能。根及冬芽驱绦虫。主治胃溃疡出血、吐血、咯血、衄血、便血、子宫出血、痔出血等症，胃肠炎、痢疾、肠道滴虫、劳伤无力、闪挫腰痛。外用治痈、疔、疮、阴道滴虫。用量 15～30 g，鲜草 50～100 g。外用鲜草捣敷或煎浓汁及熬膏涂患部。近代药理研究表明，龙牙草汁液对金黄色葡萄球菌、大肠杆菌、福氏痢疾杆菌、伤寒杆菌均有抑制作用，并有很强的抗癌作用。

**3. 保健价值**

龙牙草嫩茎、叶含有多种营养成分，具有很高的营养价值，可为人体提供丰富的钙质、胡萝卜素和维生素 C，可增强体质、提高机体的免疫力。据研究，每 100 g 嫩茎叶含粗蛋白 4.4 g、粗脂肪 0.97 g、胡萝卜素 11.2 mg、维生素 $B_2$ 0.63 mg、维生素 C 157 mg；每 100 g 干样含钾 2 050 mg、钙 1 280 mg、磷 3 300 mg、镁 415 mg、钠 73 mg，微量元素：铁 17 mg、锰 2.8 mg、锌 3 mg、铜 1.1 mg。

```
┌─────────────────┐
│  四十五、荠       │
└─────────────────┘
```

**【学名】** *Capsella bursa-pastoris*（L.）Medic.

**【俗名】** 荠菜、荠荠菜、菱角菜

**【本草考证】**

补五藏不足。叶：动气。荠子：入治眼方中用。不与面同食，令人背闷。服丹石人不可食。

译文：荠菜能补益五脏的不足。荠菜叶：会扰动脏腑之气。荠菜种子：可加入治疗眼病的方剂中用。不能与面一起吃，使人背发闷。服食丹石的人不能吃荠菜。

**【现代研究】**

（一）植物形态

荠是十字花科荠属一年生或二年生草本植物。荠菜根白色，茎直立，有分枝，高 5～50 cm。全株稍有单毛及星状毛。基生叶丛生，呈莲座状，平铺地面，具长柄，大头羽状分裂，不整齐羽状分裂或不分裂，连叶柄长3～10 cm，宽 8～20 mm；茎生叶无柄，狭披针形或披针形，长 1～4 cm，宽2～13 mm，先端锐尖，基部箭形且抱茎，全缘或具疏细齿。总状花序顶生和腋生，花后显著伸长；萼片狭卵形，具膜质边缘；花瓣白色，矩圆状倒卵形，长约 2 mm，具短爪，雄蕊 6，4 强，基部有两个蜜腺。短角果倒三角形或倒心状三角形，长 5～8 mm，宽 4～7 mm，扁平，先端微凹，有极短的宿存花柱。种子 2 行，长椭圆形，细小，扁平，黄色，子叶背倚。

（二）生境与分布

荠生长于田野、路边、庭园。我国广泛分布。全球温带地区均有分布。

（三）栽培技术

1. 露地春季、夏季、秋季均可栽培

长江流域春季栽培在 2 月下旬至 4 月下旬播种，夏季栽培在 7 月上旬至

8月下旬播种，秋季栽培在9月上旬至第2年1月上旬播种；华北地区春季栽培在3月上旬至4月旬播种，秋季栽培在7月上旬至9月中旬播种。一般以秋季栽培为主。

**2. 棚室冬季、春季栽培**

可于10月上旬至第2年2月上旬，在棚室的底角、东西山墙等处撒播荠菜。应错开播种，分批采收，可以缓解冬春时令蔬菜紧缺，提高棚室利用率。种荠菜要求选用土壤肥沃、杂草较少和排灌方便的田块，种荠菜的地不要深耕，注意不要打破熟土层，要精耕细耙，把土地整得细、平、软，上虚下实，肥足墒饱，以利出苗生长。畦面不宜过宽或过窄，以人站两边畦沟内可以除净畦面杂草和采收畦面荠菜为宜，一般畦宽1.5 m左右即可。畦沟深10～15 cm，以利排涝，防苗受渍。播种量要适宜，春播每亩为0.75～1 kg，夏播每亩为2～2.5 kg，秋播每亩为1～1.5 kg。要均匀播种，播前最好能拌细土或细沙3倍左右，以提高撒播的均匀性；播后要浅覆细土，即覆细土1 cm左右，并轻拍土面，使土壤与种子充分接触，以利种子吸水，提早出苗。

荠菜生产上病害主要有霜霉病、黑斑病和白斑病，导致叶片提早枯黄、死亡。可在生长季要控制田间湿度，发病期可喷75 %百菌清兑水600倍，50 %多菌灵兑水500倍，70 %代森锰锌兑水500倍，50 %甲基硫菌灵兑水500倍，每隔5～7 d喷1次，连续喷3～4次。虫害主要为蚜虫，主要以成蚜和若蚜在叶背吸食植株汁液，造成叶片发黄，叶片卷缩变形，大量分泌蜜露污染蔬菜，可喷雾50 %辟蚜雾可湿性粉剂兑水1 000倍，40 %氧化乐果兑水1 000倍，40 %菊马乳油或40 %菊杀乳油兑水1 000～2 000倍。

**（四）资源利用**

**1. 药用价值**

据考证，荠菜原产中国，早在3 000年前，就已有相关文字记载。《诗经·邶风·谷风》有句云："谁谓荼苦，其甘如荠。"而荠菜的药用功能，也早在我国南北朝时期就有记载。南朝梁人陶弘景《名医别录》中，称荠菜能"利肝气，和中"；《本草纲目》谓其能"明目、益胃"。至于民间用荠菜治病的验方，则多得数不清。

荠菜药用价值很高，性平，味甘，无毒，全株入药，具有明目、清凉、解热、利尿、治痢等药效，用于治疗痢疾、水肿、淋病、血崩、月经过多、目赤肿疼等症效果良好。其含有的荠菜酸有止血作用，对血液病患者极为有利。荠菜也有清热解毒功效，可用于治疗痢疾、水肿、淋病、乳糜尿、便血、血崩、月经过多、目赤疼痛等。荠菜还含吲哚类化合物、芳香异硫氰酸，可抑制癌细胞产生，有抗癌的功效。荠菜也含胆碱、乙酰胆碱、芳香苷、木樨草素，有降压作用，静脉注射干荠菜浸液，可使血压迅速降到原有水平，西药"维血罢生"就是用荠菜制成的，用于治疗高血压等症。高血压患者宜常吃荠菜。

### 2. 保健价值

荠菜的营养价值很高，每 100 g 荠菜含蛋白质 5.2 g、脂肪 0.4 g、碳水化合物 6 g、钙 420 mg、磷 73 mg、铁 6.3 mg、核黄素 0.19 mg、维生素 55 mg、烟酸 0.7 mg。荠菜含丰富的维生素 C 和胡萝卜素，有助于增强机体免疫功能。还能降低血压、健胃消食，治疗胃痉挛、胃溃疡、痢疾、肠炎等病。

## 四十六、萹蓄

**【学名】** *Polygonum aviculare* L.

**【俗名】** 大扁蓄、乌蓼、扁竹、竹节草、猪牙草

**【本草考证】**

蚘虫心痛①，面青，口中沫出，临死：取叶十斤，细切。以水三石三斗，煮如饧②，去滓。通寒温，空心服一升，虫即下。至重者再服，仍通宿勿食，来日平明服之。

患痔：常取扁竹叶煮汁澄清。常用以作饭。

又，患热黄、五痔③：捣汁顿服一升，重者再服。

丹石发，冲眼目肿痛：取根一握，洗。捣以少水，绞取汁服之。若热肿处，捣根茎傅④之。

［**注释**：①蚘（hui）：同"蛔"。心痛：中医所称的心痛可以是心前区的疼痛或剑突下胃脘部的疼痛，心前区的心绞痛一般称为卒心痛或真心痛，胃脘部的疼痛一般称为心下痛。这里的心痛为剑突下的疼痛。②饧（xing）：用麦芽或谷芽熬成的饴糖。③五痔：病名，肛门痔五种类型的合称。《备急千金要方》卷二十三："夫五痔者，一曰牡痔，二曰牝痔，三曰脉痔，四曰肠痔，五曰血痔"。④傅（fu）：通"敷"，涂抹。］

**译文**：蛔虫引起的腹痛，面色清灰，口吐白沫，因剧烈疼痛而产生濒死感：取萹蓄叶十斤，用三石三斗水，煮到如稀糖状，滤去渣滓。待温度合适，空腹服一升，虫即可从大便排泄。非常严重者可再次服用，但通宵不能进食，第 2 日清晨再服此药汤。

患痔疮：经常取扁竹叶煮汁，将此液汁澄清，常常以此清汁煮饭吃。

又，患湿热黄疸、各种痔疮：捣取扁竹汁一次服完一升，重者可以再次服用。

丹石之毒外发，上冲眼目而肿痛：取扁竹根一把，洗净。加少量水捣烂，绞取液汁服用。如有热肿处，用扁竹根茎捣烂后外敷。

**【现代研究】**

（一）植物形态

萹蓄是蓼科萹蓄属一年生草本植物，高 10～40 cm。茎表面具棱，多平卧或上升。叶互生，近无柄或具短柄，狭椭圆形或披针形，长 1.5～3 cm，宽 0.5～1 cm，全线。花 1～5 朵簇生叶腋，遍布全植株；花被 5 深裂，裂边绿色，边缘白色或淡红色，宿存；雄蕊 8；子房上位，花柱 3。瘦果卵形，具 3 棱，黑色。花期 5—9 月。

（二）生境与分布

萹蓄多野生于田边、路旁、荒地、水沟、山坡旁。我国各地均有分布；在国外，欧洲、亚洲、美洲温带地区有分布。

（三）栽培技术

1. 选地

选地必须符合无公害农产品的生产要求，远离工矿企业污染源，空气清新，土壤状况良好，灌溉水质较好，农田土壤和灌溉水多项污染指数和综合污染指数均小于 1。为获得较高的产量，应选择地势平坦、富含有机质的沙壤土或壤土。

2. 整地施肥

冬季深翻晒垡或早春耕翻，耕翻深度一般为 20～25 cm。萹蓄对氮、磷、钾需求量大，应施足基肥。耕翻前每亩施入有机肥 2 500～3 500 kg，复合肥 30～40 kg。然后整细、耙平，南北方向做畦，畦面宽 1～1.2 m，埂高 15 cm，宽 25 cm，长度不限。

3. 播种

3 月初做好畦，灌水浇透，当土壤温度达 10℃以上时即可播种。因萹蓄种子有休眠特性，现多春季露地栽培，从 3 月中旬至 4 月下旬可以陆续播种，以 3 月下旬播种产量最高。过早播种，天气寒冷，常发生倒春寒，出苗困难，迟播种，采收期短，产量低。一般撒播，也可条播，每亩用种 1 kg 左右。播前 1 d 浇小水，将 1 份种子与 3～5 份草木灰或细沙混合均匀播种，播后覆盖细土 1～1.2 cm。温度夜晚为 3～5℃，白天 8～10℃，播后 7 d 出苗，10 d 苗齐，出苗率达 95 % 以上，一般出苗期为 7～10 d。

### 4. 播后管理

（1）间苗。为了提高利用率，进行 2 次间苗，第 1 次在苗齐后 10 d 左右，第 2 次在苗高 5～6 cm 时，可对间下来的苗出售或食用。结合间苗进行浇水和除草，并第 1 次追肥，每亩冲施尿素 10～15 kg。

（2）施肥。春播萹蓄生长期短，一般追肥 3 次，在间苗追肥后 20 d 左右追施第 2 次，第 3 次在第 2 次后 15 d 左右进行。以氮肥为主，每次、每亩冲施尿素 10～15 kg 或磷酸二铵 15 kg。

（3）浇水。萹蓄对土壤水分要求不太高，以土壤见干见湿为宜。苗期出苗前注意保持土壤湿润，也可结合间苗浇小水。

（4）其他管理。萹蓄通常是撒播，杂草与其混生在一起，除草工作比较困难，应结合间苗拔除杂草；萹蓄生长稠密，易发生落叶等现象，影响其品质，所以应及时间苗、采收。萹蓄生长期一般没有病虫害。

### 5. 采收

萹蓄应分次采收，当分枝高度达到 10～15 cm 时，采收茎顶端的幼嫩茎、叶部分出售或食用。

### 6. 留种

9 月中下旬至 10 月割取萹蓄植株，晾晒干后手工轻搓或机械脱粒，用细筛子过筛，清除上部的叶和枝条，果实装袋备用。

## （四）资源利用

### 1. 药用价值

萹蓄含有萹蓄苷、黄酮、生物碱和大黄素等多种生物化学成分，是良好的中药材。以全草入药，其性味苦、平。有清热利尿、解毒驱虫等功效。药理试验，表明对多种病菌有抑制作用，主治泌尿系统感染、结实、肾炎、黄疸、细菌性痢疾、蛔虫症、疥癣湿痒等疾病。

### 2. 保健价值

萹蓄营养丰富，尤其嫩茎叶具有较高的营养。据测定，每 100 g 可食嫩茎叶含蛋白质 5.5 g、脂肪 0.6 g、粗纤维 2.1 g、碳水化合物 10 g、维生素 C 158 mg、维生素 $B_2$ 0.58 mg、胡萝卜素 9.55 mg、烟酸 1.3 mg、磷 47 mg、钙 50 mg；每 100 g 干品含钾 20 mg、钙 103 mg、镁 90 mg、磷 31.8 mg、钠 9.4 mg、铁 14.4 mg、锰 2.8 mg、锌 5.7 mg 等。

## 四十七、榆树

**【学名】** *Ulmus pumila* L.

**【俗名】** 白榆、家榆、榆钱、春榆

**【本草考证】**

平。右疗小儿痫疾①，小便不利。

又方，患石淋②、茎又暴赤肿者：榆皮三两，熟捣，和三年米醋滓封茎上。日六七遍易。

又方，治女人石痈、妒乳肿③。

案经：宜服丹石人。取叶煮食，时服一顿亦好。高昌④人多捣白皮为末，和菹菜食之甚美。消食，利关节。

又，其子可作酱，食之甚香。然稍辛辣，能助肺气。杀诸虫，下气，令人能食。又心、腹间恶气，内消之。陈滓者久服尤良。

又，涂诸疮癣妙。

又，卒冷气心痛，食之差⑤。

［注释：①痫（xian）疾：癫痫病，表现为突然倒地，口吐涎沫，手足痉挛，发作后可恢复。俗称"羊癫疯""羊角风"。前人又有十岁以下为痫、十岁以上为癫之说，因而此条为"疗小儿痫疾"。②石淋：中医病名，为泌尿系结石引起的腰部绞痛、小腹疼痛、排尿频急涩痛，有时小便排出结石。③石痈：病名。指坚硬如石的痈肿。中医古籍《诸病源候论》卷三十二中 对石痈有如下描述："石痈者……其肿结确实至牢有根，核皮相亲，不甚热微痛，热时自歇，此寒多热少，坚如石，故谓之石痈也"。该病疑似瘤肿。妒乳肿：即乳痈。相当于哺乳期妇女的急性乳腺炎。④高昌：古地名。在今新疆吐鲁番一带。⑤差（chai）：同"瘥"，病愈。］

**译文：** 药性平。能治疗小儿癫痫、小便不利。

**又方：** 患石淋，阴茎突然红肿者，用榆树皮三两，反复捣烂，用三年以上的陈米醋渣调和，外敷阴茎，每日换药六七次。

**又方：** 治疗妇女的石痈、乳痈。

**谨按：** 对服丹石的人有益。取榆树叶煮吃，不定时地吃一顿也很好。高昌人将榆树皮去除表面粗皮后的白皮捣为细末，调和在酸菜中吃，味道鲜美。

可以消食，滑利关节。

又，榆仁可以做成酱，吃起来味道很香。但是稍稍有些辛辣，有助于通利肺气。杀各种寄生虫，使胃气下行，使人食欲增强。又，胃脘、腹腔之间不良之气，可以从内消除。常常进食陈年榆仁酱的渣滓尤其好。

又，用榆仁酱涂抹各种疮癣效果很好。

又，突然发生的胃脘冷痛，服用榆仁酱即可治愈。

**【现代研究】**

（一）植物形态

榆树为落叶乔木，高达 25 m，胸径约 1 m。树干直立，枝多开展，树冠近球形或卵圆形。树皮深灰色，粗糙，不规则纵裂。单叶互生，卵状椭圆形至椭圆状披针形，边缘具多重锯齿。花两性，早春先叶开花或花叶同放，紫褐色，聚伞花序簇生。翅果近圆形，顶端有凹缺。花期 3—4 月，果期 4—5 月。

（二）生境与分布

榆树为阳性树种，喜光，耐旱、耐寒、耐瘠薄，不择土壤，适应性很强。我国主要分布于东北、华北、西北、华东等地区。

（三）栽培技术

1. 选地标准与整地方式

榆树对于生长环境并不挑剔，在常见的土壤中均可种植。但要保证榆树扎根的土壤层品质良好。在完成选地考察、调研测试后，利用机械作业的方法对种植地进行翻整。一是将地表向下延伸 20 cm 处的土层进行机械翻深，松动此处的土壤层，以便榆树根可更坚实地扎根在土壤层或更深层；二是选择复合肥作为施加的底肥，均匀的将其播撒在土地里，并保证 20 kg/hm$^2$ 的控制量；三是根据犁距控制起垄的间距，通常采用 60 cm 为行间距标准，彻底翻整土地后，再进行播种。

2. 播种操作

先要在土地上挖整小沟使种子撒播在其中，通常小沟深为 5 cm，位于垄土上。撒种时注意均匀性，保证每亩 5 kg。用脚轻踩沟内的种子，保证其牢固的播种在土地里，不被风吹走。不能在种子的最上方盖土，由于种子质薄，这会影响榆树的出苗率。完成以上步骤后，要将土地所需的喷灌设备连接装好，进行喷灌作业，连续喷灌 3 d，平均每天 4～5 h 的作业。在完成播种后的 5 d 内，就可以发现榆树苗已长出土壤层。在苗高 5 cm 之前的阶段，都被称为榆树的幼苗期，在此过程中依旧要重视合理的田间管理。

3. 田间管理

（1）幼苗管理阶段。在此过程中的田间管理方式较容易操作，一般就是除杂草和田间浇水。

除杂草：在进行幼苗期的田间管理时必不可少的环节是清除杂草，若不及时清理，则杂草会与幼苗争夺养分，耽误幼苗的正常发育。主要可以利用人工清除杂草的方式进行幼苗管理，并没有严格的作业次数和时间要求，当发现田间存在杂草时就要除去。除杂草的过程也包括松土，通过松土让苗根充分呼吸，保证其生命力的旺盛。但要注意苗根很脆弱，不能过分松土，要控制深度，仅松动表层土壤即可，以免伤及根部。

浇水：幼苗期需水量很大，通过喷灌多次浇水，3 d 为 1 个周期进行浇水，浇水时必须浸湿所有土壤，在管理后的 1 个月内榆苗高可至 5 cm，此时为壮苗期。

（2）管理壮苗阶段。清除杂草：在榆树苗生长阶段进行田间管理时都要清除杂草，主要是人工除草，不得借助除草剂，其会导致榆树苗枯萎至死。无规定时间和除草次数限制。壮苗期锄草，也可借助长柄锄头，使得除草更干净。

间苗与补苗：通常苗高 15 cm 时，实施间苗。间苗最佳时间为雨后，若晴天间苗，先要在垄上喷水湿润土壤，避免伤害苗。随后控制种植间距，对生产状态良好的苗根进行保留。为避免造成浪费，可将苗体移植在宽 3 cm、深 3 cm 的小坑穴中，保证间距与种植苗的间距相同。一般最佳移栽时间为雨后，不需浇水。晴天移栽时，为保证存活率必须浇活根水。株距过大的地方，适时补苗。

（四）资源利用

1. 药用价值

榆树叶是一种常见的药材，具有很高的药物价值。第一，可以调节神经系统，改善人们的睡眠质量，对治疗神经衰弱具有很好的作用。第二，树叶具有止血、止痛的功效，将干燥的榆树叶碾成碎末状之后和白酒调和，制作成白膏状涂抹在伤口患处，能够起到止血、止痛的作用。针对骨折病人，该种方法有很好的治疗效果，可促进骨骼生长。第三，能够补充人体所需要的维生素，并且具有利水消肿的作用。此外，榆树叶还含有大量对身体有益的营养成分和维生素，能够提高机体的免疫力。

2. 保健价值

榆树的嫩果，称为榆钱，可以食用，每 100 g 榆钱果实含水分 82 g、蛋白质 3.8 g、脂肪 1 g、碳水化合物 8.5 g、粗纤维 1.3 g、灰分 3.5 g、钙 280 mg、磷 100 mg、铁 22 mg、胡萝卜素 0.73 mg、硫胺素 0.05 mg、核黄素 0.1 mg、烟酸 1.4 mg、抗坏血酸 9 mg。

榆钱具有清心降火、止咳化痰、安神健脾的功效；用于神经衰弱、失眠、食欲不振。皮、叶可安神，利小便，用于神经衰弱、失眠、体虚浮肿。内皮可外用治骨折、外伤出血。

## 四十八、槐

【学名】*Sophora japonica* L.

【俗名】槐米

【本草考证】

主邪气、难产、绝伤。

春初嫩叶亦可食，主瘾疹①、牙齿诸风疼。

（注释：①瘾疹，即荨麻疹，皮肤出现红色或者苍白色风团，瘙痒，皮疹时隐时现，消退后可不留痕迹，春季最为多发。是一种过敏性皮肤病。）

译文：主治各种邪气引起的病症、难产、严重的外伤。初春槐树的嫩叶也可以作食品，主治瘾疹、风邪侵犯引起的各种牙痛。

【现代研究】

（一）植物形态

槐为落叶乔木，树冠球形庞大，枝多叶密，花期较长，绿荫如盖。花两性，顶生，蝶形，黄白色，7—8月开花，11月果实成熟，荚果肉质，串珠状，成熟后干涸不开裂，常见挂树梢，经冬不落。种子千粒重为125 g，8 000粒/kg左右，发芽率70 %～85 %。种子干藏发芽力可保持2～3年以上。

（二）生境与分布

槐在湿润、肥沃、深厚、排水良好的沙质土壤生长最佳。我国北方地区广泛分布，各地均有栽培。华北平原、黄土高原海拔1 000 m高山地带均能生长。

（三）栽培技术

1. 埋根栽培技术

（1）备种。可在槐落叶后引进种根，种植前采用沙土埋藏，保证种根的活性。选用的沙土要掌握好温湿度，既不能够让根段脱水导致种根干枯，也不能湿度过大，以免导致种根在沙土中腐烂损坏。

（2）整地。选用土层较厚、地势平坦、浇灌排水方便的沙壤土进行育苗，保证土壤中无病虫传染源。每亩沙壤土中施入 2 500 kg 农家肥，也可以选择用 50 kg 磷肥、磷酸二铵做基肥，同时，使用杀虫剂灭杀地下害虫。翻整种植地时，注意将其翻耕平整，每畦宽约 1 m。

（3）育苗。3 月下旬至 4 月上旬繁育，槐育苗效果最佳。育苗过程中，首先，将光滑槐的长根段剪成约 6 cm 长的短根段备用，整地后保证畦间距为 0.5 m，并分出沟垄，深度约为 5 cm。将准备好的根段，以每株槐种根之间 30 cm 的距离放置在提前分好的沟垄中，覆土后充分浇水，保证根段充分吸收水分。完成上述步骤后，在沙土上覆盖一层地膜，经过约 30 d 的生长后可观察到槐出苗。

### 2. 扦插栽培技术

扦插栽培技术与埋根栽培技术相同，但操作方式存在一定的差异。扦插技术是将直径约为 10 cm 的硬枝条裁剪成长约 15 cm 的插条。修剪插条时，保证插条上端切口平整，切口与芽苞之间的距离约为 5 mm，切口下端约为 45°。扦插前需将已经修剪好的插条分成小捆，再将插条的斜切口浸泡在生根粉溶液中约 4 h 后，促使插条下端生根并保证营养供给，捞出插条备用即可。在扦插过程中，将沙壤土整理成地势平坦、灌溉排水方便的土层，按照行距 40 cm、株距 20 cm 的规格，将插条斜向下 45° 插入土壤中，保证插条最大面积吸收土壤中的养分。完成上述操作后，再覆盖地膜即完成扦插繁殖。

### 3. 种子繁育技术

（1）浸种法。先用 80 ℃ 水浸种，不断搅拌，直至水温下降至 45 ℃ 以下，放置 24 h，将膨胀种子取出。对未膨胀的种子采用上述方法反复浸种 2～3 次，使其膨胀。将膨胀种子用湿布或草帘覆盖闷种催芽，经 1.5～2 d，20 % 的种子萌动即可播种。

（2）沙藏法。一般于播种前 10～15 d 对种子进行沙藏。沙藏前，将种子在水中浸泡 24 h，使沙子含水量达到 60 %，即"手握成团，触之即散"。将种子沙子按体积比 1 : 3 混拌均匀，放入提前挖好的坑内，然后覆盖塑料布。沙藏期间，每天翻 1 遍，保持湿润，有 50 % 种子发芽时即可播种。

种子繁殖技术与上述 2 种栽培技术有所不同，需要投入更多的时间和精力进行种子播种与后期管理。首先，选择一块适合育苗的壤土或沙土地作为繁殖种子的基础用地，保证繁育地地势平坦且土质肥沃。槐生存能力强，弱酸性和弱盐碱性也可进行繁育，但在干旱缺少养分的土地上难以成活。选择好繁育种子后，先用80℃的水浸泡种子，在浸泡过程中不断搅拌，当浸泡种子的水温下降至45℃时，将种子连同浸泡用的水放置1 d，再将已经膨胀的种子取出。浸泡后如果发现有少量未胀裂的种子，需要反复进行上述操作，使其充分膨胀后才可用于种植。

### （四）资源利用

#### 1. 药用价值

中医认为槐花具有清热、凉血、止血的作用。主要用于肠风便血、尿血、血淋、赤白痢疾、风热目赤、高血压、痈、疮毒，并用于预防中风。药用鲜品或晒干备用。

#### 2. 保健价值

槐花每100 g鲜品含水分78 g、蛋白质3.1 g、脂肪0.7 g、碳水化合物15 g、钙83 mg、磷69 mg、铁3.6 mg、胡萝卜素0.04 mg、维生素 $B_1$ 0.04 mg、维生素 $B_2$ 0.18 mg、烟酸6.6 mg、维生素 C 66 mg。

槐花性味甘凉，具有凉血、止血、清肝降火的功效。花内含芦丁能增加毛细血管的韧性，脾胃虚寒者慎用。

## 四十九、费菜

**【学名】** *Sedum aizoon* L.

**【俗名】** 土三七、细叶费菜、见血散、血山草、救心菜

**【本草考证】**

生辉县太行山车箱冲山野间。苗高尺许，叶似火焰草①叶而小，头颇齐，上有锯齿，其叶拂（音布）茎而生，叶稍上开五瓣小尖淡黄花，结五瓣红小花蒴儿。苗叶味酸。

救饥：采嫩苗叶煤熟，换水淘去酸味，油盐调食。

（注释：①火焰草：景天科火焰草 *Sedum stellarifolium* Franch.。）

按语：《图考》卷五引录本条，药图也相似。本品即景天科植物堪察加景天 *Sedum kamtschaticum* Fisch.，《植物图鉴》第 2 册及夏纬瑛先生、王作宾先生皆将同属景天三七定名为费菜，但这一品种叶长披针形至倒卵形，顶端渐尖，与本书描述叶顶钝而有锯齿不合，就叶形而言，费菜更接近堪察加景天。《中药大辞典》将此种确定为费菜，确有道理。费菜有散瘀止血、宁心安神、解毒的功效。

**【现代研究】**

（一）植物形态

费菜为景天科景天属多年生草本植物，高 30～60 cm。根茎短，具残留老茎痕；主根粗壮肉质，倒圆锥形或纺锤形，外皮黄绿色至棕黄色，有数条须根，茎直立，无毛，绿色或带多数紫色细纵条纹。掌状复叶，3～4 枚轮生茎端；叶柄细长，无毛；小叶 3～7 枚，椭圆形至长圆状倒卵形，中央几枚较大，基部 2 枚最小，先端长尖，边缘有细锯齿，齿端偶具小刺毛，表面沿脉疏生刚毛，伞形花序单个顶生，小花梗细端，基部具鳞片状苞片；花多数，两性，有时单性花和两性花共存，花萼先端 5 齿裂，绿色；花瓣 5，淡黄绿色；雄蕊 5，雌蕊 1，子房下位，2 室，花柱 2，基部合生。核果浆果状，近肾形，熟时红色。种子 1～3 枚，球形，种皮白色。花期 6—8 月，果期 8—10 月。

### （二）生境与分布

费菜生长于山地阴湿处、石质山坡、灌丛。我国分布于东北、华北、西北地区至长江流域。

### （三）栽培技术

**1. 选地**

费菜耐寒耐旱，适合露地、保护地栽培，以选择排水良好的沙质肥沃中性土壤最佳，一般土壤也能生长良好。前茬以玉米、豆类、花生为好，切忌以茄科作物为前茬。

**2. 整地**

施基肥一般在 10—11 月犁耙整地，有的在夏末进行。经多次翻耕耙细后做成高 25～35 cm、宽 100～115 cm、长度视地形而定的高畦，畦沟宽 50 cm，畦面呈拱形。播种前 15～30 d，在畦面上每亩撒施石灰 50 kg。用牲畜肥（要腐熟）、草木灰、绿肥、饼肥作基肥，根据土壤肥力情况，每亩施上述肥料的总量在 2 000～5 000 kg。上述肥料施入前先用 40 % 甲醛 400～500 mL 兑水 25 kg 喷洒进行消毒，再加入钙镁磷肥 50 kg，然后撒施在畦面，浅翻畦土，使肥料与表土充分混合。总之，施基肥和耕地做到"熟、细、匀、足"。如果土壤干燥，应先浇水。

**3. 繁殖**

繁殖方式有播种和扦插 2 种。

（1）播种。选三至四年生费菜所结的果实中成熟饱满的种子，在 10—11 月，按株行距 6 cm × 9 cm 或 9 cm × 9 cm 挖穴，将种子播在穴内，亩用种量 0.5～0.8 kg。播种后覆土厚 4～8 cm，稍压后再覆盖一层稻草（厚度为 1～2 cm），将稻草覆盖畦面约 80 %。覆盖稻草既可防止杂草生长和水分蒸发，又可防止下雨打烂畦面，影响幼苗生长。稻草覆盖前要先切成长 6～9 cm 的小段，并用石硫合剂进行消毒。直播费菜扎根深，抗逆性强，比育苗移栽产量显著提高，但用种量大。

（2）扦插。从春季至秋季都可扦插。剪取母株地上茎 8～15 cm 长的枝条，去掉基部叶片后扦插在沙壤苗床中，入土深度 3～5 cm。扦插后保持土壤湿润，如外界气温在 20 ℃以上，1 周内生根。

### 4. 移栽定植

采用扦插方式繁殖的，扦插后 20～30 d 可移栽定植。移栽行距 25 cm、株距 15 cm，每穴栽种苗 2～3 株。

### 5. 田间管理

（1）间苗、定苗。播种繁殖的费菜在第 2 年 3 月出齐苗，需进行间苗、定苗。当苗高 3～4 cm 时进行间苗，每穴留苗 3～4 株；当苗高 7～8 cm 时进行定苗，每穴留壮苗 1 株。

（2）浇水、排灌。费菜露地大面积栽培不需要经常浇水，见干则要浇水，但不可浇得过多。雨季要保持排水沟通畅，雨后尽快降低土壤湿度，以免烂根。

（3）追肥。费菜在出苗展叶、生长进入盛期后，应追施氮肥为主，可亩用清粪水 2 000 kg 左右洒在行间。雨水多时，用草木灰与石灰按 9：1 比例混拌均匀后撒施，每亩施用上述混合物 100 kg。6 月后，亩用堆肥 475 kg 加钙镁磷 25 kg 混合后 2～3 次施入，每次间隔 50 d。入冬前费菜植株地上部已枯萎，每亩用上述堆肥与磷肥混合肥 1 000 kg 覆盖在已经枯萎的植株上，不挖土，注意肥料千万不要触到根部。施肥后覆盖枯枝落叶碎草等，保护芽头安全越冬。露地种植的费菜也可用草帘或地膜覆盖，以避霜雪，使费菜在外界气温 0 ℃左右时不会冻坏。

（4）除草、培土、除草。培土是一项经常性工作，要做到见草即除。对园外四周相距 100 cm 的地方所生的杂草也应铲除，以免害虫蔓延入园。费菜根入土浅，注意除草时勿伤根。若见根外露，要及时培土。

（5）摘除。二年生以上的植株，每年抽薹开花，对不留种的植株，在 6 月花薹抽出长 3～6 cm 时及时摘除，对于提高产量效果明显。

### 6. 病虫害防治

费菜叶表面有蜡质，病虫害较少，主要是白粉病和蚜虫。白粉病主要是借风力，由病叶、病果传播，蔓延迅速，以为害叶片为主，严重时叶片脱落，多在 3 月发生，4—5 月严重。冬季认真清园，用石硫合剂喷畦面及全园；春季出苗前后，再喷洒石硫合剂 1～2 次可预防白粉病的发生。植株受蚜虫为害后，叶片卷缩，植株矮小，影响生长发育，可用 40 % 氧乐果乳油 3 000～4 000 倍液喷洒植株进行防治。

### 7. 收获

费菜的根块在播种或扦插后 3～4 年即可采收。因其根块越大越好，故也可不采收让它留在地里继续生长，根据市场需要再采收，最长可留至10年。采收根块一般在每年的6—7月（即开花之前）进行，这时采收的费菜根茎多为圆罐状，饱满结实，质量好，俗称春七；开花后采收的费菜质量较差，因此一般采收春七。将收获后的费菜根茎移送加工厂烘干后销售。

**8. 越冬管理**

露地栽培于霜降前，留地上部分，浇透水，铺上稻麦草，可安全越冬。保护地栽培冬季棚膜要加盖草苫，谨防雪灾。

### （四）资源利用

**1. 药用价值**

费菜味甘、微酸，性平，归心经、肝经，有散瘀止血、宁心安神、解毒等功效。临床常用于治疗多种病症。

（1）止血活血。具有良好的止血效果，主治吐血、衄血、咯血、便血、尿血、崩漏等。尤其对各类咯血症状有显著疗效，并对紫斑、外伤出血、跌打损伤有一定疗效。

（2）养血安神。临床上用于治疗神经衰弱、失眠、烦躁不安等，多与其他药物配伍使用。

（3）解毒消肿。用于疮疔痈肿、虫蝎咬伤、烫火伤、妇女白带等。

（4）防治心脏病、降血压。在浙江、福建等地称其为养心草，长期作为蔬菜及药物用来防治心血管疾病。

林水金报道了民间使用治疗风湿性心脏病的病例，并认为其除可防治心脏病，对老年人的血管硬化、高血脂、高血压等病症也有缓解作用，并提供了用鲜全草炖猪心治癔症的方子。陈伟超报道了几年来采用费菜鲜草治疗老年性中风，中风患者服药后可在24～48 h恢复知觉，认为本品有明显的促进血液循环、化瘀降压作用。有人解释为费菜味酸，性平，酸能滋阴养血，故能治心血耗损的心悸怔忡（心律失常，阵发性心动过速）；酸还能入肝，养肝阴，性平不燥，所以有平肝潜阳、治疗高血压的功效。

**2. 保健价值**

费菜每100 g嫩茎叶含水分87 g、蛋白质2.1 g、脂肪0.7 g、碳水化合物8 g、钙315 mg、磷39 mg、铁3.2 mg、胡萝卜素2.54 mg、维生素$B_1$ 0.05 mg、维生素$B_2$ 0.07 mg、烟酸0.9 mg、维生素C 90 mg。民间认为可强壮身体、治疗虚弱等，并有制养心茶和费菜汁、酿酒、烤胶等加工利用。

## 五十、马齿苋

**【学名】** *Portulaca oleracea* L.

**【俗名】** 长寿菜、五行草、蚂蚁菜、酸米菜、马齿菜、瓜子菜

**【本草考证】**

延年益寿，明目。

又，主马毒疮，以水煮，冷服一升，并涂疮上。

患湿癣、白秃，取马齿膏涂之。若烧灰傅之，亦良。

作膏：主三十六种风，可取马齿苋一硕①，水可二硕，蜡三两，煎之成膏。

治疳痢及一切风，敷杖疮良。

及煮一碗，和盐、醋等空腹食之，少时当出尽白虫矣。

又可细切煮粥，止痢，治腹痛。

[注释：①硕（dan）：同"石"，古代度量单位，一石等于十斗。]

**译文**：马齿苋有延年益寿、明目的作用。

又，可以治疗马的毒疮，用水煮马齿苋，冷却后给马灌喂一升，同时涂于疮上。

患湿癣、白秃疮的，可以用马齿苋做成的膏外涂。如果将马齿苋烧成灰外敷，也很好。

马齿苋做成的膏：可以治疗各种风邪所致的疾病。可取马齿苋一石，水可以用二石，蜡三两，共同煎熬制成膏。

可以治疗疳积引起的泻痢和一切风邪所致的疾病，外敷治疗棍杖打伤引起的疮疡也很好。

还有，煮一碗马齿苋，用盐、醋等调拌后空腹服食，不一会就会将所有的寸白虫驱除。

又，可以将马齿苋细切煮粥，具有止痢、治腹痛的作用。

## 【现代研究】

### （一）植物形态

马齿苋为马齿苋科马齿苋属一年生肉质草本植物，高 30～40 cm，全株光滑无毛，肉质多汁。茎平卧或斜上生长，基部分枝较多，分枝呈圆柱状，淡绿色，向阳面常带淡褐色；叶多肉质，倒卵形、全缘、对生长 1～3 cm，宽 0.5～1.5 cm；托叶小，干膜质。叶腋发生腋芽 2 个，基部腋芽较大，上部较小，花小，两性，无柄，黄色，集中在顶端数枚叶片中心，簇生花 5～6 朵，每朵花有萼片 2、花瓣 5、雄蕊 7～12、雌蕊 1，受精后成为蒴果；种子细小，呈亮黑色，千粒重约 0.48 g，发芽能力可保持 3～4 年，如将种子贮存于干燥低温处可保存 40 年。花期 5—8 月，果期 7—9 月。

### （二）生境与分布

马齿苋在我国除高寒地区外均有分布。世界范围广泛分布于温带、热带地区，法国、德国、英国、荷兰、丹麦、俄罗斯等早已采用栽培品种并广泛生产。

### （三）栽培技术

#### 1.露地栽培技术

马齿苋对气候、土壤等环境适应性极强，具有耐干旱和强烈光照、抗病虫害、易繁殖、生命力强和生长较快等特性。栽培技术较简单。宜选择肥沃、疏松特别是中性和弱碱性土壤。春季晚霜过后露地直播，也可以保护地育苗，晚霜后移栽至露地，可提早采收。

（1）播种。采用条播或撒播，播种量 1.5～3 kg/hm²。马齿苋种子细小，为使播种密度均匀，可将种子与其重量 50～100 倍的细沙混匀后再播种。因其茎匍匐向四周生长，所以种植密度不宜过大。按行距 15～20 cm 条播，出苗后应及时间苗，保持株距 15 cm 左右。马齿苋的茎生根能力较强，也可利用茎段扦插繁殖，从野外或种植田采摘一些茎段，栽植后浇水，适当遮阴即可成活。

（2）整地与施肥。土壤深耕，施足底肥，施入腐熟有机肥 15～30 t/hm²，耕耙均匀，然后按 1 m 宽做畦，长度不限，浇足底水。

（3）肥水管理。马齿苋在生长期间，应根据生长情况追肥 1～2 次，一般每次施用尿素 75 kg/hm²；另外在其生长旺季，还应适当补充一些氮肥。马齿苋耐旱能力较强，一般情况下不用浇水，在特别干旱时补充一些水分即可。

（4）采收。马齿苋在开花前采收才能保持其鲜嫩，新长出的小叶是最佳的食用部分。所以在早春现蕾前可采收全部茎叶，现蕾后不断摘除顶端，促进其营养生长，可连续采收新长出的嫩茎叶。

### 2. 保护地栽培技术

反季节栽培马齿苋从播种到采收需要 100 d 左右。以此为标准，并结合当地气候条件和最佳鲜销时间，推算出具体的播种时间。一般情况下，每年的 11—12 月及第 2 年的 1—2 月适宜反季节栽培。因为，传统的栽培季节通常是在 3 月。

（1）做畦播种。播种前，要翻耕、整地、做畦，并结合整地施入腐熟农家肥 50 t/hm² 作基肥；种子先用 0.15 % 天然芸苔素内酯乳油 2 000 倍稀释液浸种 8～10 h，然后将种子沥干、洗净，并同 3 倍于种子的细沙均匀拌和后播种。自采的种子，其播种量掌握在 2 g/m²，以实际栽培面积计算，一般实际栽培面积 6 000～6 750 m²/hm²。播后覆盖一层细土并立即浇水，温度较低时可覆盖地膜，并闭棚保温，以利种子早日发芽。棚内气温过高时应适当通风降温。播后 12～45 d 出苗，可以进行苗期管理。

（2）肥水管理。马齿苋虽然适应性很强，但在肥水充足的条件下，生长得特别好，具有鲜、嫩、绿的优良商品特性，因此在营养生长期要及时补充水分和肥分。土壤要始终保持湿润状态。如果肥力不足，可施 10 % 的稀释人粪尿，坚持不施化肥，提高马齿苋的品质。发现杂草，要随时拔除。还要根据天气情况，做好通风降温工作，在无病害的情况下一般选择中午通风，通风时间掌握在 1～3 h，出现病害要及时开棚降温降湿，直到病害消除。无论是种子发芽期间，还是苗木生长期间，夜间都应闭棚保温。

（3）病虫害防治。马齿苋具有很强的野生特性，植株生长健壮，病虫害发生较少。病害主要有白锈病和白粉病，可用瑞毒霉、杀毒矾、甲基拖布津和粉锈宁进行喷药防治。虫害主要有马齿苋野螟和蜗牛，蜗牛可撒生石灰防除，马齿苋野螟可用杀灭菊酯喷施防治。

（4）采收。马齿苋在开花前采收才能保持其鲜嫩，新长出的小叶是最佳的食用部分，所以在早春现蕾前可采收全部茎叶，现蕾后不断摘除顶端，促进其营养生长，可连续采收新长出的嫩茎叶。马齿苋商品菜采收标准为开花前 15 cm 长的嫩枝。

### （四）资源利用

#### 1. 药用价值

马齿苋为马齿苋科马齿苋属一年生双子叶肉质草本植物。起源于印度，后传播到世界各地，广泛分布于温带、热带地区。我国早在 5 世纪已有入药记载，历代本草医书对治疗许多病症多有验方，民间食用更有悠久的历史。印度马齿苋早已是治疗心血管疾病的民间药。地中海沿岸居民心血管发病率低，后来有医学研究发现当地居民有常吃马齿苋的饮食习惯。另外，马齿苋药用，口感好、无毒副作用；还可用来做兽药和防治蚜虫的农药；也可作为畜禽的优良饲料。

#### 2. 保健价值

国家已将马齿苋列入第 2 批药食兼用资源目录。具有降血糖、降血压、预防心血管疾病、抗菌保健等功效。现代医学研究报道，马齿苋含有较高浓度的去甲肾上腺素（1 g 鲜品含量达 2.5 mg），对糖尿病具有食疗作用；含有 ω-3 脂肪酸，对心血管有保护作用；含有较丰富的铜元素（1 g 干品含 21 mg），可作为白癜风患者和因缺铜元素而造成白发的患者的辅助食疗菜肴；还含有大量的钾盐，对维持心肌功能、参与细胞新陈代谢、维持渗透压、维持神经肌肉正常功能等，具有良好的保健作用。

现代研究表明马齿苋含有丰富的营养成分，每 100 mg 含有蛋白质 2.3 g、脂肪 0.3 g、糖 3 g、粗纤维 0.7 g、钙 85 mg，磷 56 mg、铁 1.5 mg、胺素 0.03 g、核黄素 0.11 mg、烟酸 0.7 mg。化学成分含有去肾上腺素 2.5 mg/g（鲜草中）和多种钾盐（硝酸钾、氯化钾、硫酸钾等，以 $K_2O$ 计算鲜草含钾盐 1 %，干草含钾盐 17 %），此外尚含二羟基苯乙胺、二羟基苯丙胺、苹果酸、柠檬酸、谷氨酸、丙氨酸、蔗糖、葡萄糖、果糖、生物碱、香豆精类、黄酮类、强心苷、蒽醌苷和多种微量元素。马齿苋还可做成保健茶，有清热解毒、杀菌的功效。

## 五十一、马蔺

**【学名】** *Iris lactea* Pall. var. *chinensis*（Fisch.）Koidz.

**【俗名】** 马莲、马帚、箭秆风、马兰花、马兰

**【现代研究】**

### （一）植物形态

马蔺为鸢尾科鸢尾属多年生草本植物。植株基部残留老叶叶鞘纤维。根状茎粗壮，木质，有多数须根。叶基生，宽线形，长可达40 cm，宽0.4～0.6 cm，呈灰绿色，两面叶脉明显。花茎高约10 cm，具花2～4朵；苞片3～5，狭披针形，长6～7 cm，花浅蓝色、蓝色或蓝紫色，花被上有较深的条纹，直径5～6 cm；花梗长4～7 cm，花被管短，长约0.3 cm；花被片6，2轮排列，外轮3裂片，倒披针形，长约5 cm，宽约0.6 cm，稍开展，爪部楔形，内轮3裂片较狭，直立，长4.2～4.5 cm，宽0.5～0.7 cm，爪部狭楔形；雄蕊花丝黄色，花药白色；花柱分枝3，扁平，花瓣状，顶端2裂。蒴果长椭圆状柱形，长4～6 cm，直径1～1.4 cm，具6条肋，先端有短喙。种子棕褐色。花期4—5月，果期5—6月。

### （二）生境与分布

马蔺生长于林缘、路旁草地、山坡灌丛、河边、海滨沙质地。我国分布于东北、华北、西北等地区，西藏也有分布；在国外，俄罗斯、蒙古国、阿富汗、土耳其有分布。

### （三）栽培技术

马蔺即可种子育苗繁殖，又可分株繁殖。

**1. 种子育苗播种**

播种繁殖在春季、夏季和秋季均可进行。苗圃地应选择排水良好灌溉方便的地势平坦土壤肥沃的土地，土壤以沙质土地的壤土为宜，避免黏重土壤，苗圃地播种前灌足水并深翻1～2次，深度20～30 cm，结合整地每亩施基肥3 000～5 000 kg、过磷酸钙50 kg、硫酸亚铁10 kg，拣出石头与草根，播种

前耙平整地做畦，畦宽 3.5 m，长 10 m；种子处理，春、夏播种的种子，播种前先对种子进行浸种，一般用 30～40℃的温水浸泡 24 h，可缩短种子出苗期，种子发芽的适宜温度范围 15～30℃，在适宜的土壤水分温度条件下播种约 25 d 开始发芽出苗，播种量一般每亩 5～10 kg，秋播种子一般不浸种催芽。播种时间春季在土壤解冻后进行，夏季在 7 月以前，秋季在 11 月大地封冻以前进行。播种方法是用刃面宽 5 cm 的开沟器或镢头开沟，行距 20 cm，深度为 3～4 cm，人工将种子均匀地撒入沟内，耙磨平整，覆土 2～3 cm。

### 2. 出苗管理

如遇天旱可小水漫灌或喷灌保持土壤湿润，待苗出齐后，松土除草，根据雨天或灌溉情况每亩施氮肥 2 次，第 1 次 3 kg，第 2 次 5 kg 左右。还可叶面喷施磷酸三氢钾等，管理的好，当年就可以形成繁茂的植被，第 2 年分蘖，第 3 年开花结实，亩产苗 10 万～15 万株。

### 3. 分株育苗

在成株的母体上将根蘖分离 3～5 株，在春季花后，夏季、秋季均可进行栽植，分株成活率较高，在 90％以上，一般每隔 2～4 年进行 1 次。

### 4. 容器育苗

选用 10 cm×15 cm 容器袋，按侧柏、油松育苗的方法进行即可。

### （四）资源利用

#### 1. 药用价值

马蔺的根具有清热解毒的作用，能够治疗喉痹、痈疽、风湿痹痛等；叶可用于治疗喉痹、痈疽及淋病；花具有清热解毒、止血利尿等作用，对喉痹、吐血、衄血、淋病、疝气及痈疽等症具有一定的治疗作用；马蔺子具有清热解毒止血的功能，对黄疸、泻痢、白带、痈肿、喉痹、疖肿、风寒湿痹、吐血、衄血、血崩等症具有较好的治疗作用。

#### 2. 保健价值

马蔺的主要成分是挥发油，其味咸、酸、苦，性微凉，具有清热凉血、利尿消肿的作用。用于吐血、咯血、衄血、咽喉肿痛、小便不利、泌尿系感染；外用治痈疖疮疡、外伤出血。

# 五十二、苋

**【学名】** *Amaranthus tricolor* L.

**【俗名】** 雁来红、三色苋

**【本草考证】**

补气，除热。其子明目。九月霜后采之。

叶：食亦动气，令人烦闷，冷中损腹。

不可与鳖肉同食，生鳖癥。又取鳖甲如豆片大者，以苋菜封裹之，置于土坑内，上以土盖之，一宿尽变成鳖儿也。

又，五月五日采苋菜和马齿苋为末，等分。调与妊娠，服之易产。

译文：具有补气、清热的作用。苋菜种子有明目的作用。在九月经霜以后采集。苋菜叶：吃了也会引动脏腑之气，使人烦闷，使腹中寒冷损伤脾胃。

不可与鳖肉一起吃，会引起腹内产生像鳖一样的包块。又，取如豆片大小的一块鳖甲，用苋菜包裹密封，置于土坑内，上面用土盖住，经过一夜全都会变成小鳖。

又，五月五日采苋菜和马齿苋制成末，两者分量相等。用于妊娠时的调理，服用后易于生产。

**【现代研究】**

**（一）植物形态**

苋为苋科苋属一年生草本植物。植株高 80～150 cm，茎粗壮，绿色或红色，常分枝，幼时有毛或无毛。叶互生，具柄，长 3～6 cm，叶片卵形或广卵形，长 5～8 cm，宽 3～5 cm，基部渐狭，沿叶柄下延，先端渐尖，而尖稍顿，且微凹，全缘。花成簇腋生或顶生，花簇成球形，聚成稍密的穗状花序，下垂。花被片 3，倒披针形或狭卵形，比苞片长，透明膜质，背部隆起，绿色或红色，先端呈长芒状。雄蕊 3，柱头 3。胞果卵状圆柱形。包于花被内，熟后呈环状横裂。种子近圆形或倒卵形，黑色或黑棕色，有光泽，径约 0.15 cm。花期 6—7 月，果期 7—8 月。

## （二）生境与分布

苋一般为阳生植物，多栽培。原产于印度，主要分布于亚洲南部、中部等地区，日本也有分布。

## （三）栽培技术

### 1. 种子处理

将苋的种子用凉水浸泡 3～4 h，浸种过程中搓洗几遍，以利吸水。再用清水搓洗，捞出沥干水分，用透气性良好的湿纱布包好，外套 1 层自封塑料袋，置于 28～30℃ 条件下催芽，当有 30 % 左右种子露白时，即可播种。也可以干籽播种。

### 2. 平垄播种

将苋栽培行的另一侧耙平，按用种量 4～5 kg/hm² 均匀撒播种子，再用四齿耙浅翻一遍，盖一层遮阳网，洒水保湿。为了使播种均匀，可将种子与河沙混合后撒播。

### 3. 田间管理

经常保持土壤湿润，浇水要小水勤浇，尽量选择在晴天上午浇水，并在齐苗后浇施 1 次 0.2 % 尿素水溶液，以后 7～10 d 追施 1 次，促进生长。夏季适当加大浇水量，一般在早晨、傍晚浇水。一般在幼苗有 2 片真叶时追第 1 次肥，4～5 片真叶时追第 2 次肥，以后每采收 1 次追肥 1 次。肥料种类以氮肥为主，每次可施有稀薄的人粪尿液 22.5～30 t/hm²，加入尿素 75～150 kg/hm²。

### 4. 病虫害防治

苋的病害主要为白锈病，可在发病初期喷洒 58 % 雷多米尔～锰锌可湿性粉剂 500 倍液，或 75 % 多菌灵 600～800 倍液，或 50 % 甲霜铜可湿性粉剂 600～700 倍液，或 64 % 杀毒矾可湿性粉剂 500 倍液或 60 % 甲霜铝铜可湿性粉 500～600 倍液进行喷雾防治。

### 5. 采收

苋一般实行 1 次播种多次采收。当苗高 7～10 cm 时进行第 1 次采收，间拔大苗及生长过密的苗，以后根据生长情况间苗 1～2 次，使苗距达到 10～12 cm。当植株高 25 cm 左右时，基部留 5～10 cm，割取嫩梢。等侧枝长出后继续采收。一般情况下，播种后 40～45 d 开始采收，一直采收到 6—7 月。

## （四）资源利用

### 1. 药用价值

苋性凉，味甘，全株均可入药。有清热解毒、清肝利胆明目、收敛止血、抗菌消炎等功能。可治疗急性肠炎、尿道炎、咽喉炎、子宫颈炎、痈、疖、毒蛇咬伤等，还有治翳障作用。

### 2. 保健价值

苋含有丰富的维生素 A、维生素 B、维生素 C、钙、铁等营养成分。每 100 g 鲜嫩茎叶含蛋白质 1.8 g、糖类 5.4 g、粗纤维 0.8 g；含矿物质钙 189～227 mg，在菜类中居荠菜、羽衣甘蓝后的第 3 位；含铁 10.3 mg、磷 72 mg、铜 0.133 mg、锌 0.716 mg、锶 1.61 mg、胡萝卜素 1.95 mg、维生素 C 80.8 mg，尤以铁的含量突出，比菠菜高 1 倍。

苋含高浓度的赖氨酸，对幼儿生长有促进作用。鲜苋制作食品可增加幼儿维生素类摄入量，有助消化、利大便等作用；由于苋不含草酸且含钙量高，有利于人体吸收，可缓解人体缺钙，预防缺钙症，是食疗补钙的保健蔬菜。苋中铁含量也较高，具补血功效。

## 五十三、酸模

**【学名】** *Rumex acetosa* L.

**【俗名】** 山菠菜、野菠菜、酸溜溜、牛舌头棵、水牛舌头、田鸡脚

**【本草考证】**

释名：《本草纲目》：山羊蹄、酸母、蓚。《本草拾遗》：山大黄。《尔雅》：蓨芜。又名：当药。

李时珍说，蓨（音 sun 孙）芜是酸模发音的讹传。而酸模又是酸母发音的讹传，它们都是因味道而命名，与三叶酸母草同名。掌禹锡认为蓨芜就是蔓菁菜，这是错误的。

集解：陶弘景说，酸模是一种形状极像羊蹄但味酸的植物，其根也治疗疥癣。《日华子诸家本草》说，酸模各地的山岗都有，叶的形状像羊蹄叶，但是更小更黄。茎和叶子都很细小。茎节间结果如芫蔚子。陈藏器说：这就是山大黄，又叫当药，其叶酸美，人们经常食用它的花。李时珍说：酸模平地也有生长，根、叶及花形都与羊蹄相似，但不同的是叶小而味酸，其根是红黄色。酸模的根、叶均可取汁炼霜，可制雄汞。

气味：酸，寒；无毒。

李时珍说，叶酸，根微苦。

主治：陈藏器说：治暴热腹胀，生用，捣汁服，可通利。杀皮肤小虫。陶弘景说：治疥癣。韩保昇说：治下痢效果好。李时珍说：可去汗斑，同紫萍捣碎擦涂患处，几天即可除去。

**【现代研究】**

（一）植物形态

酸模是蓼科酸模属多年生草本植物。植株高达 1 m，根肥厚，黄色。茎直立，通常不分枝，无毛，或稍有毛，具沟槽，中空。单叶互生；叶片卵状长圆形，长 5～15 cm，宽 2～5 cm，先端钝或尖，基部箭形或近戟形，全缘，有时略呈波状；茎上部叶较窄小，披针形，无柄且抱茎；基生叶有长柄；托叶鞘膜质，斜形，后则破裂。花单性，雌雄异株；花序顶生，狭圆锥状，分

枝稀，花数朵簇生；雄花6，椭圆形，排为2轮，内轮花被片长约0.3 cm，外轮稍狭小，雄蕊6，花丝甚短；雌花的外轮花被反折向下紧贴花梗，内轮花被直立，花后增大包被果实，径约0.5 cm，圆形，全缘，各有一不明显的瘤状突起，子房三棱形，柱头画笔状，紫红色。瘦果圆形，具3棱，黑色，有光泽。花期5—6月，果期7—8月。

### （二）生境与分布

酸模生长于海拔400～4 100 m的山坡、林缘、沟边、路旁。我国分布于各地；在国外，朝鲜、日本、哈萨克斯坦、俄罗斯有分布，欧洲、美洲等也有分布。

### （三）栽培技术

#### 1. 选地及施肥

酸模喜阳光，但又较耐荫，所以，种植时地理位置不限，但土壤酸度一定要适中。因其以食用叶片为主，需要较多氮素，土壤深厚、肥沃或施入足够的粪肥和堆肥，以供持续几年的生长。酸模根系较深，播种前一定要深翻土壤。耕作层土壤总盐量在0.8 %以下的壤土或沙壤土；前茬以豆科及中耕作物（如种过黄豆、玉米的耕地）为好；新开垦的盐碱荒地应经过改良熟化后再种植。施除草剂净地消灭一切杂草，防止杂草对幼苗的危害。

施腐熟厩肥3～4 t/亩，磷酸二铵20 kg，有条件的地方施100 kg经过加工的鸡粪和喷施专用的生物肥料作底肥，以提高土壤肥力，改善土壤结构。

采用喷灌或畦灌方式灌水，保证底墒充足，满足苗期生长需水。

耕深应在20 cm以上，耕地进犁后应带合墒器或耙地，使土地平整细碎；沙壤地犁、耙后还应镇压，使土壤坚实，便于播种。

#### 2. 播种

酸模是一种较耐寒植物，春秋都可播种或分株繁殖。播种期比普通农作物的播种适应期长，从开春到秋季均可播种，以春播和秋播为好。春季当地温度达到10℃以上时即可播种，应尽可能避免夏季高温季节播种。种子拌种可用托布津2 000～3 000倍兑水消毒，用杀虫剂拌种时先把种子与小米或碎麦粒混合后再喷洒药液、混合均匀；阴干后再与二铵混合均匀使用，防止地下害虫和苗期害虫对幼苗的为害。播种深度2 cm左右，5月以后土壤蒸发量大，可适当深播，但最深不能超过3 cm。早春风大，土壤沙性强的地区，土壤易跑墒，可采用"深耕浅盖"的方法播种。盐碱较重的地区，宜采取早春适墒、沟底播种，沟面铺膜的方法播种以利保墒、增温、防碱、保苗。条播行距30～40 cm。每穴放种子2～3粒，播种量为0.1～0.15 kg/亩，播深1.5～2 cm为宜，播后覆土。因其根出蘖，播种不应太密。还可分株移栽。生长几年酸模会长出许多新根和根茎，成为一丛，这时可把密集的苗分一些移栽到新地块，1～2个月就可重新生长。

**3. 育苗移栽**

为节省种子和保证苗的成活率，干旱缺水和盐碱重的地区可采用育苗移栽的栽培方法；当苗长到5～6片叶时即可移栽，移栽时幼苗主根直径应在3 mm以上；栽苗时可先用开沟器开沟，沟底栽苗、复土、立即灌水；并视土壤水分情况和苗情，3～4 d后再复灌1次水保证幼苗成活；育苗移栽较费劳力，但成活率高可达90％以上。

**4. 分株繁殖**

当生长到30～40 cm时，把植株连根挖起，割去生长点以上茎叶，切去根下部，将植株纵向切开分为数个分株后定植，株行距为25 cm×60 cm，栽后浇水。

**5. 田间管理**

酸模由于长期处于野生状态，适应性很强，只要稍加管理就能生长得好。苗期的除草、间苗、定苗。在温度适宜的条件下，种子6～7 d可以出苗，苗期根系生长较快，地上部分生长缓慢，因而苗期较长，出苗到分枝期约2个月；分枝期后地上部分生长迅速；苗期易受草害，要结合间苗、定苗进行株间、行间除草中耕松土，间苗株距2～3 cm，定苗株距15～20 cm，需苗0.8万～1万株/亩；分枝期以后叶簇繁茂，加上多次收割，能抑制杂草生长，种植时间长后，土壤易板结，应深松土壤及施肥。

（1）灌溉。除非土壤极为干旱，一般在幼苗生长前期可以不灌水，以便蹲苗，促进根系发育；直到苗长出3～5片真叶后开始浇头水；以后随着叶面积增大植株需水增多，根据当地降水量进行灌溉；降雨量多时要注意排水。

（2）追肥。酸模的鲜叶产量高，必须充分保证生长期间对肥料的供应，特别是氮肥的需要量大，其次是磷、钾肥，一般每收割1次鲜草需追尿素15～20 kg；磷肥可在第1次收割后施足，沟施三料磷肥15 kg/亩，钾肥视当地土壤含钾状况适当追施。

### 6. 病虫害防治

酸模鲜叶营养丰富、嫩绿，多种害虫喜食，易受虫害；苗期主要害虫有：金蝇子、跳甲、蟋蟀、地虎等，害虫啃食细嫩幼苗头的子叶、幼小真叶生长点、嫩茎和根，常造成大面积缺苗断垄；植株生长期间易受尺蠖、菜青虫等害虫为害。虫害的防治方法与一般农作物的虫害防治方法相同，应加强虫情的监测、综合治理、适时施药防治。采用药液灌根施药防治效果较好；其病害主要有白粉病，应在病情发生初期喷施粉锈宁防除；另外，有些地区会发生立枯病，应及时拔除田间病株，消灭发病中心，并避免灌水时积水，防止病害蔓延。

### 7. 采收

当年播种酸模在 2.5～3 个月后，植株高 60～70 cm 时，即可收割鲜草，以后每 30 d 左右可再次收割；收割时留茬 3～5 cm。每年最后 1 次收割时间在植株停止生长前（气温在 5℃以下停止生长）20～25 d，使植株在收草后尚有一段时间生长主根、积累养分以备越冬返青，通常是剪割或摘取外边的叶子，小心地留下幼嫩的莲座，使其继续生长，确保下批收获量。每年视植株生长情况决定收获几茬。有时即使暂时不需要这些产品，也要定期收获，使植株不断长出更好更嫩的叶子。酸模的生物学特征非常出众，多年生、寿命长。酸模 1 次播种可生长 25 年。生育期短，生长迅速、生物产量高。一年最少可收割 3 茬，最多可收割 6 茬。

## （四）资源利用

### 1. 药用价值

酸模性寒，味酸，入胃经、大肠经，可用于治疗皮肤病。具有凉血、解毒、通便、利尿、杀虫的功效。据《本草纲目》记载，酸模主治"暴热腹胀，生捣汁服，当下利。杀皮肤小虫，（藏器）治疗。弘景疗痢乃佳。保昇去汗斑，同紫萍捣擦数日即没。"内服可治疗吐血、便血、内痔出血、热痢疮、神经性皮炎、湿疹、癣疮等。《本草拾遗》也有如下记载："酸模叶酸美，小儿折食其英。"又据《本草推陈》记载："治痢疾初起，里急后重，排便不畅时作轻泻剂。"在民间，酸模一直被用于治疗维生素 C 缺乏病，并因此成为制取维生素 C 的原料。

### 2. 保健价值

酸模含有丰富的营养成分，每 100 g 酸模嫩叶含水分 92 g、蛋白质 1.8 g、脂肪 0.7 g、碳水化合物 2 g、钙 440 mg、磷 80 mg、胡萝卜素 3.20 mg、维生素 $B_1$ 0.36 mg、维生素 $B_2$ 0.13 mg、维生素 C 70 mg，还含有牡荆素、金丝桃苷等。

酸模因含酸性草酸钾及某些酒石酸，故有酸味。其水提取物有抗真菌（发癣菌类）作用，外用消伤肿、疮毒，也可治疗皮肤湿疹、慢性便秘、疥癣。

## 五十四、紫花地丁

**【学名】** *Viola philippica* Cav.

**【俗名】** 紫地丁、兔耳草、辽堇菜

### 【现代研究】

#### （一）植物形态

紫花地丁为堇菜科堇菜属多年生草本植物。高 7～15 cm，全株密被白色短毛。主根粗，黄白色。叶从根部丛生，叶柄长 3～10 cm，上部两侧稍有翅；托叶膜质，线状披针形，基部附着于叶柄上；叶片长椭圆形、长卵形至狭卵状披针形，长 2～9 cm，宽 0.5～3.5 cm，先端钝，基部浅心形或截形，边缘具浅钝齿。花腋生，淡紫色，直径约 1.5 cm；花梗长 4～10 cm，中部有线形小苞片 2 枚；萼片 5，披针形，花萼下具圆形附属物；花瓣 5，倒卵状椭圆形，下面的 1 片较大，基部延长成长囊状或筒状的矩，长约 7 mm；雄蕊 5，花药结合，药隔宽，包围子房，花丝短而阔，其下面 2 枚的基部具蜜腺的附属物，延伸入花矩内；子房上位，心皮 3，1 室，胚珠多数，花柱 1，柱头3 裂。蒴果长圆形，长约 1 cm，分裂为 3 果爿，各果爿具有棱沟；基部有宿存的萼。种子卵圆形，棕黄色，光滑。花期 3—4 月，果期 5—8 月。

#### （二）生境与分布

紫花地丁生长于草地、山坡。我国主要分布于辽宁、河北、河南、山东、安徽、江苏、浙江、福建、江西、湖南、湖北等地。

#### （三）栽培技术

紫花地丁可用播种和分株方法进行繁殖。

##### 1. 播种繁殖技术

紫花地丁种子细小，一般采用穴盘播种育苗方式。床土一般用 2 份园土，2 份腐叶土，1 份细沙。播种前要进行土壤消毒，一般可用 0.3 %～0.5 % 的高锰酸钾溶液喷洒床土，以达到培育壮苗、防治苗期病虫害的目的。播种时可采用撒播法，用小粒种子播种器或用手将种子均匀地撒在浸润透的床土上，

撒播后用细筛筛过的细土覆盖，覆盖厚度以不见种子为宜。播种时间：春播3月上中旬；秋播8月上旬。播种后控制温度15~25℃，1周左右出苗。露地栽培于8月，先将土地平整浇透，待水渗下后，将种子与细沙土拌匀，撒至地面，稍加细土将种子盖严，1周即可出苗。

### 2. 分株繁殖技术

首先将绿化用地翻耕，施足底肥，整平，如4月将其从苗地起出，分株栽植于绿化地内，株行距10 cm，浇透水，6月便可布满。在生长季节都可进行分株，分株会影响开花，而雨季移植易成活又不影响第2年开花，紫花地丁的无性繁殖在雨季进行为好。用分株方法进行繁殖时见效较快，成活率高，绿色期长，在园林绿化上如不特别要求当时的绿化效果，尽量采用中小植株进行绿化。紫花地丁自繁能力很强，按分株栽植法，在规划区内每隔5 m栽植一片，种子成熟后不用采撷，任其随风洒落，自然繁殖，10月便可达到满意的效果。

### 3. 幼苗期管理

小苗出齐苗后要加强管理，特别要控制温度以防小苗徒长，此时光照要充足，温度控制在白天15℃，夜间8~10℃，保持土壤稍干燥。当小苗长出第1片真叶时开始分苗，移苗时根系要舒展，底水要浇透。白天温度为20℃左右，夜间温度为15℃左右，可适量施用腐熟的有机肥液促进幼苗生长，当苗长至6片叶以上时即可定植。

### 4. 定植

定植密度，如果选用叶片15~20的大中苗移栽，密度为40株/$m^2$；如果选用叶片5~10的中小苗移栽，密度可为50株/$m^2$。另外发现带土壤移栽较裸根移栽缓苗快、成活率高。

### 5. 生长期管理

紫花地丁生长强健，抵抗能力强，可在其生长旺季，每隔7~10 d追施1次有机肥，会使其景观效果更加。

### 6. 种子采收

紫花地丁的种子在成熟以后干燥时会急速开裂，将种子弹出。因此，应在蒴果立起之后、种实尚未开裂之前采收。在种子晾晒过程中，应该注意用窗纱将蒴果盖好，以免种子弹掉。然后过筛，将种子进行干贮。

## （四）资源利用

### 1. 食用价值

紫花地丁可以在早春时做野菜食用。

### 2. 药用价值

传统医学记载，紫花地丁性寒味微苦，具有清热解毒，凉血消肿的功效。主治黄疸、痢疾、乳腺炎、目赤肿痛、咽炎，外敷治跌打损伤、痈肿、毒蛇咬伤等症。

### 3. 保健价值

据有关资料介绍，紫花地丁每 100 g 干物质含蛋白质 29.27 g、可溶性糖 2.38 g、氨基酸 33.95 mg 及多种维生素等，为绿色无污染蔬菜，营养丰富，味道鲜美。

根据黑龙江省中医药大学和山西大学分析测试中心研究鉴定，紫花地丁中富含多种微量元素。每克干紫花地丁含铁 354.8 μg、锰 30.3 μg、铜 22.2 μg、锌 55.8 μg。

## 五十五、酸浆

**【学名】** *Physalis alkekengi* L.

**【俗名】** 灯笼草、红姑娘、锦灯笼

**【本草考证】**

俗名灯笼儿，又名挂金灯，本草名酸浆，一名醋浆。生荆楚川泽及人家田园中，今处处有之。苗高一尺余，苗似水莨[①]而小，叶似天茄儿[②]叶窄小，又似人苋叶，颇大而尖，开白花，结房如囊，似野西瓜朔，形如撮口布袋，又类灯笼样，囊中有实，如樱桃大，赤黄色。味酸，性平、寒，无毒。叶味微苦。别条又有一种三叶酸浆草，与此不同，治证亦别。

救饥：采叶煠熟，水浸淘去苦味，油盐调食。子熟摘取食之。

治病：文具本草草部酸浆条下[③]。

［注释：①水莨：水莨不知是何物，《农政全书》卷五十二、文渊阁四库本皆作此名。按此句实袭自《图经》，其原文作"水茄"。水茄为茄科植物水茄（*Solanum torvum* Sw.）一类，与酸浆有相似之处，故疑《救荒本草》作者误引《图经》。②天茄儿：此句出自《衍义》，即本书天茄儿苗，茄科茄属（*Solanum*）植物，见第 217 条。③见《证类》卷八。］

**【现代研究】**

**（一）植物形态**

酸浆为茄科酸浆属多年生草本植物，宿根越冬。植株高 30～60 cm。茎分为地上茎和根状茎。地上茎直立，节间膨大，无毛或有细软毛，二歧分枝。根状茎横走地下。叶片在下部互生，在上部假对生，长卵形、宽卵形或菱状卵形，顶端渐尖，基部楔形，偏斜，叶缘波状，有锯齿。叶柄长。花单生于叶腋，花萼钟状，5 裂，结果时花萼宽大、宿存、连生呈钟形囊状，包围果实，具 10 纵肋，膜质。花冠白色，辐射状，雄蕊 5，着生花冠基部，花药纵裂。子房 2 室，多胚珠。果实为浆果，球形，成熟时橙红色。未熟时绿色，酸苦。种子肾形。

## （二）生境与分布

酸浆的野生性状很强，适于各种土壤栽培。在 3～42℃的温度范围内均能正常生长。根系耐寒，根状茎可在我国北方严寒地区越冬，第 2 年萌发新株。我国主要分布于东北地区，甘肃、四川等地。

## （三）栽培技术

### 1. 栽培季节

酸浆在华北地区 1 年分 3 茬栽培。春早熟栽培：1—2 月在日光温室或风障阳畦内育苗；4 月中旬晚霜过后定植于露地；5 月下旬至 6 月开始采收。春露地栽培：3～4 月育苗，3 月需在塑料大、中、小棚内育苗，4 月可在露地育苗；5 月定植，6 月下旬至 7 月开始采收。秋季露地栽培：6 月下旬至 7 月育苗；8 月上旬定植在露地，9 月下旬至 10 月开始采收。近年来，由于酸浆的经济效益不是很高，鲜有用保护设施进行栽培者。

### 2. 春早熟栽培技术

春早熟栽培酸浆的上市期正值初夏，由于生产成本不高，经济效益显著。育苗一般在风障阳畦或日光温室中建育苗畦。育苗初期外界温度较低，为提高地温，建畦播种前 15～20 d 应扣严塑料薄膜，夜间加盖草苫。苗床施腐熟的有机肥 30 000 kg/hm²，浅翻、耙平，做成平畦。播前浇水，水渗下后播种。种子可用 45℃的温水浸种，或用 0.01 % 的高锰酸钾液浸泡 10 min，防止种子携带病毒等。然后用清水浸种 12 h，捞出，放在 20～30℃的温度下催芽。待 80 % 的种子露白后播种。撒种后覆土 0.5～1 cm，立即扣严塑料薄膜，夜间加盖草苫，提高苗床温度。白天保持 20～25℃，夜间 10～15℃。在最严寒季节，苗床温度不应低于 5℃。出苗后进行间苗，间除过密、并生、伤残弱苗。在 2～3 叶期，进行分苗，分苗株行距为 10 cm×10 cm。苗期保持土壤见干见湿。小苗期外界温度低，蒸发量小，可不用浇水。分苗期外界温度渐高，可 7～10 d 浇 1 次水。如苗床缺肥，可追复合肥 1 次，施 100～150 kg/hm²。定植地施腐熟的有机肥 45 000～75 000 kg/hm²，深翻、耙平，做成平畦。定植应在晚霜过后进行。在秧苗 6～7 叶期第 1 朵花初开时为定植适期。定植时应仔细起苗，少伤根系，以利缓苗。定植密度 75 000 株 /hm² 左右，株行距为（25～28）cm×（65～70）cm。田间管理其中追肥是在定植缓苗后，结合浇水追催苗肥，穴施或沟施腐熟的人粪尿 7 500 kg/hm²，或用尿素 160 kg/hm²。

第 1 果实膨大后追第 2 次肥，施复合肥 225～300 kg/hm²，以促进果实发育和植株生长。采收中后期可根据植株生长情况追肥。如基肥不足，追复合肥 300 kg/hm²。有条件时行根外追肥，把尿素或复合肥配成 0.2 %～0.3 % 的水溶液，每 3～5 d 1 次喷布叶面。如果叶片肥大，节间过长，有徒长的表现，可喷 0.2 % 磷酸二氢钾液控制。浇水是指定植时浇足定植水。缓苗追催苗肥后浇 1 水，即中耕蹲苗。蹲苗结束后，适当浇水，保持土壤湿润，每 5～7 d 浇 1 水，夏季每 3～5 d 浇 1 水。中耕除草是在定植初期，每浇水后即中耕 1 次，以使土壤疏松，提高地温，促进根系发育。在初花初果时，结合追肥，进行中耕培土，使栽培行变成垄，防止植株倒伏，并利于灌溉排涝。生长中后期及时除草。

植株调整是因为酸浆分枝多、匍匐性强，必须进行搭架。一般用竹竿插入土中，搭成"人"字架或篱壁架。植株每长 30 cm 即人工绑蔓 1 次。酸浆生长期为了抑制营养生长，促进生殖生长，避免枝叶过多影响通风透光，避免结果延迟，应及时进行整枝打杈。整枝分为双干式、三干式、多干式等，双干式为每株留 2 个主干向上延伸，其余侧枝及早摘除。三干式为每株保留 3 个主干，其余侧枝及早摘除。多干式为每株保留 4～5 个主干向上延伸，其余侧枝及早摘除。在整枝过程中，主干越少，越有利于早熟，但总产量不高。多干式整枝，总产量较高，但成熟较晚。结合绑蔓，应及时摘除侧枝、杈枝。在拔秧前 40 d 摘去顶心，使停止生长，集中养分结果。摘心后及时打杈，防止侧枝丛生。在保证一定量果实的基础上，要疏去过多、过密的花和幼果，使养分集中结较大的果实。疏果要早要轻，留果位置在植株上分布应均匀。开花早期可使用防落素 20 mg/L 液蘸花，防止落花落果。采收过程是酸浆果实成熟后自然脱落，人工捡拾收获，其质量最佳。成熟果外宿存花萼枯黄，果实淡黄色，香味浓郁。如果果实成熟度不够，味差，则应催熟。可用 2 000 倍液的乙烯利喷洒果实后堆放，待其充分成熟。供贮藏或远销运输的果实，以带果外宿存花萼为宜。

### 3. 春季露地栽培技术

春季露地栽培的育苗期较晚，华北地区一般在 4 月，只要晚霜已过，可用露地育苗畦。育苗方法同春早熟栽培。由于外界温度已高，故不需进行温度控制。定植期越早越使采收期提前，越有利于提高经济效益。一般在 5 月定植。春露地栽培的田间管理可参照春早熟栽培。

### 4. 秋季栽培技术

秋季栽培是 6 月下旬至 7 月育苗，9 月下旬至 10 月下旬收获。收获上市期在晚秋果菜较少的季节，有一定经济效益。育苗期正值高温多雨季节，因此，育苗畦应建成小高畦，以利雨季排水防涝。播种后，有条件时，应在育苗畦上搭小拱棚，上覆塑料薄膜或草帘子遮阴降温，也可在畦面上铺碎草保持湿度。出苗后陆续撤去遮阴物。育苗期其他管理可参照春早熟栽培。定植时，应在阴天或傍晚较凉爽时进行。避免中午晴天日灼损伤幼苗，降低成活率。定植密度可比春早熟栽培稍密一些。秋季田间管理应注意浇水。无雨时，每 3～5 d 给水 1 次，保持土壤湿润。大雨后及时排水防涝。10 月，天气渐凉，蒸发量减少，可减少浇水次数，每 5～7 d 给水 1 次。整枝宜采用双干整枝法，以利早熟，争取在早霜来临前有一定的产量。夏、秋季杂草多，应及时除草。

### （四）资源利用

#### 1. 食用价值

酸浆果实是主要的食用部分。果实未成熟时，呈绿色、酸苦，果实成熟后呈红色球形，味道酸甜可口，风味独特，有易贮藏、不变味的特点。

#### 2. 药用价值

酸浆全身皆宝，其植物的干燥宿萼或带果实的宿萼，味酸、苦，性寒，是 2005 年版《中国药典》中规定的药用部位，具有清热解毒、利咽化痰、利尿等作用，用于咽痛、音哑、痰热咳嗽、小便不利，民间常用于治疗急、慢性气管炎和咽炎，外用治疗疱疮、湿疹、疔腮，它对化脓性扁桃体炎、疱疹性咽炎具有较好的疗效。酸浆的根为根状茎，味苦、性寒，有清热、利水功能，可治疟疾、黄疸、氙气。酸浆草为酸浆的地上部分，味酸、苦、性寒，有清热解毒、利尿功能，可治咳嗽、黄疸、疟疾、水肿、疔疮、丹毒等。

现代医药学研究发现，酸浆还具有扩张呼吸器官、抗乙肝病毒、治肾与膀胱病、食管癌症、治疗糖尿病的功效。全草有泻下作用，治痛风，但有堕胎之弊，孕妇忌用。

#### 3. 保健价值

酸浆果实含有丰富的蛋白质、纤维素等人体所需的多种营养成分，酸浆中氨基酸的含量要高出日常食用的水果中氨基酸含量的很多倍，可用于制作饮料、果脯等。酸浆具有价格低、产量高的特点，牛乳中的乳蛋白中氨基酸的种类和比例与人体需要相近。易于吸收。因此，利用山楂、酸浆、牛乳制成的复合果汁饮料，是很适合的保健饮料。制作成饮料的成品呈淡黄色，具有酸浆果实独特的风味，酸味柔和、口感浓厚。黑龙江以酸浆为原料的保健食品（饮料）现已投入市场，此外还有毛酸浆水果罐头等。

## 五十六、薯蓣①

**【学名】** *Dioscorea polystachya* Turczaninow

**【俗名】** 山药、淮山、面山药、野山豆、野山药

**【本草考证】**

治头疼，利丈夫，助阴力。和面作馎饦②，则微动气③，为不能制面毒也④。熟煮和蜜，或为汤煎，或为粉，并佳。干之入药更妙也。

［**注释**：①薯蓣（yu）：多年生藤本植物，一般称山药。②馎饦（bo tun）：古代的一种水煮面食，汤饼的别名，类似于现代的煮面片。③动气：扰动脏腑之气。气是中医的一个重要概念，有物质和功能两个方面的含义，中医认为气是组成人体和维持人体生理功能的基本物质之一，气在人体脏腑功能变化中得以体现，如肺气体现在呼吸功能上，脾胃之气体现在消化吸收功能上。肺气充沛，则呼吸顺畅，声音洪亮，脾气健旺，则食欲好、消化吸收好。扰动脏腑之气则是使脏腑功能紊乱，如扰动脾胃之气，则可出现腹胀腹鸣等症。④面毒：小麦加工成精细的面粉较粗麦面不易消化吸收，过食则会出现口干、腹胀、便秘等，古人认为这是面毒，所以在面食的加工和食品的搭配上需要考虑能解面毒的加工和食物搭配方法。这里认为，薯蓣不能解面毒，面粉和薯蓣共同做成的食品会微微扰动脏腑之气，不是一个很好的食物搭配。］

**译文**：治头痛，有益于男子，滋养阴精，强健机体。和面粉一起做成馎饦食用，则有轻微地扰动脏腑之气的不良作用，这是因为薯蓣不能控制面毒的原因。煮熟和蜜，或做成薯蓣汤，或做成薯蓣粉食用都很好。晾晒干燥后入药更好。

**【现代研究】**

（一）植物形态

薯蓣为薯蓣科薯蓣属多年生草质藤本植物。地下茎为圆柱形，肉质，肥厚。茎圆柱形，叶腋间着生卵形珠芽。叶片三角状卵形至三角状广卵形，基部戟状心形。雄花序穗状，不下垂，长轴多数成曲折状，雄花近于无柄，苞片三角状卵形，短于花被，花被片6，卵形，雄蕊6，发育；雌花序与雄花序

相似，子房柱头 3 裂。蒴果有 3 翅，果翅长几等于宽，有短柄，每室有种子 2 粒，着生中央；种子卵圆形，四周有栗壳色薄翅，翅宽约 6 mm，四周不等宽。花期 6—8 月，果期 8—10 月。

## （二）生境与分布

我国主要分布于东北、华北、华中、东南、西南等丘陵和浅山地区；在国外，朝鲜、日本有分布，并形成许多地方品种。

## （三）栽培技术

### 1.选地开沟整畦

薯蓣的种植应尽量避免重茬，一般隔 3 年轮作 1 次，并忌种花生、红芋茬。要选择土层深厚疏松肥沃的地块为好，要求上下土质一致，如下层有黏重土层和白沙岗土层，打沟时应彻底打碎，至少 1～1.2 m 土层内不能有黏土、土沙粒等夹层。否则会影响块茎的外观，对品质也有影响。土壤以中性为宜，目前开沟一般都采用机械开沟。薯蓣栽培以南北方向为宜，可采取双行种植或单行种植（根据个别地块需东西种植时，可采取行距加宽），双行种植时，大行距 1.7～1.8 m，小行距（沟内两趟山药的行距）40 cm，株距在 20～25 cm，沟深 85～100 cm，沟宽 70 cm。整地、整畦时要整平，预防浇水时浇不均匀。此外，还要做好排水设计，确保田间、畦内无积水。单行种植时行距 80～100 cm，沟宽 30 cm，沟深 90～100 cm，株距 20～25 cm。

### 2.适期播种

大棚薯蓣一般都在 1 月 1 日左右开始种植，一般要求地表 5 cm 地温稳定超过 9～10 ℃。播种前把薯蓣苗晾晒一下，这样可以活化种薯，又能起到杀菌的作用，保证出芽率。若用薯蓣茎块切断做种薯，可在切口处及时用石灰粉沾好，起到消毒作用。在下种时要做到有芽的一块下，大小一般大的一块下，这样芽会出得齐，另外，还要用 500 倍液的多菌灵、1 000 倍液的粉锈宁、72 % 的百菌清 1 000 倍液浸种 3～5 min，晾干后即可播种。

### 3.田间管理

薯蓣以有机肥（如腐熟的饼肥、鸡粪、鸭粪或人畜粪等）为主，无机肥为辅，用量一般每亩可施 2 000～4 000 kg，外加高钾复合肥 40～60 kg，或用薯蓣专用生物有机肥 200～300 kg，与土充分混合均匀，以防烧苗。

（1）浅追肥。如果基肥施用较多，则少追肥或者不追肥，为确保薯蓣高产，一般追施 2～3 次，在地上植株长到 1 m 左右时追施 1 次高氮复合肥，以后每隔 7 d 左右追施 1 次，3 次即可。薯蓣膨大期以磷钾含量较高的多元素复合肥为主（薯蓣对氮、磷、钾的需求比例是 1.5∶2∶5），每亩 30 kg 左右，最好采取冲施的方法。生长后期可叶面喷施 0.2 % 磷酸二氢钾和 1 % 尿素，防早衰。尤其需要注意的是，薯蓣的吸收根系分布浅，发生早，呈水平方向伸展，施肥时应施入浅土层以供薯蓣根系吸收。

（2）架要牢。插架及除草薯蓣在播种后盖上 6～10 cm 浮土，浇后再盖地膜、出苗后及时搭架，架高在 2 m 左右，正面呈"人"字形，侧面斜向交叉，隔 7～8 m 用粗竹竿或木棒加固，总之，一定搭牢，以防歪倒。

（3）巧浇水。薯蓣怕涝也不宜太旱，若太旱会严重影响薯蓣的膨大，特别是在块茎膨大期，时间在 4 月中旬至 5 月下旬，这期间一般每 10 d 左右浇 1 次透水，5 月下旬以后要根据土壤湿度适当浇水。

（4）病虫害防治。病虫害在重茬地块发病较重，头一年种植的地块发病较轻，在薯蓣蔓上架后，开始喷药防治。

薯蓣的主要病害为炭疽病，属于真菌性病害，老百姓称落叶病，表现初期叶片发黄，叶片出现小斑点，最后茎枯叶落，此病以防为主，做好轮作换茬，选用无病种薯，播种前用 25 % 多菌灵粉剂 500 倍液浸种 25～30 min，进行种薯消毒，栽培后加强田间管理，增强植株抗病性。

一般可在发病初期用 70 % 代森锰锌 500～600 倍液、50 % 甲基硫菌灵 700～800 倍液交替喷雾，隔 7～10 d 进行喷雾，一般连续喷施 2～3 次即可。

### 4. 收获

正常露地薯蓣的收获期很长，当年 8 月 20 日到第 2 年 4—5 月，薯蓣在地下不腐烂、不变质，一般霜降前后为集中收获期，以供春节市场。但是大棚薯蓣就不同，由于收获时间在 6 月 20 日左右，薯蓣本身淀粉含量少，水分含量高，因此不耐长时间贮存，大棚薯蓣应在收获后及时销售。另外，由于种植规模等因素，大棚薯蓣现在多采用人工采挖，因薯蓣皮很薄，在挖薯蓣时要防止机械损伤，薯蓣带泥包皮堆放，以待销售。

### （四）资源利用

#### 1. 食用价值

薯蓣自古就作为食品食用，并被当成一种补虚佳品。

### 2. 药用价值

薯蓣是一种传统中药，味甘，性平，入肺经、脾经、肾经；不燥不腻；具有健脾补肺、益胃补肾、固肾益精、聪耳明目、助五脏、强筋骨、长志安神、延年益寿的功效，然而大便干燥者忌食薯蓣。近年来，国内外对薯蓣进行了大量的试验及临床应用，证明薯蓣有多种活性物质存在，其根中的活性成分有增强和提高机体免疫功能的作用。

### 3. 保健价值

薯蓣具有丰富的营养成分，包括多种糖蛋白、氨基酸、维生素、微量元素和碳水化合物。薯蓣含有黏液蛋白，有降低血糖的作用，可用于治疗糖尿病，是糖尿病人的食疗佳品。

# 五十七、芋

**【学名】** *Colocasia esculenta*（L.）Schott

**【俗名】** 芋头、芋艿、毛芋、青皮叶、接骨草

## 【本草考证】

平。右主宽缓肠胃，去死肌，令脂肉悦泽。

白净者无味，紫色者良，破气。煮汁饮之止渴。十月已后收之，曝干。冬蒸服则不发病，余外不可服。

又，和鲫鱼、鲤鱼煮为羹，甚下气，补中焦良。久食，令人虚，无气力。此物但先肥而已。

又，煮生芋汁，可洗垢腻衣，能洁白如玉。

又，煮汁浴之，去身上浮气。浴了，慎风半日许。

**译文：** 性平。具有使肠胃通畅舒缓的作用，可去死皮腐肉，使人的脂肪肌肉丰润。

白净的芋头淡而无味，紫色的芋头好，有疏通阻滞不通之气的作用。芋头煮汁饮用可以止渴。十月以后采收，收后曝晒干燥。冬季蒸熟吃则不会引发疾病，其他季节最好不吃。

又，芋头与鲫鱼、鲤鱼一起煮汤，下气的效果很好，可以很好地补益中焦脾胃。长期吃芋头则令人虚弱无力气。芋头仅仅可以先把肚子填饱而已。

又，煮生芋头的汁，可以用来洗垢腻的衣服，能将衣服洗得洁白如玉。

又，煮芋头汁用来沐浴，可以去身体虚浮之气。沐浴后半日左右要谨防受风。

## 【现代研究】

### （一）植物形态

芋为天南星科芋属植物。芋的根为白色肉质纤维根。初生根着生在种芋顶端，幼苗时着生在苗基部。而着生在新母芋上的根主要分布在下部。芋头根长 1 m 以上，多分布在 0～40 cm 的耕层内，毛根很少。茎为短缩的地下茎，有圆形、椭圆形、卵形或圆筒形等。球茎上具有显著的叶痕环，节

上有棕色鳞片毛，为叶鞘残迹。叶互生，叶片宽阔，长 25～90 cm，宽 20～60 cm，盾叶，也有的呈卵圆形或略呈箭头形，先端渐尖，叶表面密生乳突。花为佛焰花序，在我国南方很少开花，在北方一般不能开花。果实为浆果。

### （二）生境与分布

芋原产于印度东部、马来西亚等热带地区。我国主要在华南、西南、长江流域地区种植，东北、西北地区也有种植，是一种清热解毒、健脾、强身的保健蔬菜，市场前景看好。

### （三）栽培技术

#### 1. 播种

芋的播种必须掌握在气温稳定于 10℃以上，5 cm 深地温达到 12℃时开始进行。催芽能够保证播种后苗齐、苗匀、苗壮，另外催芽可提前出苗，减少因出苗时间长而消耗种子本身的养分，一般可增产 15 %～20 %。将选好的种芋于温床内摊平，厚度 10～15 cm，上盖沙 2 cm 左右，再浇上 40～50℃温水，盖上塑料薄膜。床温保持在 17～20℃，15 d 即可发芽。芽长 1 cm，根长 2～3 cm 时即可播种。

芋的食用器官为地下球茎，而且芋头根系分布深，宜选择土质肥沃、保肥、保水力强的壤土。播前需深翻 40 cm 以上，深翻有利于球茎的膨大和提高产量，是栽培的重要措施之一。深翻前每亩施有机肥 2 500 kg，并适当施用硫酸钾、过磷酸钙等钾肥，播种深度 3～5 cm，每亩播种量 150～200 kg，保苗 4 500 株左右。播后立即覆盖地膜保湿，增温以利出全苗、出壮苗。

#### 2. 田间管理

（1）追肥。芋生长期长，产量高，需肥量大，除施足基肥外还应分次追肥。可在幼苗前期追 1 次提苗肥；发株和球茎生长盛期的初、中期追肥 2～3 次；施肥量前少，后多，逐渐增加。氮、磷、钾肥要配合使用。后期应控制追肥，避免贪青晚熟。

（2）浇水。芋叶片大，蒸腾作用强，喜水，忌土壤干燥，否则易发生黄叶、枯叶现象。前期由于气温低，生长量小，所以只需保持土壤湿度即可，特别是出苗前切忌浇水，以免影响发根，出苗。中后期气温高，生长量大，需水量多，要保持土壤湿润，但灌水时间宜在早晚，尤其高温季节要避免中午浇水，否则易使叶片枯萎。采收前 20 d 应控制浇水。

（3）中耕和培土。芋球茎在生长过程中会随着叶片的增加而逐渐向地表生长，不进行培土球茎就会露出地表，从而影响芋的产量和品质，此外培土还可抑制子芋、孙芋顶芽的萌发，是减少养分消耗、促进球茎膨大的重要技术措施。一般在封垄前结合中耕除草培土 2～3 次，每次可覆土 5～7 cm，间隔 15～20 d。

### 3. 病虫害防治

病害主要有腐败病、疫病 2 种，生产中应采用以农业防治措施为主的方法，实行 3～4 年轮作，选用无病球茎留种，农事操作尽可能减少地上部和地下部机械损伤。药剂防治可在发病初期可喷施 50％多菌灵 600 倍液，或 65％代森锌可湿性粉剂 600 倍液，或 75％百菌清可湿性粉剂 700 倍液进行防治。

### （四）资源利用

#### 1. 食用价值

芋的块茎可食；可做羹菜，自古视为重要的粮食补助或救荒作物，中国台湾雅美人至今以芋为主粮。

#### 2. 药用价值

芋药用时可治中气不足，长期使用可以滋补肝肾、补中益气、填精益髓，可用于肿瘤术后的补虚健脾。此外有增强免疫力、抗氧化、抗肿瘤、延缓衰老等功效。

芋为碱性食品，能中和体内积存的酸性物质，调整人体的酸碱平衡，具有美容养颜、乌黑头发的作用，还可用来防治胃酸过多症。

芋中富含的膳食纤维能够润肠通便，对大便干结有一定辅助治疗作用。芋中丰富的黏液蛋白能够保护心脑血管的健康，有效防止动脉粥样硬化等疾病。

当跌打损伤而出现局部瘀血肿块时，可取芋和生姜等量，芋捣烂如泥，生姜捣烂取汁液，拌入芋泥中，再加入适量面粉，搅成糊状，根据患处大小敷在患处，每天更换 1 次，对疏通淤血很有帮助。

#### 3. 保健价值

芋球茎还含有一种重要物质多聚糖（占 4.9％），多聚糖能增强人体的免疫机制和对疾病的抵抗能力。球茎还含有人体所需要的多种营养成分，一般每 100 g 鲜样含有以淀粉为主的碳水化合物 13.6 g、蛋白质 1.88 g、脂肪 80 mg、胡萝卜素 18 µg、硫胺素 32 µg、核黄素 26 µg、抗坏血酸 2.4 mg、烟酸 0.6 mg 以及钙、铁、磷等矿物质元素。由于芋的淀粉颗粒小，仅为马铃薯淀粉的 1/10，其消化率可达 98.8 %，在芋加工方面可制成芋粉及芋泥馅以延长保存。

## 五十八、五味子

【学名】*Schisandra chinensis*（Turcz.）Baill.

【俗名】北五味子、山花椒、味子、药葡萄

### 【本草考证】

《神农本草经》中记载："五味子，气味酸、温，无毒。主益气，咳逆上气，劳伤羸瘦，补不足，强阴，益男子精。"

陈修园曰："五味子气温味酸，得东方生长之气而主风，犹鱼在水而不见水。人之鼻息出入，顷刻离风则死，可知人之所以生者，风也。风气通于肝，即人身之木气。"庄子云："野马也，尘埃也，生物之息以相吹也。""息"字有二义：一曰"生息"，一曰"休息"。五味子温以遂木气之发荣，酸以敛木气之归根。生息、休息，皆所以益其生生不穷之气。倘其气不治，治，安也。咳逆上气者，风木挟火气而乘金也。为劳伤，为羸瘦，为阴痿，为精虚者，则《金匮》所谓虚劳诸不足，风气百疾是也。风气通于肝，先圣提出虚劳大眼目，惜后人不能申明其义。五味子益气中具开阖升降之妙，所以概主之也。唐、宋以下诸家有谓其具五味而兼治五脏者，有谓其酸以敛肺，色黑入肾，核似肾而补肾者，想当然之说，究非定论也。然肝治五脏，得其生气而安，为《神农本草经》言外之正旨。仲景佐以干姜，助其温气，俾气与味相得而益彰，是补天手段。

### 【现代研究】

#### （一）植物形态

五味子为五味子科五味子属多年生落叶木质藤本，除嫩叶背面和芽鳞片边缘有毛外，余均无毛。在野生条件下，植株可高达 8～10 m，宽 3～5 m，单叶互生，叶片卵形、阔倒卵形至阔椭圆形，先端急尖或渐尖，基部楔形，边缘有细齿。茎皮灰褐色，皮孔明显，嫩枝红色。花单性，雌雄同株，7—9 月开花。花黄白色或粉白色，雄蕊 5，雌花心皮多数，开花后花托逐渐伸长。7—10 月结果，至果实成熟时呈穗状，其上有着生球形浆果，熟时深红色，干后表面呈褶皱状。成熟时红色，嚼之有酸、甜、苦、辣、咸的味道。

### （二）生境与分布

五味子是喜阴植物。常野生于针阔混交林中、溪流两岸的小乔木、灌丛，或生长于林缘、林中空旷的地方。喜湿润环境，不耐低洼，耐寒，幼苗期尤忌烈日照射，适宜栽植于富含腐殖质的酸性砂质壤土中。我国主要分布于东北三省。

### （三）栽培技术

#### 1. 露地栽培技术

（1）播种。五味子种子存在休眠，可采用层积处理催芽，用清水浸泡种子2～3 d，然后按1:3的比例与湿沙混合，0～5℃贮藏。结合秋翻施入基肥，每亩施腐熟农家肥5 m³。与床土充分搅拌均匀，搂平床面即可播种。不论哪种床都要有15 cm以上的疏松土层床土。露地直播，可实行春播（5月上旬）和秋播（土壤结冻前）。播种前作宽1.2 m，长10 m的低畦。播种采用条播法，即在畦面上按行距15～18 cm，开深2～3 cm的浅沟，每畦撒播种子100～120 g，每亩用种子5 kg。覆2 cm厚细土，用木磙镇压，浇透水，在床面上覆盖一层稻草帘，以保持土壤湿度，种子播后20～30 d后即可出苗。

（2）肥水管理。出苗率达到50%～70%时，要分批撤掉稻草帘，搭设简易遮阴棚。出苗前做好遮阳棚，待出苗时开始遮阳，全光育苗效果不好，透光率在30%～40%为宜。在幼苗长至5～6 cm时撤掉。当幼苗长出3～4片真叶时进行间苗，株距保持3～5 cm。除草以人工为主，因五味子幼苗顶芽对有些除草剂敏感不宜使用。当年生长量一般不超过10 cm，不足10～15 cm应当覆土越冬，再培育1年用于建园。

#### 2. 保护地栽培技术

（1）育苗和分苗。4月初扣塑料大棚，制作纸袋营养钵，规格为6 cm×6 cm×10 cm或7 cm×7 cm×10 cm；营养土的配比为：细河沙与腐殖土比例为1:3，并按5%的比例加放腐熟农家肥（猪粪）及0.3%的磷酸二铵（研成粉末）。播种前给纸钵营养土浇透水，播种时底土及覆土拌入敌苗灵。在播种后结合浇水，喷施800～1 000倍液代森铵。每个纸钵内播种2粒，覆土1～1.5 cm。播种后要保持适宜的湿度，一般2～3 d浇1次水，小苗出齐后要遮阴20 d左右，当温度在30℃以上时要通风降温。

（2）整地和施肥。幼苗移栽及圃地管理，6月中下旬，幼苗带土坨移入苗圃。栽苗前苗圃地要充分做好准备（翻耙、打垄等），栽苗时用平镐破垄开15 cm深沟，施入口肥（每亩用优质农家肥400～500 kg），纸钵苗按株距10～15 cm摆放沟中，用细土填平，浇透水，最后封垄。

（3）定植。定植苗多采用二年生大苗，要求苗高在1 m以上、基茎在0.7 cm以上。秋冬或早春均可栽植。定植密度常依支架而定：一般不搭支架定植的适宜密植，株行距0.4 m×0.7 m；人工搭支架的适宜密植，株行距0.5 m×1 m；自然支架的适宜稀植，株行距3 m×3 m。

（4）田间管理。五味子是喜肥植物，除在定植前施足基肥外，每年春季在其旺盛生长之前，应追肥1次有机肥和适量的磷肥、钾肥，促其生长和结实；入冬前追施1次迟效基肥，以利来春萌芽生长。在冬季休眠期要对大量的基生枝和过密、无用的枝条进行修剪，以利于通风透光、增加产量、提高果实重量和品质。

（5）病虫害防治。近年来，随着五味子栽培面积的扩大，病害逐年加重，已经成为五味子生产健康发展的关键限制因素。五味子病害较多，其中侵染性病害主要有五味子白粉病、五味子茎基腐病；非侵染性病害主要包括五味子生理性叶枯病、五味子日灼病、五味子霜冻等。虫害主要有介壳虫、柳蝙蛾和地下害虫等。

白粉病：可在5月下旬喷洒1∶1∶100倍等量式波尔多液进行预防，发病期用25％粉锈宁可湿性粉剂800～1 000倍液，或甲基硫菌灵可湿性粉剂800～1 000倍液。每7～10 d喷1次，连续喷2～3次。

五味子茎基腐病：在发病前或发病初期用50％多菌灵可湿性粉剂600倍液喷施，使药液能够顺着枝干流入土壤中，每7～10 d喷雾1次，连续喷3～4次；或用绿亨1号（噁霉灵）4 000倍液灌根。

五味子生理性叶枯病：加强栽培管理，注意枝蔓的合理分布，避免架面郁闭，增强通风透光。适当增加磷、钾肥的比例，以提高植株的抗病力。发病时可用50％代森锰锌可湿性粉剂500～600倍液喷雾防治，每7～10 d喷1次，连续喷2～3次。

柳蝙蛾5月下旬至6月上旬，低龄幼虫在地面活动期，及时喷洒25％爱卡士乳油1 500倍液。中龄幼虫钻入树干后，可用80％敌敌畏乳油50倍液滴入虫孔。地下害虫可用锌硫磷做成毒饵诱杀或喷洒。

（6）收获。于10月前后果实呈紫红色时，选晴天采摘，以便能及时晒干，确保质量。如果采后遇阴雨天气，应及时摊开晾干或微火稍加温烘干，以防霉变。干后过筛除去杂质，放入防潮的容器内盖严，置于干燥处收藏备用。入药商品以果皮紫红色、粒大、肉厚、有油性、光泽好的为佳品。

### （四）资源利用

**1. 食用价值**

用五味子果实可以生产果汁和饮料；五味子更重要的优点是，它的果实含有抗氧化剂，产品不需要添加防腐剂就可以保存较长的时间；在东欧及俄罗斯，已有用五味子果实加工的果酪、果糕、果冻、果浆、糖煮果及各种饮料上市。

**2. 药用价值**

五味子果实作中药使用，有益气生津、敛肺、滋肾、止泻、涩精、安神的作用，可治久咳虚喘、津少口干、遗精久泻、健忘失眠等症。药理试验证明能调节中枢神经系统的兴奋和抑制过程，促进肌体代谢，调节胃液和胆液分泌，对肝炎恢复期转氨酶升高者有降低作用。果皮及成熟种皮含木脂素，是五味子的药用有效成分，其中包括多种五味子素。五味子的利用除了果实，它的种子、根、茎、叶也同样有很高的医疗功效和利用价值。具有抗肝损伤、抗氧化、解毒、对神经系统、呼吸系统、对心血管系统、消化系统、物质代谢等具有很强的调节作用。

**3. 其他**

五味子还含有 0.1%～3% 的单宁和染色剂，也可应用于染料和化妆品工业中；种子含脂肪，油脂可制肥皂或机械润滑油。茎叶及种子均可提取芳香油。

五味子作为果、药兼用资源，开发前景极为广阔。一方面可以利用实生选优、辐射诱变、染色体加倍加大果个，将其开发为栽培果树；另一方面可以开发为五味子果酒、果茶、果酱、果汁、口服液、果糕等食品和保健品。五味子资源十分珍贵，需要人们仔细的保护，并进行深入的研究和开发，形成五味子产业。

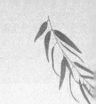

# 第四章　蕨类可食本草

　　蕨类植物是植物界以孢子繁殖的维管植物。有 71 科 381 属蕨类植物叶上的孢子囊群约 12 000 种。广布世界各地，尤以热带、亚热带为最丰富。我国有 63 科 224 属约 2 400 种。蕨类植物不开花结果，一般从外形上难以和种子植物相区别。它形体多样，从高不到 5 mm 的微小草本，到高可达数十米的乔木状植物。

　　配子体为有性世代的简单植物体，由孢子萌发并发育为通常背腹扁平的心形原叶体，原叶体靠近尖端下面生有假根，借以固定和吸收水分，凹缺处为生长点，雌器（颈卵器）生长在附近，其外形似瓶状，腹部埋在组织内，颈部弯向雄器所在部位，口部突出。雄器（精子器）呈突起状或圆球形，有柄或无柄，生长在假根附近。每个颈卵器含一雌配子——卵，每个精子器含多个雄配子——精子，精子顶部有纤毛。配子体这样的结构，巧妙地利用了贴近地面、易于获得水分的特点。当原叶体下面有一层薄水层时，精子器的帽脱开（进化类型的为孔裂），精子被释放，通过纤毛运动和受颈卵器口溢出胶质的化学感应而被吸引到颈卵器中，和卵子结合而产生合子，合子萌发后形成胚，再发育成常见的孢子体。配子体通常寿命很短，在孢子长出后不久即死去，这是由于原叶体结构简单，无维管组织。孢子体为无性世代植物体，具根、茎、叶和输导系统的分化。各类群形态、结构各不相同，包括原蕨门、石松门、节蕨门和真蕨门。

　　东北地区蕨类可食本草最为著名，尤其是"蕨"，被称为可食本草之王，其他的蕨类可食本草也由于其鲜美的口感和良好的保健价值，深受人民群众的欢迎。蕨类可食本草营养价值较高，含有多种矿物质、蛋白质、多糖、维生素、胡萝卜素、有机酸等营养成分，而且甘平无毒，长期食用有解毒、润肠、化痰等功效，是可食本草中的上等品，深受人民群众的欢迎。

　　然而，最近几年对野生蕨类可食本草的过度采挖，导致野生蕨菜的蕴藏量下降很多，蕨类植物本身又繁殖困难，无法真正实现人工栽培，导致有某些蕨类可食本草濒危。因此，合理的利用和保护蕨类可食本草资源，是今后工作努力的方向。

## 五十九、东北蹄盖蕨

**【学名】** *Athyrium brevifrons* Nakai ex Kitagawa

**【俗名】** 猴腿菜、猴腿、多齿蹄盖蕨、绿茎菜、猴腿蹄盖蕨

### 【现代研究】

#### （一）植物形态

东北蹄盖蕨为蹄盖蕨科蹄盖蕨属多年生植物，植株高 40～100 cm。根状茎短粗而斜升。叶簇生，叶柄长 20～50 cm，麦秆色至深麦秆色，被有黑褐色披针形鳞片，下部鳞片较密，基部明显尖削，黑色，叶片草质至厚草质，长圆状披针形至卵状长圆形，长 20～50 cm，宽 10～40 cm，三回羽裂，羽片10 对以上，互生或近对生，长圆状披针形，有短柄，基部对称，近平截，先端渐尖至尾状渐尖，通常仅基部 1 对羽片缩短；小羽片长圆状披针形至长圆形或为狭披针形，近平展，基部几乎对称，略与羽轴合生，先端钝尖至渐尖，羽状浅裂至中裂，下部小羽片不缩短或略缩短，裂片长圆形至披针形，顶端有 2～4 个锯齿，先端内弯，有时锯齿较长尖，稀不明显，叶脉离生，侧脉单一，伸达锯齿，背面连同叶轴及各回羽轴被有污白色头垢状毛。孢子囊群生于裂片基部上侧小脉上，囊群盖线形，多少弓弯，边缘啮蚀状，孢子长圆形，不具周壁。

#### （二）生境与分布

东北蹄盖蕨生长于山地林缘、草坡、疏林、采伐地。我国主要分布于东北、华北地区；在国外，朝鲜、日本有分布。

#### （三）栽培技术

东北蹄盖蕨由于连年生长，年年枯萎而形成塔头墩样，非常耐寒，裸露的塔头墩在 -40℃寒冷季节也不受冻害，但怕干旱，冬春雪水少生长发育不良。人工栽培东北蹄盖蕨可食本草最好选低洼、黑土层厚的沙壤土地块，背阴坡地，沟谷均可。除干旱、风沙地外都可发展，以土壤肥沃疏松、湿润、微酸性、空气湿度大的土壤气候条件为好。选地后应结合耕地亩施入腐熟农

家肥 2 500 kg，要求耕深 25 cm 左右。

东北蹄盖蕨的繁殖方式为 2 种：利用孢子进行的有性繁殖和利用根茎栽植的无性繁殖。利用孢子进行有性繁殖，从幼苗到可食用的生长期长；利用东北蹄盖蕨的根茎进行栽培，可食用生长期短，生长速度较快，易成活，而且栽植的季节不受限制，一年四季，均可栽培，是目前人工栽培的主要形式。采用根茎栽培，东北蹄盖蕨的根茎在采收时，应尽力保持根系的完整。生长年限较长的猴腿蕨类植物其根茎较粗大，而且生长着几个或多个子根茎，相互缠绕在一起。秋季挖其根部，栽培前纵向切开四瓣，或按其根茎顶端的生长萌发点劈开根茎。劈开根茎要保护好每一个子根茎顶端的生长点，以免伤其要害造成生长困难。根茎顶端内有许多东北蹄盖蕨的未萌发的幼叶卷曲头，将其栽入整好的地块，行穴距 60 cm×（20～30）cm，浇透水，水渗后覆盖封窝土。

根茎定植：浇足底水封窝后，不宜再浇水，用水量以土壤潮湿为度，等待幼叶长出表土前应适量浇水。直至采收前应小水勤浇，不宜缺水，在幼叶生长的整个过程中，均需要充足的水。春旱要浇水，夏涝要注意排水，每年松土、除草 2～3 次，上冻前最好施盖头肥 2～3 cm 以保持土壤湿润，防止水分蒸发，便于越冬。采收后，施用氮、磷、钾全肥，促进高产，第 2 年春季不用施肥。春季 5—6 月，当苗高 20～30 cm 嫩食期采收。采收伤口处擦其地上泥土，防止老化。

## （四）资源利用

### 1. 食用价值

东北蹄盖蕨因其看上去像长满黄褐色绒毛的猴子腿而得名，食用部分为春季拳曲未展的嫩茎叶。春季采摘拳卷状幼茎、嫩叶，沸水 1～3 min，浸泡片刻后可炒食、凉拌，亦可干制、腌或速冻，风味独特，营养价值较高。另外，东北蹄盖蕨有清热解毒、凉血的作用，对风热感冒、温热斑疹、吐血、风便血、血痢、带下等具有一定的食疗滋补作用。

### 2. 药用价值

在传统中医上，东北蹄盖蕨性凉，味涩、微苦，能驱虫、止血。猴腿蹄盖蕨主要食用幼嫩叶片，营养价值丰富，每 100 g 鲜猴腿含蛋白质 0.7 g、脂肪 1.53 g、碳水化合物 g、粗纤维 1.3 g、胡萝卜素 22.3 mg、维生素 C 35 mg，以及较普通蔬菜高出几倍的矿物质。

### 3. 其他

东北蹄盖蕨资源分布广泛，尤其在东北各林区集中分布，且蕴藏量十分丰富。口感风味符合大众的饮食习惯，脆嫩可口，深受人们的喜爱，但近年来由于"可食本草热"而造成这些资源被无序开发，甚至出现了资源濒临枯竭的现象。因此，对东北蹄盖蕨的开发应本着"可持续发展"的原则，充分利用山区自然条件进行大面积山地成片种植猴腿可食本草，既不占用农田又可提高广大农民的经济收入，开发利用前景广阔。

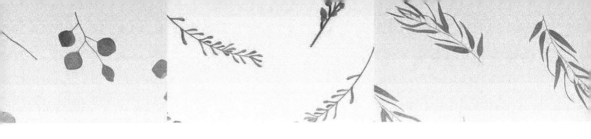

# 第五章　真菌类

　　真菌是具有真核和细胞壁的异养生物。种属很多，已报道的属达 1 万以上，种超过 10 万个。其中被食用和药用的真菌有 400 余种，而用于临床的只有少数几种。

　　真菌自身没有叶绿体，只能靠寄生在其他植物或土壤中生长发育，根据真菌生长的不同阶段，真菌可以分为菌丝体和子实体阶段，菌丝体是真菌的营养体，子实体是真菌的繁殖体，子实体也是真菌类的传统入药和食用部位。

　　真菌的繁殖方式有孢子无性繁殖、配子生殖和准性生殖，这使得真菌的变异程度加大，也更能适应自然环境的变化，使真菌的种类也更加的丰富多彩。

　　真菌是一项丰富的自然资源，东北地区生长的真菌类可食本草种类众多，例如猴头、灵芝、蜜环菌、羊肚菌、北虫草等，有悠久的食用传统。真菌的营养价值和保健价值都很高，总体说来，真菌类可食本草有以下几个特点。

　　第一，蛋白质含量高，按鲜重计算，一般菇类蛋白质含量 4% 左右，是一般蔬菜的 3～6 倍。真菌类可食本草中的蛋白质含量介于蔬菜和肉之间。

　　第二，真菌中氨基酸比例平衡，含有种类齐全的氨基酸，而谷物中缺乏 1～2 种。

　　第三，菌类中脂肪酸以不饱和脂肪酸为主，与植物油相似。动物脂类含较高胆固醇，真菌中不含胆固醇，含有类甾醇，可以降低胆固醇。

　　第四，维生素含量高，比蔬菜高 2～8 倍，如人体中比较容易缺乏维生素 $B_1$，在木耳中含量却很高。1 g 香菇含维生素 $B_1$ 达 128～400 国际单位，大豆中仅含有 6 个国际单位。

　　第五，真菌含有大量的多糖类成分，多糖类成分具有提高免疫力，抗肿瘤形成方面有良好的效果，例如灵芝多糖、猴头多糖，现已被开发成保健品。

　　总之，真菌类可食本草是所有可食本草中最珍贵，营养价值最高的一类可食本草，而且无毒，长期食用，可以提高机体免疫力，强身健体。

## 六十、灵芝

**【学名】** *Ganoderma lucidum*（Leyss. ex Fr.）Karst.

**【俗名】** 菌录芝、木灵芝

### 【本草考证】

《神农本草经》中指出："青芝'酸，平，无毒'，可'明目'，'补肝气，安惊魂，仁恕'；赤芝'苦，平，无毒'，主治'胸中结''益心气，补中，增智慧，不忘'；黄芝'甘，平、无毒'，主治'心腹五邪''益脾气，安神，忠信和乐'。白芝'辛，平，无毒'，主治'咳逆上气''益肺气，通利口鼻，强志意，勇捍、安魄'；黑芝'咸，平、无毒'，主治'癃''利水道，益肾气，通九窍，聪察'；紫芝'甘，温（平），无毒'，主治'耳聋''利关节、保神、益精气，坚筋骨，好颜色'。"

### 【现代研究】

#### （一）植物形态

灵芝是多孔菌科领子属一种真菌。灵芝由菌丝体和子实体组成，子实体为木栓质，菌盖扇形，盖宽 3～20 cm。幼时黄色，成熟时变红色，皮壳有光泽，但成熟的子实体菌盖上常覆盖孢子，呈棕褐色而无光，有环状轮纹和辐射皱纹。菌柄侧生，紫褐色。孢子褐色，卵形，（8.5～11.5）μm × 6.5 μm，孢子壁双层，中间有小刺状管道，中央有 1 个大油球。

#### （二）生境与分布

灵芝喜温，大部分生长于热带、亚热带、温带地区的森林中砍去树干的阔叶树树根上。我国分布于各地。

#### （三）栽培技术

1. 灵芝的生活条件

营养：灵芝是一种木材腐生菌，需要碳素营养、氮素营养、矿物营养。由于培养基含有木质素、纤维素、淀粉、蔗糖等碳水化合物，以及蛋白质等氮源物质，这些物质的分子量很大，灵芝菌丝不宜吸收，但灵芝菌丝生长过程中会不断地向基质中分泌，分解上述物质的酶，将这些物质分解为葡萄糖和氨基酸等，被菌丝直接吸收，所以培养灵芝时也可以直接加葡萄糖和氨基酸。

温度：灵芝属于高温型品种，灵芝菌丝生长的温度范围为 20～35℃，最适宜的温度为 25～28℃。长期低于 20℃表面菌丝和菌蕾会变黄僵化，以后即使提高气温，子实体也难以长好；长期超过 37℃，子实体就会死亡。温度低，生长慢，低于 6℃和高于 35℃时完全停止生长。

湿度：培养料含水量为 55%～60%，子实体生长所需要的水分主要来自培养料。在正常的情况下不必在子实体表面喷水，只要空气相对湿度保持在 85%～90% 就能正常生长。若连续 1～2 d 湿度低于 60%，鲜嫩的子实体就失水，子实体生长缓慢或僵化。因此，培养室每天要空间喷水 3～4 次。

光照：灵芝菌是种向光性明显的菌类，子实体向光强的一面生长。光线不足，子实体细小，盖薄，室内光线要求是均匀的散射光。

空气：子实体对空气中的二氧化碳特别敏感。通风不良，子实体不易开片或成畸形。根据有关试验，空气中二氧化碳超过 1%，子实体就会产生畸形（鹿角状）。所以，在出菌蕾期间，根据开片情况应及时通风换气。

酸碱度：灵芝喜欢在偏酸的环境中生长，在 pH 值 3～7 的培养料中都能生长，pH 值 4～5 适宜。

### 2. 栽培与管理

灵芝栽培有多种方法，例如瓶栽法、塑料袋栽培法和短段木熟料栽培法。栽培季节一般来说以 4 月上中旬接种为宜，5 月制栽培瓶或袋，6—9 月出灵芝。

（1）瓶栽和塑料袋栽培。原种与栽培种培养料配方如下。

①杂木屑 78%、麦麸或米糠 20%、蔗糖 1%、石膏 1%。

②杂木屑 75%、米糠 25%、另加硫酸铵 0.2%。

③棉籽壳 44%、杂木屑 44%、麦麸或米糠 10%、蔗糖 1%、石膏 1%。

④杂木屑 80%、米糠 20%。

装料和灭菌：将培养料拌好后，焖 0.5 h 后装料。常规塑料袋可装干料 0.25～0.3 kg。装袋时用手压实，料面要平，然后用锥形木棒从料面中央扎 1 个直径 2.5 cm 的通气孔，袋口塞好棉塞，包 1 层牛皮纸。如装瓶，可用容积为 500～1 000 mL、口径为 3.3～4.6 cm 的广口瓶或蘑菇瓶，装料法基本同

下篇　各论

袋装法。

装料后把料袋（或瓶）分层排在锅内，在 1.5 kg/cm² 的压力下灭菌 1～2 h，或常压灭菌 8～10 h。要求当天装料，当天灭菌，当天接种。

接种和培养：接种最好在接种箱进行，若无接种箱，在酒精灯火焰上方或水蒸气上方。接种室内和接种工具亦应严格消毒，工作人员戴上口罩，用肥皂洗手 3 次。用接种耙或镊子从瓶内取出一块枣子大小的菌种，迅速放入栽培料瓶（袋）内，然后将瓶口（或袋口）塞好棉塞并包扎牛皮纸，移到灭过菌的培养室进行培养。保持室温 24～28℃，接种后 25 d 左右菌丝便长满瓶（袋）。在发菌阶段应加强管理，防止杂菌污染，有杂菌污染者应及时淘汰。当瓶（袋）内长满菌丝后，培养料表面逐渐出现白色的指头大的菌蕾，即子实体原基。当其生长接近于棉塞时即可拔掉棉塞，室温控制在 26～28℃，相对湿度提高到 80 %～90 %，给予散射光，每天通风换气，过 20 d 左右菌柄就可长出瓶（袋）口，柄端分化出菌盖。

采收：灵芝的子实体生长初期为白色，后变为淡黄色，经过 50～60 d，就变成棕黄色或褐色，生长停止。由于种类不同，子实体颜色也不同。当菌盖已经有减色边缘菌盖不再长大时，子实体已成熟，应立即采收。灵芝不能过老采收，否则会降低药效，又不利于第 2 次生长。采收方法是：用小刀从柄中部切下，不使切口破裂。采收后停止喷水 1～2 d，按上述方法管理，又会长出芽茁。采收后应及时烘干、晒干，烘干时温度不能超过 60℃。

病害防治：生产过程中要注意防止杂菌感染，主要杂菌有青霉菌、毛霉菌和根霉菌等。

防治方法：接种过程要严格无菌操作；培养料消毒要彻底；适当通风，降低湿度；轻度感染的用消毒刀片将局部杂菌和周围树皮刮除，再涂抹浓石灰乳，或用蘸 75 % 酒精的脱脂棉填入孔穴中；污染严重的应及时淘汰。

（2）段木栽培。栽培原辅材料：栽培灵芝的好树种有壳斗科、金缕梅科、桦木科等树种。一般选择树皮较厚、不易脱离、材质较硬、心材少、髓射线发达、导管丰富的段木，树胸径以 8～13 cm 为宜，落叶初期砍伐，不超过惊蛰。砍伐后，抽水 10～12 d，截成段，用于横埋栽培方式的段木长度 30 cm、竖埋的段木长度为 15 cm，含水量 35 %～42 %。

栽培季节的选择：灵芝属于高温结实性菌类。灵芝子实体柄原基分化的最低温度为 18℃，气温稳定 10～12℃时为栽培筒制作期。短段木接种后要培养 60～75 d，才能达到生理成熟，随后入畦覆土，再经历 30～45 d，芝体才会露土。所以短段木栽培筒制作期应再向前倒推 90～105 d，则为栽培筒制作期。

栽培场所设置：室外栽培场最好选择宅地附近，选择土质疏松、地势开阔、有水源、交通方便的场所，栽培场需搭盖高 2～2.2 m、宽 4 m 的荫棚，棚内分左右 2 畦，畦面宽 1.5 m。畦边留排水沟。若条件许可用黑色遮阳网覆盖棚顶（遮光率为 65%），使棚内能形成较强的散射光，使用年限长达 3 年以上。

填料和灭菌：选用对折径（15～24）cm×55 cm×0.02 cm 的低压聚乙烯筒。生产上大多选用 3 种规格的塑料筒，以便适合不同口径的短段木栽培使用。将截段后的短段木套入塑料筒内，两端撮合，弯折，折头扎上小绳，扎紧。使用大于段木直径 2～3 cm 的塑料筒装袋，30 cm 长的段木每袋一段，15 cm 长的段木 2 段一袋，亦可数段扎成一捆装入大袋灭菌。随后立即进行常规常压灭菌 97～103℃，10～12 h。

接种和培养：选择适销对路、质量好、产量高的品种为生产菌株，目前使用的菌株有 G801、G802、G6、G8 等。各级菌种需经严格的多次重复检查，确保无杂菌感染。制作方法和木腐生菌类方法相同，采用木屑棉籽壳剂型菌种较好。培养基表面会出现"疙瘩状的突起"，浅黄色，是灵芝特有的性状。段木接种时，菌种含水量略湿为好，湿度 65%～70%。将冷却后的短段木塑料筒及预先选择、消毒过的菌种袋和接种工具一起搬入接种室，用气雾消毒盒熏蒸消毒。30 min 后进行操作。先将塑料袋表层的菌种皮除去，采用双头接种法。二人配合，一人将塑料扎口绳解开，另一人在酒精火焰口附近，将捣成花生仁大小的菌种撒入，并立即封口，扎紧。另一端再用同样的方法接种，周而复始。随后分层堆放在层架上。接种过程应尽可能缩短开袋时间。加大接种量，封住截断面，减少污染率，并使菌丝沿着短段木的木射线，迅速蔓延。

冬季气温较低，应人工加温至 20℃以上，培养 15～20 d 后，即可稍解松绳索。短段木培养 45～55 d 满筒，满筒还要经过 15～20 d 才进入生理成熟阶段才能下地。

排场：将生理成熟的短段木横卧埋入畦面，这种横埋方法比竖放出芝效果更好。段木横向间距为 3 cm。最后全面覆土，厚度为 2～3 cm。连续 2 d 淋重水。每隔 2 m 用竹片竖起矮弯拱（离地 15 cm）盖上薄膜，两端稍打开。整个栽培棚形成复式栽培棚。埋土的土壤湿度 20%～22%，空气相对湿度

90 %。

出芝管理：子实体发育温度为 22～35℃，倘若提早入畦，则提高地温、保持畦面湿润，以手指捏土粒有裂口为度，宁偏干些。5 月中下旬幼芝陆续破土露面，水分管理以干湿交替。若芝体过密可进行疏芝，移植，并逐渐加大通风量。使幼芝得到氧气供应。在柄顶端光线充足的一侧，出现一个小突起，并向水平方向扩展。要注意观察要展开芝盖外缘白边（生长圈）的色泽变化，防止因空气湿度过低（＜75 %）造成灵芝菌盖端缘变成灰色。夜间要关闭畦上小棚两端薄膜以便增湿，白天打开，以防畦面二氧化碳过高（超过 0.1 %）而产生"鹿角芝"（不分化菌盖，只长柄）。通风是保证灵芝菌盖正常展开的关键。6 月以后，拱棚顶部薄膜始终要盖住，两侧打开，防止雨淋造成土壤和段木湿度偏湿。25℃子实体生长较慢，质地较密，皮壳层发育较好，有光泽，变温不利于子实体分化和发育，容易产生厚薄不均的分化圈。6 月中下旬，为了保证畦面有较高的空气相对湿度，往往采用加厚遮阴物。在子实体近成熟阶段湿度略降低，始终保持空气清新。菌盖沿水平方向一轮轮向外扩展，呈肾形。当菌盖周边的白色生长点消失时，菌盖扩展停止，菌盖充分展开，此时菌盖外沿依然继续加厚，当表面呈现出漆样光泽，成熟孢子不断散发出（即菌盖表面隐约可见到咖啡色孢子粉）时，便可收集孢子或采集子实体。尽量减少振动。管理得当，7～10 d 从修剪的断面上又重新出芝。

采收与加工：当菌盖不再增大、白边消失、盖缘有多层增厚、柄盖色泽一致、孢子飞散时采收。采收后的子实体剪弃带泥沙的菌柄，在 40～60℃下烘烤至含水量达 12 %以下。用塑料袋密封贮藏。

### （四）资源利用

**1. 食用价值**

灵芝的食用部位是灵芝的子实体和孢子粉，可泡水、水煎、泡酒、做粥、炖肉、做汤等。

**2. 药用价值**

灵芝是一种传统中药，性味甘平。中国传统医学长期以来一直视为滋补强壮、固本扶正的珍贵中草药。民间传说灵芝有起死回生、长生不老的功效。灵芝含有多种氨基酸、蛋白质、生物碱、香豆精、甾类、三萜类、挥发油、甘露醇、树脂及糖类、维生素 $B_2$、维生素 C、内酯、酶类、硬脂酸、延胡索酸、苯甲酸等。可养心安神、补肺益气、滋肝健脾。主治虚劳体弱、神疲乏力、心悸失眠、头目昏晕、久咳气喘、食少纳呆。

### 3. 保健价值

科学研究表明，灵芝的活性成分非常丰富，其中有效成分可分为十大类，包括灵芝多糖、灵芝多肽、三萜类、16 种氨基酸（其中含有 7 种人体必需氨基酸）、蛋白质、甾类、甘露醇、香豆精苷、生物碱、有机酸（主含延胡索酸）以及微量元素等。灵芝含有极丰富的稀有元素锗，能使人体血液吸收氧的能力增加 1.5 倍，因此，可以促进新陈代谢并有延缓老化的作用，还有增强皮肤本身修护功能的功效，可用于各种慢性病所致的面色黄萎及由于气血不足而致的面部光泽等症。灵芝中的多糖具有双向调节机体免疫力、抗肿瘤和护肝的作用；灵芝所含有机锗可诱导人体产生并激活自然杀伤细胞和巨噬细胞活性，参与免疫调节；灵芝中的生物碱可以抗炎镇痛；灵芝可以理气化瘀、安气益神；灵芝孢子粉能止血、排毒、抗氧。

现在灵芝孢子粉、灵芝破壁孢子粉、灵芝多糖和灵芝子实体都已经开发为相关保健品。例如灵芝虫草茶、灵芝多糖胶囊、灵芝孢子粉胶囊等，具有广阔的市场前景。

## 六十一、北冬虫夏草

【学名】*Cordyceps sinensis*（Berk.）Sacc.
【俗名】虫草、冬虫草、夏草冬虫

【现代研究】

### （一）植物形态

本品为麦角菌科冬虫夏草属真菌，本品由虫体与从虫头部长出的真菌子座相连而成。虫体似蚕，长 3～5 cm，直径 0.3～0.8 cm；表面深黄色至黄棕色，有环纹 20～30 个，近头部的环纹较细；头部红棕色，足 8 对，中部 4 对较明显；质脆，易折断，断面略平坦，淡黄白色。子囊菌的子座出自寄主幼虫的头部，单生，细长如棒球棍状，长 4～11 cm；不育柄部长 3～8 cm，直径 1.5～4 mm；上部为子座头部，稍膨大，呈圆柱形，长 1.5～4 cm，褐色，除先端小部外，密生多数子囊壳；子囊壳大部陷入子座中，先端凸出于子座之外，卵形或椭圆形，长 250～500 μm，直径 80～200 μm，每一子囊壳内有多数长条状线形的子囊；每一子囊内有 8 个具有隔膜的子囊孢子。

### （二）生境与分布

北冬虫夏草均为野生，生长于海拔 3 000～5 000 m 的高山草地灌木带雪线附近的草坡上。我国主要分布于青藏高原。

### （三）栽培技术

#### 1. 栽培条件

北冬虫夏草的人工栽培主要是准备菌种和昆虫 2 个条件。

（1）菌种。北冬虫夏草的栽培首先要有优良的纯菌种，一是要早熟、高产，主要目的是缩短生产周期，降低成本；二是要感染力强，要求菌种有较强的生命力，成活率达 95 % 以上，能对昆虫迅速感染，尽快得病死亡；三是适应范围广，特别是对环境温度变化和其他杂菌感染有一定的抵抗能力。

（2）昆虫。昆虫主要利用蝙蝠蛾幼虫作为北冬虫夏草的寄生，幼虫要求必须是活的，个体大、肥胖的较好，数量多少根据自己的栽培而决定。一般需幼虫 1 kg/m²，母种 1 支，细沙土 50 kg，可栽出鲜北冬虫夏草 0.5 kg，晒干品 0.05 kg，价值 100 元。

（3）环境。北冬虫夏草的人工栽培无论海拔高低都可以，关键决定于温度。北冬虫夏草是一种中、低温型菌类，菌丝生长繁殖适温度是 5～32℃，最适宜 12～18℃，菌核和子座形成 10～25℃为宜。

（4）栽培季节。利用自然气温，一年可栽培 2 季，春季 3—5 月，秋季 9—11 月，若在室内人工控温，一年四季均可栽培，而且还可缩短生长期。

2. 栽培方法

北冬虫夏草的栽培方式很多，可进行室内外瓶栽、箱栽、床栽、露地栽培等方式，根据自己的条件任意选择。无论哪种栽培方式，在栽培前都必须先培养菌虫，使昆虫在入土之前感染上这种带病毒性的菌液，到入土时已重病在身不宜乱爬，有利于早死，快出，生长均匀。

菌虫培养方法是将已制好的液体菌种用喷雾器喷在幼虫身上，见湿为止，每天喷 2 次，3 d 后这种受菌液侵害的幼虫出现行动迟缓，处昏迷状态，即可进行栽培。

（1）瓶栽。适合于家庭栽培，采用普通罐头瓶洗净后，在瓶内先垫 1 层 2.5～3 cm 的细沙土，土质含水量 60 %，然后将感染菌液的幼虫放在上面，每瓶放 2 只为宜，要求 2 只幼虫之间不要靠拢，腹面向下，放伸，上面再盖细沙土 3 cm，稍压平表面。为了保持湿润，再用塑料薄膜封口，放入室内外适宜的温度下进行管理，避免阳光直射。

（2）箱栽。也适合于家庭栽培，可利用大小木箱、塑料盆进行栽培。木箱底部和四周要有塑料薄膜，防止水分散失，先将细沙土铺 5～7 cm 厚，再均匀地放入菌虫，每只虫之间相隔 2～3 cm，上面再盖沙土 3～5 cm，表面用塑料薄膜保湿。为了节约场地，还可将木箱重叠起来。

（3）床栽。床架栽培是进行大批生产的发展方式，这种方式一般适宜室内，可充分利用室内空间进行层架栽培，节约场地。床架宽 100 cm，长根据自己的房间设计，采用竹、木制作，每层四边高 12 cm 用于挡土，栽培时先铺一层塑料薄膜，再倒细沙土 5～7 cm 拍平，放入菌虫，距离按箱栽，上面盖沙土 3～5 cm，然后覆盖塑料薄膜。

（4）露地栽培。指室外栽培，室外栽培关键要选好场地，首先要避免阳光直射和雨水冲刷，做到能遮阴，能排水，能防旱，能防人畜踩踏的环境。栽培方法可进行平地式或畦式 2 种方法。平地式栽培是将一般平地、被地、荒地铲除表土 15 cm，宽 100 cm，长不限，然后填上 5 cm 厚的沙土，按上述方法放入菌虫，再盖细沙土 5～7 cm，外用塑料薄膜覆盖，四周要有排水沟，上面要有树林或荫棚遮阴。

（5）畦式栽培。畦式栽培可避免阳光和高温的问题，适宜广大农村栽培。畦宽 100 cm，深 50 cm，长不限，四周同样能排水，栽培时在畦底部先铺 5 cm 厚的细沙土，再按上述方法放入菌虫，然后又盖细沙土 5 cm，最后覆盖塑料薄膜。畦旁用竹拱弓，上盖草帘遮阴和降温。

### 3. 管理技术

北冬虫夏草栽培后的管理技术非常简单，主要是温度、湿度、光照、空气方面的管理。

温度：北冬虫夏草对温度的要求比较宽，一般是先低后高，但宁愿过低生长慢，不能过高受影响。菌丝生长 12～18℃ 为好，温度低长势慢，但杂菌少成活率高。一般在 -40℃ 都冻不死，但高于 40℃ 就会死亡，在后期子座生长阶段温度 20～25℃ 有利生长。

湿度：湿度管理是北冬虫夏草生长发育的关键，虫体内的营养和湿度基本能满足它的生长要求，它不需要外来的营养和湿度，只需要外界物能保持虫体本身的温度不易干燥，因此随时保持沙土的湿润，要求含水量达 60 % 为宜，如果干燥可喷少量的清水保持相应的湿润。

光照：北冬虫夏草栽培不需很强的光照，以避光为好，后期子座发育时以散光为好，但不能让太阳直晒，特别是室外栽培应采用林荫、人工搭荫棚、草帘覆盖等方式遮阴。

空气：北冬虫夏草菌丝生长阶段不需要很多空气，特别是在子座快要出地时应立即揭去塑料薄膜、增加空气，以利子座的生长，并保持空气相对湿度 75 %～95 %，出土后 10～20 d 就趋成熟。

### 4. 采收加工

在自然条件下，北冬虫夏草生长期一般为 9 个月，生长快慢主要决定品种性质，成熟标准是子座出土伸高 3～5 cm，顶端发育成子囊果"毛笔尖"时即可采收。

采收方法：用竹、木杆轻轻刨开沙土，将北冬虫夏草拣出来，放在筐内，注意不要把虫体与子座弄断，更不要把虫体或子座刨烂，收完后用水冲净泥沙，及时放在太阳下晒干或烘干。

加工方法：封装北冬虫夏草是用散虫草加工而成。即散虫草回潮后，整理平直，每 7～10 条用线扎成小把用微火烘烤至完全干透后即可，48 个小把尾对尾装入铁格，装 3 层，每层 16 个以上，挤封成后，经过熏硫和烘干，加上商标用红丝绳捆扎牢固。规格要求每封虫草应保持在 0.25 g 左右，用木箱装，内衬 1 层防潮纸，外用铁带捆扎，置通风干燥处贮存。

### （四）资源利用

**1. 食用价值**

北冬虫夏草的食用部位是子实体，一般是炖菜，或者做酒。

**2. 药用价值**

北冬虫夏草含有人体所需的 21 种氨基酸及蛋白质、虫草素、虫草多糖、甘露醇、维生素 $B_1$、维生素 $B_2$、维生素 $B_{12}$、维生素 E、维生素 K、稀有矿物质、必需脂肪酸、固醇类（有助于性功能）。这些综合性的营养素使北冬虫夏草在人体展现无以比拟的滋补、调养的功效。北冬虫夏草以干燥的子座和虫体入药，味甘，性温，气香，入肺经、肾经，具有益肺肾、补筋骨、止咳喘、抗衰老等作用，并对结核菌、肝炎菌等均有杀伤力。在传统医学上，北冬虫夏草具有滋肺阴、补肾阳的功效。长期服用可以保护呼吸器官，免于感染、减轻气喘及改善咳嗽；还调节荷尔蒙分泌及新陈代谢、强化性功能、预防阳痿、改善更年期症候群、抵抗慢性疲劳、增强体能及恢复精力。

**3. 保健价值**

北冬虫夏草传统上既作药用，又作食用，是中外闻名的滋补保健珍品。据现代药理学研究，青海北冬虫夏草含有虫草酸 7%，蛋白质 25%，脂肪约 8.4%，其中 82.2% 为人体不能合成而又必需的不饱和脂肪酸，还含有碳水化合物 28.9%、游离氨基酸 12 种、水解液氨基酸 18 种，其中成年人必需的 8 种氨基酸均具备，还有幼儿生长发育所必需的组氨酸。此外，尚含有综合维生素 $B_{12}$、麦角脂醇、六碳糖醇、生物碱等。

除了食用之外，虫草现在被开发成各级保健品。例如虫草酒、虫草保健胶囊、虫草口服液等，由于其较佳的保健功能，市场前景十分广阔。

## 六十二、猴头菌

【学名】*Hericium erinaceus*（Bull. ex Fr.）Pers.

【俗名】猴头菇、猴头蘑、菜花菌、刺猬菌、对脸蘑、山伏菌，日本称为山伏茸

### 【现代研究】

#### （一）植物形态

猴头菌为齿菌科猴头属的一种真菌。子实体新鲜时白色，干后淡黄色或黄褐色，块状，直径一般为 5～20 cm。猴头菌子实体由许多粗短分枝组成，但分枝极度肥厚而短缩，互相融合，呈花椰菜状，仅中间有一小空隙，全体成一大肉块，基部狭窄，上部膨大，布满针状肉刺。肉刺上着生子实层。肉刺较发达，有的长达 3 cm，下垂，初白色，后黄褐色，整个子实体像猴子的脑袋，色泽像猴子的毛，故称为猴头菌。

#### （二）生境与分布

野生猴头菌多长在栎、柞、胡桃等阔叶树的腐木或立木的受伤处。我国主要分布于黑龙江、辽宁、吉林，河南、河北、西藏、山西、甘肃、陕西、内蒙古、四川、湖北、广西、浙江等地；其中以东北大兴安岭，西北天山和阿尔泰山脉，西南横断山脉和喜马拉雅山脉等林区尤多。世界各地分布很广泛，欧洲、美洲有分布，日本、俄罗斯等也有分布。

#### （三）栽培技术

猴头菌属中温变温性真菌，菌丝体最适生长温度范围 22～24℃，子实体生长阶段以 18～20℃最佳。袋料栽培时菌丝体生长阶段对空气湿度要求不严，子实体生长阶段要求空气湿度 85%～90%。生产上只要满足上述温湿度条件即可组织周年生产。

1.培养料准备

棉籽壳 78%、麸皮 20%、蔗糖 1%、石膏 1%。

玉米芯 78%、麸皮 20%、蔗糖 1%、石膏 1%。

棉籽壳 40 %、木屑 30 %、麸皮 25 %、玉米粉 2 %、石膏粉 1 %、蔗糖 1 %、磷酸二氢钾 1 %。

生产上可根据原料供应情况及生产规模选择其中之一准备原料。要求原料要新鲜无霉变。原料准备好后按比例混合均匀，然后加水拌匀，使含水量在 60 %～70 %，pH 值 4.5～6.5（考虑到在日后培养过程中培养基会逐步酸化，因此，此时的 pH 值最好是 6.5）。然后闷 30 min 左右即装袋。注意的是如采用配方 2 时，将玉米芯粉碎成黄豆粒大小，提前 1 d 用水浸泡，使之充分吸水泡透，使用前捞出沥去多余水分后再和其他料拌匀。配制好的培养料不可堆积时间过长，尤其是高温季节，否则会发酸变质不能使用。

2. 装袋、灭菌、接种

（1）装袋。培养料配制好后即装袋，塑料袋规格 35 cm × 17 cm × 0.05 cm，高压灭菌时选用聚丙烯袋，常压灭菌时可选用聚乙烯袋。每袋装入干料约450 g，要求装填松紧适宜。装满后套上硬塑料颈圈，盖上盖子。此时应检查塑料袋、颈圈、盖子等有无破损，如有则需更换。

（2）灭菌。灭菌分常压灭菌和高压灭菌，常压灭菌于常压下灭菌 12 h，高压灭菌于 1.50 kg/cm$^2$ 下保持 2 h。灭菌结束后取出料袋，再检查 1 遍有无破损和进水袋后搬入接种室接种。

（3）接种。当料袋温度低于 30℃时开始接种。接种采用在接种箱内于无菌条件下接种。为缩短发菌时间，采用两头接种，即在袋口接一处，在袋底打穴接一处。接完后迅速盖好盖子，用胶带或专用封口膜封严穴口。全部料袋接完后贴上标签送入养菌室培养。

3. 发菌期管理

（1）菌丝培养。接种后立即搬到 25～28℃条件下培养，管理上主要调节好适宜的温度，保持环境干燥和通风条件，发现杂菌感染及时处理，1 个月左右菌丝长满全瓶，再移进栽培室。

（2）降温催蕾。菌丝长满后及时搬进栽培室，开始竖放栽培架上，温度控制在 15～20℃，以低温刺激菌蕾形成。若遇室温过高；可采用空间喷水或早晚、夜间开窗通风降温。

4. 子实体阶段管理

降温催蕾培养 1 周后，子实体开始形成，应及时拔去棉塞，并将菌瓶一排排卧放在栽培架上。温度控制在 22℃以内，最高不超过 24℃，空气相对湿度保持 85 %～95 %，如遇气候干燥，可向空间或地面喷水，以增加湿度，促进子实体迅速长大。但不得直接喷水到子实体上，以免引起子实体吸水过多霉烂。同时要注意栽培室的良好通风换气。凡子实体呈球状，不分散，刺短，生长迅速正常，说明通气良好。如果子实体生长缓慢，或长成珊瑚状时，则是通气不良，二氧化碳积累过多造成的，应及时进行通风换气，不然就会影响到猴头菌的产量和质量；一般经过 12～15 d 就可采收。

**5. 采收**

当猴头菌子实体直径有 5～10 cm 或九成熟时即可采收。采收用时小刀割下菇柄，留茬 1～2 cm 以利再生。采收后继续加强水分、温度、湿度管理，约经 10 d 时间又会长出新的子实体来。一般每个菌袋可采 3 潮，生物转化率 60 %～80 %。

## （四）资源利用

**1. 食用价值**

猴头菌与熊掌、海参、鱼翅同列 "四大名菜"。菌肉鲜嫩，香醇可口，有 "素中荤" 之称，明清时期被列为贡品。

猴头菌可鲜食，也可烘干后煮食。不管鲜品或干品，先用盐水浸泡数小时，去除苦味，然后切片、爆炒、煲汤均可。

**2. 药用价值**

在医药上，猴头菌是一种贵重的良药，传统中医认为：猴头菌性平，味甘，助消化，利五脏，专治消化不良、神经衰弱、胃溃疡。年老体弱者食用猴头菌，有滋补强身的作用。

现代医学研究证明，猴头菌含有的多肽、多糖和脂肪族的酰胺物质，对消化道系统肿瘤有一定的抑制和医疗作用。对胃溃疡、胃炎、胃病和腹胀等有一定的疗效。民间还常把它用作治疗神经衰弱的良药。临床试验表明：猴头菌用于治胃溃疡、胃炎有效率达 86.6 %，对胃癌、贲门癌和食管癌等消化道系统恶性肿瘤，有效率达 69.3 %；其中疗效显著者为 15 %，病人服用猴头菌后，自觉症状改善，食欲增添，疼痛缓解；对部分肿瘤患者，还有提高细胞免疫功能，缩小肿块，延长生存期的良好效果。

**3. 保健价值**

猴头菌营养丰富，含有丰富的维生素和矿物质，猴头菌的蛋白质中还含有 17 种氨基酸，其中 8 种为人体所不可缺少的必需氨基酸，每 100 g 猴头菌含水分 92.5 g、蛋白质 2.4 g、脂肪 0.1g、粗纤维 4.3 g、灰分 0.9 g、硫胺素

0.01 mg、核黄素 0.03 mg、烟酸 0.1 mg、抗坏血酸 4 mg、维生素 E 0.46 mg、钾 13 mg、钠 323.9 mg、钙 24 mg、镁 7 mg、铁 2.8 mg、锌 0.43 mg、铜 0.1 mg、磷 37 mg 等。此外，还含有猴头菌酮、碱及葡聚糖、麦角甾醇、猴菇菌素、多糖等。

目前，猴头菌相关的保健品，尤其是猴头多糖为主要成分的保健品也已经上市，例如猴头多糖胶囊，有广泛的市场前景。

六十三、蜜环菌

**【学名】** *Armillariella mellea*（Vahl）P. Kumm.

**【俗名】** 棒蘑、榛子蘑、蜜环草、苞谷草、青冈草

### 【现代研究】

#### （一）植物形态

蜜环菌为担子菌亚门伞菌目口蘑科蜜环菌属真菌，是栽培天麻和猪苓的必备共生菌材。密环菌是白蘑科小蜜环菌属一种真菌。蜜环菌包括菌丝体和子实体两大部分，菌丝体一般是以菌丝和菌索 2 种形态存在。菌丝是一种肉眼看不见的丝状体，在纯培养中最初为白色，很快变为粉红色透明的细丝。菌索是由很多菌丝网结而成，外边由红褐色的鞘所包盖，幼嫩菌索棕红色，尖端有白色生长点，可不断伸长达数尺，扯拉时具有弹性，菌索顶端有保持细胞不断分裂的分生组织区，蜜环菌不论在活体或死树叶上均以皮层细胞侵染和吸收营养，这是蜜环菌能在自然界广泛分布的特性之一。子实体菌盖蜜黄色或土黄色，菇盖直径 4～14 cm，菌体高度平均为 10 cm 左右，菌柄基部与菌索相连，菌盖卵圆形至突出平展形，表面中央有多处褐色毛鳞。菌柄纤维质呈海绵状，上部、中部具环或不明显。孢子印白色，孢子白色，光滑，椭圆形或近卵圆形。

菌盖直径 4～14 m，淡土黄色、蜂蜜色至浅黄褐色，老后棕褐色，中部有平伏或直立的小鳞片，边缘具条纹。菌肉白色。菌褶白色或稍带肉粉色，直生至延生，稍稀，老后常出现暗褐色斑点。菌柄细长，圆柱形，稍弯曲，长 5～13 cm，粗 0.6～1.8 cm，同菌盖色，有纵条纹和毛状小鳞片，纤维质，内部松软变至空心，基部稍膨大。菌环白色，生柄的上部，幼时常呈双层，松软，后期带奶油色。孢子印白色。孢子无色或稍带黄色，光滑，椭圆形或近卵圆形，（7～11.3）μm ×（5～7.5）μm。

#### （二）生境与分布

蜜环菌是一种能发光的食用菌，在夜间或黑暗处，常可以看到菌丝和幼嫩菌索发光（菌索老化后不会发光）。蜜环菌的发光与外界条件如温度、酸碱度、氧气等均有一定的关系。氧气充足时发光强，氧气缺乏时则发光弱。蜜

环菌的发光温度为 25～28℃，以 25℃发光最强，10℃以下和 28℃以上对发光不利。发光特征是鉴定蜜环菌菌种的指标之一。

野生蜜环菌一般生长在林边和溪边倒卧的半腐烂树干、树桩上及比较湿润和有机质较多的土壤中，可人工采集回来接种培育。其幼龄菌丝末端呈棕红色，表面光滑粗壮并呈暗红色的菌索，是壮龄菌索，表面呈黑褐色的是老龄菌索。

蜜环菌为植物天麻的共生物，天麻的生长发育须由蜜环菌提供营养。药用蜜环菌片是以蜜环菌的发酵物制成。

中国主要分布于河北、山西、黑龙江、吉林、浙江、福建、广西、陕西、四川、云南、西藏等；在国外，亚洲、欧洲、北美洲等温带地区有分布。

### （三）栽培技术

#### 1. 纯种分离

在蜜环菌发生季节（一般是 8 月）在林区寻找长有蜜环菌的大树桩，采集刚开伞的子实体或采集树皮上或树皮下的根状菌索作为分离材料，采用常规的孢子分离技术和组织分离技术进行分离培养。现介绍菌索分离技术：将风干的菌索，用无菌刀切除外皮层，抽出菌髓，用无菌刀切取一小段菌髓，移植在马铃薯葡萄糖琼脂培养基斜面上（因菌索较细，分离时极易感染杂菌，可考虑用外加 5％苹果酸的酸化培养基，或加抑菌剂 0.35％孟加拉红或40 国际单位 / 升青霉素、链霉素、氯霉素），于 25℃下培养，15～20 d 菌丝即可长满斜面。蜜环菌菌丝体的特征：菌丝呈蓬松絮状，具轮廓分明的边缘，初期生长缓慢，呈单独结节状，白色，7～9 d 后在絮状菌丝体中央呈现褐色色素，颜色逐渐加深并向四周蔓延。

#### 2. 培养材料

蜜环菌不同于一般的食用菌，用代料瓶或装栽不易生成子实体，必须用树桩栽培或木段窖式栽培才能获得菇体。适宜培养蜜环菌的树种有榛类、栎类、椴树、山白果等阔叶树种。于秋后落叶后至第 2 年发芽之前砍树，段木直径 5～10 cm，截成长 40～60 cm 的木段。树桩则以直径大的更好。

栽培季节一般为春季至秋季。栽培场地可在室内或林区采伐基地。

#### 3. 制备菌种

（1）原种。培养基为阔叶树木屑 77％、麸皮 20％、蔗糖 2％、石膏粉1％、水 130％。按常规加水拌料、装瓶、灭菌、接母种、培养。

（2）栽培种。用直径 1 cm 的阔叶树枝条，剪成 2～4 cm 长，充分浸水后捞出，拌入一部分上述原种木屑培养基，调含水率 60%，装瓶加棉塞，灭菌后晾凉接种。1 瓶原种可接 50 瓶左右，于 24～26℃培养 50～60 d，菌丝及菌素长满后即可使用。

**4. 栽培方法**

蜜环菌用瓶、袋栽不易发生子实体，只能用树桩和木段栽培才能产生子实体。

（1）树桩栽培法。在砍伐地选刚砍伐的树桩，在树干及树根上，用接种斧、接种锤，按"品"字形打接种口，然后将枝条栽培种塞入接种口，随即用山土将接种口覆盖好，以防菌种干掉。

（2）段木窖栽法。在林地或山坡开浅沟（即"窖"或"池"），长 1.5～2 m，深 40～50 cm，宽 40～50 cm，沟底铺 5～10 cm 沙。将刚砍伐的段水用柴刀按每隔 3～5 cm 砍 3～4 行鱼鳞口，深至木质部，把枝条菌种技在鱼鳞口中，再将接好种的段木排在浅沟中，段木与段木之间的凹沟里放些木屑菌种，再用山土填平所有空隙，依次排好每层接过的段木，共放 4 层，最后一层盖腐殖壤土，并堆成扁圆形土层。若土壤比较干，可洒些水，雨天窖上要覆薄膜，雨后揭膜。注意经常保持湿润。3—4 月播种，10 月即可采收子实体。

（3）老菌林栽培法。也可用栽过天麻的腐老菌材栽培蜜环菌。将种过 1 年以上天麻的腐老菌材，逐层铺于已挖好的窖中或在室内用砖砌的培养床上（用砖砌高 40 cm，长、宽各 1 m），共 3～4 层，层间填疏松土壤或木屑，床面覆腐殖土，做成半圆形，注意保湿，一般春季做床，秋季可采菇。

（4）采收加工。蜜环菌子实体在菇盖平展前必须及时采收。采收时从菇柄基部整丛采下，要注意不要折断菇柄和弄破菇盖，以免影响商品价值。采下的子实体用不锈钢刀剪去菇脚，整理好包装上市鲜销，也可脱水制成干品包装远销外地。

**（四）资源利用**

**1. 食用价值**

蜜环菌食用部位是子实体，可以做成炒菜、炖菜、做汤。

**2. 药用价值**

蜜环菌是重要的药食兼用真菌，其子实体味道鲜美、营养丰富，是一种高蛋白、低脂肪，富含维生素、纤维素、无机盐及各种多糖的高级食品。据报道，蜜环菌干菇含粗蛋白 11.4 %、脂肪 5.2 %、碳水化合物 75.9 %、纤维素 5.8 %、灰分 7.5 %。

研究表明，蜜环菌菌丝体含有近百个化合物，包括多元醇、多糖、酚、有机酸、酯类、嘌呤衍生物、原伊鲁烷型倍半萜芳香酸等。

由于蜜环菌含有多种化学成分，其子实体有祛风活筋、强筋壮骨等功效，经常食用还可预防视力失常、眼炎、夜盲、皮肤干燥、呼吸道黏膜失去分泌能力，并可抵抗某些呼吸道和消化道感染的疾病。国内还用蜜环菌发酵液及菌丝体，治疗风湿腰膝痛、四肢痉挛、眩晕头痛、小儿惊痛等病。

3. 保健价值

蜜环菌菌索多糖具有调节免疫功能作用，抗肿瘤、抗炎和抗辐射等作用，倍半萜类化合物均有不同程度的抗菌、抗微生物作用，而腺苷类成分具有降血脂和很强的脑保护作用。

蜜环菌的固体发酵制品——蜜环菌片及银蜜片对高血压椎基底动脉供血不足及自主神经功能紊乱等引起的眩晕病治疗效果较好，其发酵物对肢麻、失眠、耳鸣、癫痫等症状也有改善，对顽固性神经衰弱、心血管病也有一定的作用。

以蜜环菌及其多糖等提取物制成的多种保健食品已在国内外市场上销售：如蜜环菌糖浆、蜜环菌浸膏、蜜环菌片、健脑露、蜜环菌酒和蜜环菌饮料等，这些产品的开发对促进蜜环菌资源深入开发和满足市场需求有着重要的作用。

## 六十四、羊肚菌

【学名】*Morchella esculenta*（L.）Pers.

【俗名】羊肚菜、美味羊肚菌

【现代研究】

（一）植物形态

羊肚菌是羊肚菌科羊肚菌属一种真菌。子实体较小或中等，6～14.5 cm，菌盖不规则圆形，长圆形，长 4～6 cm，宽 4～6 cm。表面形成许多凹坑，似羊肚状，淡黄褐色，柄白色，长 5～7 cm，宽 2～2.5 cm，有浅纵沟，基部稍膨大。

（二）生境与分布

羊肚菌春季末至秋季初生长于海拔 2 000～3 000 m 的针阔混交林中。中国主要分布于陕西、甘肃、青海、西藏、新疆、四川、山西、吉林、江苏、云南、河北、北京等地。

（三）栽培技术

1. 脱袋栽培

将料拌好，用 17 cm×33 cm 的聚丙烯或聚乙烯塑料袋装料，每袋约 500 g，然后高压或常压灭菌。灭菌后接种，置 25℃下培养，待菌丝满袋后再延长培养 5～6 d，使菌丝充分生长，即可栽培。

（1）室内脱装栽培。菇房消毒后，先在每层床面上铺一块塑料薄膜，然后铺 3 cm 厚的腐殖土，拍平后再将脱去塑料袋的菌棒逐个排列在床上，一般 1 m² 床面可排 40 个，排完菌棒后轻喷水一次即可覆土 3～5 cm，表面再盖 2 cm 厚的阔叶树落叶，保持土壤湿润，空气湿度 85 %～95 %，一般一个多月，气温在 4.4～16℃就可出子实体。

（2）室外脱袋栽培。室内培养好的菌棒也可移到室外栽培。选择光照为 3 阳 7 阴的林地作畦，畦宽 1 m，深 20～25 cm，长度不限，整好畦后喷或轻浇水一次，用 10 % 石灰水杀灭害虫和杂菌。脱袋排菌棒方法与室内栽培相同，只是底层可不铺塑料薄膜，但要注意畦内温度变化，防止阳光直射。

### 2. 生料栽培

在室外选择 3 阳 7 阴或半阴半阳、土质疏松潮湿、排水良好的地方，挖深 20～25 cm 的坑，坑底先用水浇湿，将上面任一配方料，按比例称好，用水拌匀，在底层铺一层料，压平后 4～5 cm，每平方米用菌种 (12 cm×28 cm)2 袋，掰成核桃大小菌块，均匀撒在料上，然后用薄层细腐殖土覆盖。再在其上铺第二层料，厚仍为 4～5 cm，压平后再以同法播种。播完后用疏松腐殖土覆盖、厚度为 3～5 cm，再盖一层阔叶树叶，以保温保湿。盖完后适当洒些水，为防止人或牲畜践踏及强光直射，在树叶上搭盖一些树枝。

### （四）资源利用

#### 1. 食用价值

羊肚菌子实体可食用，可以炖肉、做汤。一般人群均可食用，最适宜阳痿、早泄、性功能减退、性欲冷淡的人，也适宜中老年、妇女、脑力工作者食用。

#### 2. 药用价值

羊肚菌对精肾亏损、阳痿不举、性功能减退、性欲冷淡有明显的改善作用；对头晕失眠、肠胃炎症、脾胃虚弱、消化不良、饮食不振有良好的疗效。

#### 3. 保健价值

羊肚菌是著名的世界性美味食用菌，被称为"菌中之王"。羊肚菌风味独特、味道鲜美、嫩脆可口、营养极为丰富。据测定：羊肚菌含蛋白质 28.1%、粗脂肪 4.04%、氨基酸高达 20 种占 47.47%，特别是对人体必需的 8 种氨基酸含量很高，占氨基酸总量的 44.14%，多种维生素及矿物质元素含量也极为丰富，有些营养成分超过了"冬虫夏草"的含量，被誉为食品之冠。

羊肚菌属于高级营养滋补品，具有补肾、壮阳、补脑、提神的功能；长期食用可起到防癌、抗癌、抑制肿瘤、预防感冒、减肥健体、增加免疫力的效果，特别是消除面部雀斑、黄斑、色素、美容、嫩肤有特殊的疗效，在医学上和保健上有重要的开发价值。

## 六十五、黑木耳

**【学名】** *Auricularia auricula*（L. ex Hook）Underw.

**【俗名】** 木蛾、树鸡、云耳、耳子

**【本草考证】**

《食疗本草》中记载："寒。无毒。利五藏，宣肠胃气拥、毒气①，不可多食。惟益服丹石人。热发，和葱豉作羹。"

（注释：① 拥：壅塞。）

译文：药性寒。无毒。可以通利五脏，通宣胃气壅塞，解胃中毒气，不可多食。只是对服丹石的人有益。丹石的热毒发作，用木耳与葱、豆豉做羹服用。

**【现代研究】**

（一）植物形态

黑木耳为木耳科木耳属的一种大型真菌，由菌丝体和子实体组成。菌丝体无色透明，由许多具横隔和分枝的管状菌丝组成；子实体薄而呈波浪形，形如人耳。子实体初生时为杯状，后渐变为叶状或耳状，半透明，胶质有弹性，干燥后缩成角质，硬而脆。耳片分背腹两面，朝上的叫腹面，也叫孕面，生有子实层，能产生孢子，表面平滑或有脉络状皱纹，呈浅褐色半透明状。贴近木头的为背面，也叫不孕面，凸起，青褐色，密生短茸毛。子实体单生或聚生，直径一般 4～10 cm。

（二）生境与分布

我国分布于大部分地区，各地均有人工栽培。侧生于树木上，是人们食用的部分。

（三）栽培技术

1. 栽培时间

黑木耳是一种木腐菌，属于中高温型菇类，其菌丝生长温度范围为

6～35℃，最佳为 22～28℃；一般耳片萌发及生长的温度范围在 15～35℃，最适温度为 20～28℃。根据这一特性，一般东北地区可安排 6—8 月露地出耳，保护地栽培可双向各延伸 1～2 个月，即可形成 2 批投料：以山东、河北、山西、河南为中心的北方地区，每年可安排 4—6 月、8—10 月出耳；长江以南地区，可分别安排在 3—5 月、9—11 月出耳。但是，由于各地的地理、气候和栽培模式、栽培场所以及管理技术等条件的不同，在具体栽培时间上应该自行调整，不宜生搬硬套。

2. 菌种选择

通常应选择通过国家认证的品种，选择多年生产应用表现良好的菌种。一般传统种植黑木耳的地区，如东北各地均有适应当地条件的"当家种"，但在非主产区和新生产区，在没有当家种时，则应认真咨询，尽量选用本地或与本地条件近似地区的菌种，并在可能的条件下尽量安排出耳试验和品比试验。

3. 段木栽培

栽培场地：黑木耳的栽培场所叫耳场。选择耳场的标准应是避风、向阳、空气流通，水源近、排灌方便的地方。耳场选好后，要进行清场，即伐净过高的杂树及灌木，清除腐朽的树桩、枯枝、乱石，同时开好排水沟，并撒上石灰进行场地消毒和灭虫。

耳树的选择和处理：栽培黑木耳的耳树，种类很多，主要的是选用壳斗科、桦木科等的树种，如麻栎、栓皮栎、槲栎、白栎、华氏栎等；此外，枫杨、枫香、榆树、槐树、柳树、桑树、悬铃木、榕树等也是产区常用的树种。砍树时期是从树木进入休眠之后到新芽萌发之前。树龄以八至十年生为宜。树径在 10～14 cm 为好。砍树后经去梢。剃枝，据截成 1～1.2 m 的段木。把锯好的段木，架晒在地势高、干燥、通风、向阳的地方，使它尽快发酵。每隔 10 d 左右翻动 1 次，促使段木干燥均匀。一般架晒 30～40 d，段木有七、八成干，即可进行接种。如段木有感染杂菌、害虫，可在接种前用茅草或树枝熏烧，至表皮变黑为度，既可清除病虫，又可增强树皮吸热、吸水性能，有利黑木耳菌丝的生长。

人工接种：接种时间，一般以气温稳定在 15℃以上，有利于黑木耳菌丝生长的时候。接种前，先将段木表面清洗，再放阳光下晒 2～3 h 后备用。人工接种常用的菌种有木屑菌种、树枝菌种和楔形木块菌种。接木屑和树枝菌种的，要用电钻或直径 11～12 mm 的皮带冲打孔，穴深 1.5～2 cm，纵向种穴间距离 10～12 cm，横向种穴间距离为 4～6 cm。如适当密植，把纵向种穴间距离缩短至 6～7 cm，有利于发菌和提高产量。行与行的穴交错成"品"字形或梅花形排列。木屑菌种要塞满穴，外加比接种穴直径大 2 mm 的树皮盖，盖平、盖紧，以防菌种干燥。接树枝菌种的，种木要与耳木平贴。打穴、接种、盖盖等要连续作业，以保持接种穴、菌种和树皮盖原有的湿度。采用楔形木块菌种的，要用接种斧或木工凿，在段木上砍凿成 45°角 2 cm 深的接种口，然后用小铁锤将楔形木块菌种打入接种口，锤紧、锤平。

上堆发菌：接种后，为保持较高的温度、湿度和足够的空气，以促使菌种在耳木中早发菌、早定植，提高成活率，必须将耳木上堆。其方法是将接种好的耳木，排成"井"字形的架，分层推叠成 1 m 高的小堆，堆内悬挂干、湿温度计，四周用薄膜覆盖严密，堆温控制在 22～28℃，空气相对湿度保持 80% 左右，耳木之间要留 5～6 cm 的空隙以利良好通气。上堆后每隔 6～7 d 翻堆 1 次，调换耳木上下左右内外的位置，使温湿度一致，发白均匀。如果耳木干燥，可适当喷水调节，待树皮稍干后，再覆盖塑料薄膜。遇气温高时，每隔 3～5 d 在中午揭膜通风换气 1 次，并结合喷水降温。一般经 3～4 周的堆叠，黑木耳的菌丝已长入耳木，即可散堆排场。

散堆排场：散堆排场是上堆的继续，目的是使菌丝向耳木深处蔓延，并使其从生长阶段迅速转入发育阶段。排场的场地要求向阳潮湿，并有适当遮蔽，排场时将耳木一根根平铺在有短草的地面上。如为泥土地，应先横放一根小木杆，然后将耳木一根根头着地排放于横杆上，每根耳木相距 6～8 cm。这样既有利吸收地面潮气，接受阳光雨露和新鲜空气，促进耳芽生长，又可避免耳木全部贴地，造成过湿，闷坏菌种和泥土溅污耳木。排场阶段，每 10 d 左右要将耳木翻动 1 次，并喷水调节湿度，经过 1 个多月时间，耳芽大量发生便可起架。起架管理：起架应选择雨后初晴的天气，将排场的耳木进行逐根检查，凡有 1/2 耳芽长出的耳木即可检出上架，用四根 1.5 m 长的木杆，交叉绑成"X"形，上面架 1 根横木，然后把检出的耳木交错斜靠在横木上，构成"人"字形的耳棚，角度为 30°～45°，每根耳木留 4～7 cm 间距。耳场的温度、湿度、光照和通风等条件要协调，特别要抓好水分管理，段木含水量保持 70% 左右，空气相对湿度控制在 85%～95%。喷水的时间、次数和水量应根据气候，耳木干湿和幼耳生长情况而灵活掌握，一般晴天多喷，阴雨天少喷或不喷，气温高时每日早、晚喷。采用干干湿湿交替的方法进行喷水，有利于子实体的形成和长大。每次采耳后停止喷水 2～3 d，让耳木在阳光下晒一段时间，使其稍加干燥，菌丝恢复生长后，再行喷水以刺激下批耳芽的形成。

采收：成熟的黑木耳，颜色由深转浅；耳片舒展变软，肉质肥厚耳根收缩，子实体腹面产生白色孢子粉时，应立即采收。采收的时间，最好在雨后初晴或晴天早晨露水未干，耳片柔软时进行。采收时用手指齐耳基部摘下，并把耳根处理干净，以免溃烂。如遇阴雨天，成熟的耳片也要采摘，以免造成烂耳。

### （四）资源利用

#### 1. 食用价值

黑木耳是人们经常食用的食物佳品，含有丰富的营养，特别是膳食纤维含量丰富，具有改善胃肠功能、促进胃肠蠕动、改善血液黏稠度等作用。对于"不可多食"一说应该全面看待，任何食品都不可过食，对于正常人饮食的摄取必须丰富而均衡，而对于疾病状态的人则需要根据疾病对于饮食的宜忌有所选择，黑木耳性寒，体质虚寒、腹泻便溏者当然不可多食。总的来说，黑木耳的营养极为丰富，食味鲜美，黑木耳脆嫩可口，味道鲜美，是城乡人民喜爱的食品。

#### 2. 药用价值

黑木耳是习惯性便秘、糖尿病、心血管疾病等患者的食疗佳品。

#### 3. 保健价值

黑木耳不但是药用价值较高的药用菌，而且是营养价值很高的食用菌，是世界公认的保健品。黑木耳含有大量的碳水化合物，蛋白质约 10 %，同时含有脂肪、纤维素、铁、钙、磷、胡萝卜素、维生素 $B_1$、维生素 $B_2$、维生素 C 等营养物质。据化验分析，每 100 g 黑木耳含钙 375 mg，相当于鲫鱼的 7 倍；含铁 185 mg，相当于鲫鱼的 70 倍，是一种非常好的天然补血食品。黑木耳的胶质体具有很大有吸引力，它能把残留在人们消化系统中的灰尘、杂质集中起来，排出体外，是矿工、纺织、理发和化工工人的良好的保健食品。黑木耳含有丰富的纤维素和一种特殊的植物胶质，能促进胃肠蠕动，促使肠道脂肪食物的排泄，减少食物脂肪的吸收，从而起到减肥作用。黑木耳中的多糖有抗癌作用，可以作为肿瘤病人的食疗。

## 六十六、松口蘑

【学名】*Tricholoma matsutake*（Ito et Imai）Singer

【俗名】松茸、松蕈、杉蕈、松蘑、鸡丝菌

【现代研究】

（一）植物形态

松口蘑为担子菌亚门伞菌目口蘑科口蘑属真菌，子实体中等至较大。菌盖直径 5～10 cm，扁半球形至近平展，污白色，具黄褐色至栗褐色平伏的丝毛状鳞片，表面干燥。菌肉白色，厚。菌褶白色或稍带乳黄色，密，弯生，不等长。菌柄较粗壮，长 6～13.5 cm，粗 2～2.6 cm，菌环以上污白色并有粉粒，菌环以下具栗褐色纤毛状鳞片，内实，基部有时稍膨大。菌环生菌柄的上部，丝膜状，上面白色，下面与菌柄同色。孢子印白色。孢子无色，光滑，宽椭圆形至近球形，（6.5～7.5）μm×（4.5～6.2）μm。

（二）生境与分布

松口蘑喜瘠薄、偏干的酸性土壤（pH 值 4.3～6.5），兼中性和碱性土壤。喜干湿季分明、生长期内昼夜温差大的环境。

松口蘑生长于海拔 1 600～4 200 m 的温带和寒温带松树与栎树混交林带的林地上，为活体共生菌，与松属、栎属的须根发生共生关系，形成菌根，是营养共生型的外生菌根菌。我国主要分布于东北、西南地区；在国外，日本、朝鲜、美国、加拿大有分布，欧洲北部也有分布。

（三）栽培技术

松口蘑的半人工栽培是以天然松口蘑的菌丝体、子实体和孢子为播种材料的栽培方法，曾采用直播法、假植、孢子液接种法、菌丝移植法及菌床菌根移植法等方法，以求增加林地内菌根及菌丝体数量，扩大蘑菇圈的范围但收效均不理想。

近年来，日本信州大学的研究人员对多种外生菌根菌进行了人工菌根合成及人工子实体诱导的研究。松口蘑的人工菌根苗已可实现野外栽培，而且菌根能存活 4 个月左右，但移栽后的菌根苗还是出现菌丝体退化现象，子实体的诱导并未成功。日本东京大学的研究人员对于快速诱导松口蘑人工菌根及人工菌塘的形成作了很深入的研究，据他们报道，在无菌土壤或人工基质条件下，将松口蘑菌液接种于发芽 1 个月的赤松苗上，接种 3~4 周后赤松的侧根上就能形成很典型的哈蒂氏网，诱导出人工菌根，但子实体诱导这一难关始终无法攻克。

驯化栽培的难点是因为松口蘑是营养共生型的菌根菌。现今，人类还难以合成代替活树根系所提供的营养物质和天然生境。自然状态下，松口蘑孢子通过气流和水流进入土壤中，萌发后，需要一个菌根形成和菌丝再发生的过程。只有当菌丝在土中达到一定的生物量并在条件适宜时才能发生子实体并弹射孢子，这一期间至少需要 5 年。

松口蘑的驯化具有一定的潜能，适应性和变异性是松口蘑驯化栽培研究的基础。松口蘑发生地菌根植物、立木密度、树龄、土壤、纬度、海拔、地形因地域不同存在明显差异。

松口蘑驯化栽培的目的在于实现松口蘑资源的有效保护和可持续利用。松口蘑驯化栽培的基本条件是具备生命系统、环境系统和人工调控系统。生命系统包括松口蘑菌丝，共生植物以及它们共同形成的菌根。作用的机理是赤松不定根和愈伤组织与松口蘑外生菌根菌的相互作用。环境系统包括土壤（类型、质地、结构、pH 值、微生态）、地形（坡向、坡度、坡位、坡面）、植被（乔木、灌木、林下草本、郁闭度、蘑菇相）、气候（温度、湿度、光照、通风）。人工调控系统包括林地更新、清理地表，集根作业，增施营养液，灌溉等。

对松口蘑驯化栽培的评估研究认为，百年的松口蘑驯化栽培研究对松口蘑的生态、分布、种群、生物学特性、生长发育条件、丰歉规律以及形态、成分、保鲜、加工等诸多方面有了充分的认识、形成了较为系统的基本理论和基本方法。松口蘑的人工栽培是指应用松口蘑纯培养菌种在人工合成培养基上所进行的栽培。这是一个难以实现的目标。其难点在于环境系统的选择和创造。但是，松口蘑纯培养菌种的分离扩繁和鉴定是松口蘑乃至菌根菌驯化研究的重大进展。松口蘑的半人工栽培是指以天然松口蘑的孢子、菌丝、菌根以及子实体为接种材料、以适宜林地为栽培场所的模拟栽培。半人工栽培是一种原始的驯化栽培方法，受到时间、地点和接种材料的限制。

但是，半人工栽培获得了松口蘑子实体，进一步提示了松口蘑的驯化潜能，建立了以天然松口蘑为接种物，以适宜林地为驯化栽培场地的模拟栽培技术体系。近年来提出的应用纯培养菌种林地栽培松口蘑的驯化途径。就接种材料而言，属于人工栽培范畴。就其栽培场所而言，还不能认为是纯粹的人工栽培。松口蘑的人工林地栽培集人工栽培和半人工栽培的优势为一体，符合松口蘑驯化栽培的基本条件，冲破纯粹人工栽培的束缚，是理想的驯化栽培技术路线。其前提是批量生产纯培养菌种和适地的选择，切入点是人工营造松口蘑窝，技术关键是促成松口蘑窝内菌根和菌丝大量发生，调控菌丝体组织化和结实基因的及时表达。

松口蘑的人工促繁松口蘑的自然繁衍是松口蘑产量形成的主体。在一座松口蘑山中松口蘑窝的数量、单窝产出松口蘑的平均株数和单株松口蘑的平均重量是天然松口蘑产量构成的三要素。松口蘑窝是指连年发生松口蘑的同一地点，是松口蘑立地并完成生活史的主要场所。松口蘑窝具有自然扩繁能力。一个松口蘑窝出现之后就会接连不断地发生子松口蘑窝、孙松口蘑窝，一代一代繁衍下去。松口蘑窝的形成和发育程度受到林地土壤、林地植被、林地气候、林地生物的影响。林地是松口蘑的家园，土壤是松口蘑的居室，土栖性是松口蘑的重要属性。人工培育一个松口蘑窝十分艰难，但保护和培育天然松口蘑窝要容易得多。松口蘑的人工促繁旨在保护林地资源，优化环境系统，选择和创造松口蘑适生林地，促进松口蘑窝的形成和生长发育，实现松口蘑的可持续发展。2002 年，在吉林龙井天佛指山建立了国家级松口蘑自然保护区，松口蘑产量进一步得到了恢复。

### （四）资源利用

#### 1. 食用价值

松口蘑作为一种味道鲜美、药效确切的菌根菌。核苷酸和氨基酸是食用菌鲜味成分中的主要物质。其呈味核苷酸主要是 5'- 鸟苷酸，每 100 g 松口蘑的煮液中约含 64.6 mg，松口蘑中含量较高的谷氨酸约占氨基酸总量的 17.45 %。此外，松口蘑具有独特的浓郁香味，香味物质中含有 60 %～80 % 的松口蘑醇（L-Matsutake-ol）即 L- 戊基乙烯基甲醇，15 %～30 % 的肉桂酸甲酯（methyl-cinnamate）以及 5 %～10 % 的异松口蘑醇（Iso-matsutake-ol）即 2- 辛烯 -1- 醇等，闫吉昌等用色谱质谱联机分析了松口蘑子实体和菌丝的香气成分，在子实体中测得 64 种香气成分，并首次在菌丝中测得 36 种香气成分，其中有 28 种组分与子实体相同，而且首次发现了子实体和菌丝中存在

1，1- 二乙基烷（缩醛化合物），该化合物挥发性强。因此，松口蘑菌丝也具有浓郁的香味。

### 2. 药用价值

松口蘑是世界珍稀名贵的野生食用菌，具有很高的食用价值和药用价值，价格极其昂贵，历来被视为食用菌的珍宝，素有"菌中之王"等美称。但是由于松口蘑的发生对生态环境条件要求十分苛刻，在世界范围内，松口蘑类群属于"数量少、最稀有、分布最狭窄的物种"，已被列为国家二级保护生物。

松口蘑具有极高的药用价值，据文献记载，松口蘑具有强身、益肠胃、止痛、理气化痰和驱虫等功效。现代医学研究表明，松口蘑还可治疗糖尿病，并具有抗癌作用。松口蘑的化学成分或其代谢产物对肿瘤细胞有抑制或毒杀作用，其主要作用物为多糖中的葡聚糖和甘露糖，现研究证明松口蘑子实体多糖具有很强的抗癌活性，松口蘑菌丝体及发酵液均含有抗癌成分，现已从松口蘑菌丝体中分离提取抗癌物质发射菌素，此外，在松口蘑中还含有能够直接杀伤皮肤癌、子宫癌等上皮癌细胞的蛋白质。在 27 种抗癌担子菌中，松口蘑抗癌活性位于第 2 位，因此，松口蘑作为抗肿瘤食用菌，被列为抗癌药物筛选对象之一。

### 3. 保健价值

松口蘑含有丰富的营养成分，新鲜松口蘑含有粗蛋白 17 %、纯蛋白 8.7 %、粗脂肪 5.8 %、粗纤维 8.6 %、灰分 7.1 %；干松口蘑子实体含有蛋白质 11 %、粗脂肪 4.4 %、粗纤维 6.28 %、碳水化合物 56.28 %、灰分 9.47 %。干松口蘑子实体中至少含有 15 种氨基酸，氨基酸总量为 7.399 %。维生素在松口蘑中的含量一般都比较高，种类也多，其中常见的维生素有维生素 $B_1$、维生素 $B_2$、维生素 C 和烟酸，此外还含有少量生物素、泛酸、酮咯酸和叶酸等。另外，据测定，每 100 g 松口蘑干品中麦角甾醇的含量超过 200 mg，远远高于其他动植物来源的食品。麦角甾醇在紫外线的照射下可变成维生素 D。

### 4. 其他

由于松口蘑的发生及生长要求特殊的生态环境，并且在与松属植物的共生中松口蘑具有较强的寄生性，因此，人们对于菌根刺激其子实体分化的因素至今还不清楚，所以对松口蘑驯化栽培研究近百年仍然未能成功。在掌握了一些松口蘑发生的生态环境和营养生理的情况下，开始对发生松口蘑的林地进行清理或菌根移植等手段进行半人工栽培。开展了半个多世纪的半人工栽培但仍然没有从根本上解决松口蘑资源短缺的问题。由于过度采挖和自然环境的破坏，松口蘑的产量逐年下降，因此，对松口蘑资源的研究也显得日益迫切，已逐步成为当前研究的热点。

为了保护野生的松口蘑资源，2002 年在吉林龙井天佛指山建立了国家级松口蘑自然保护区。

## 六十七、鸡油菌

【学名】*Cantharellus cibarius* Fr.

【俗名】杏菌、鸡蛋黄菌、黄丝菌

【现代研究】

### （一）植物形态

鸡油菌为担子菌纲非褶菌目鸡油菌科药食兼用的外生菌根真菌，子实体一般中等大，喇叭形，肉质，杏黄色至蛋黄色，表面光滑。菌盖直径 3～10 cm，高 7～12 cm，最初盖扁平，后渐下凹，边缘伸展波状或瓣状向内卷。菌肉稍厚，蛋黄色。棱褶窄而分叉或有横脉相连，延生至柄部。柄杏黄色，向下渐细，光滑，内实，长 2～8 cm，粗 0.5～1.8 cm，孢子无色，光滑，椭圆形，（7～10）μm×（5～6.5）μm，孢子印白色。

### （二）生境与分布

鸡油菌属于好气性真菌，喜欢隐蔽的环境和一定的散射光，鸡油菌多生长于葱郁茂密、通风良好、较隐蔽的环境。鸡油菌喜偏酸性土壤，土壤 pH 值为 5～6。

鸡油菌与冷杉、铁杉、栎、栗、山毛榉、鹅耳枥等形成菌根，夏季、秋季分散或群生、稀近丛生于林中地上。我国主要分布于东北、西南地区。

### （三）栽培技术

#### 1. 菌种的分离培养

采用组织分离法获得纯菌种。从野生的鸡油菌的菌丝体周围挖取土壤少许，取适量水洗后取滤液 1 000 mL，加蔗糖 20 g，调 pH 值为 6，制成斜面接种后，于 25℃恒温培养 10 d，菌丝可长满斜面。

#### 2. 原种和栽培种的制作

培养基配方：杂木屑 60 %、豆秆粉 15 %、石膏 1 %、麦麸 10 %、过磷酸钙 2 %、蔗糖 0.5 %、尿素 0.5 %、菜园土 11 %、维生素 B₁ 0.1 %、水 65 %、pH 值 5～6。按常规法装瓶、灭菌、接种，1 支母种接 5～10 瓶，接种后放于 25～28℃下避光培养 35～40 d，菌丝长到瓶底，1 瓶原种可接约 40 瓶栽培种。

### 3. 栽培料配制

配方为杂木屑 55 %、塘泥 18 %、豆秆 10 %、石膏 2 %、麦麸 10 %、过磷酸钙 1 %、糖 1 %、尿素 1 %、托布津 0.5 %、苯酚 1.5 %、水 65 %、pH 值 5～6。先将过磷酸钙、糖、尿素、石膏、托布津、苯酚完全溶于水中，均匀的拌入料中，将料堆成梯形，压实后用薄膜盖平，堆顶插入温度计，约 4 d 后料温达 65℃保持 24 h 再进行翻堆，如此进行 3 次后待料温降到 45℃时便可铺床播种。

### 4. 铺料播种

铺床前撒石灰消毒场地，采用层播法，先铺料压实到 6 cm 厚，撒上一层菌种，再铺料 4 cm 厚播种压实，播种量为 5 瓶 /m²，播种后盖上报纸，再覆地膜，最后盖上稻草。

### 5. 出菇期管理

播种后 6 d，每天要揭膜通风 1～2 次，25 d 左右菌丝长满培养基，当料面长出锥形菇蕾时，去掉所有的覆盖物，每天通风 2 次，喷水 1 次。子实体生长不整齐，没有明显的潮次。

### (四) 资源利用

#### 1. 食用价值

鸡油菌的食用、药用价值已经得到人们广泛的认可，古人称之为"山珍"，是宴席上的极品。近代誉之为"清净食品"，在日本被称作是"植物性食品的顶峰"。它营养丰富，干品含蛋白质 21.5 %、脂肪 5 %、碳水化合物 64.9 %、粗纤维 11.2 %、灰分 8.6 %，还含有多种维生素和矿物质。鸡油菌含有 18 氨基酸，其中人体必需的 8 种氨基酸含量很高。

#### 2. 药用价值

鸡油菌性寒，味甘，具有清肝、明目、利肺、和胃、益肠、减肥、美容、抗衰老等功效。经常食用该菌，可以防治因缺乏维生素 A 所引起的皮肤干燥症、角膜软化症、视力失常、眼炎、夜盲症；还可以预防某些呼吸道和消化道感染的疾病。鸡油菌子实体多糖对小白鼠肉瘤 S-180 的抑制可达 80 %。

#### 3. 其他

第一，鸡油菌的人工培养在技术方面还不成熟，没有规模化生产。加强菌种分离与鉴定方法研究以及研制新型纯培养方法，找到制约鸡油菌菌丝萌发和生长调控的关键因素，弄清其生长发育的规律，对开展鸡油菌人工驯化研究具有重要意义。

第二，鸡油菌作为一种外生菌根菌，重要生理作用之一是产生植物生长素等代谢物，扩大根表面，显著的加快根系的发育生长，而发达的根系可以增加植物对水分及养分的吸收，从而加快植株生长。邹方伦等用鸡油菌菌丝体和马尾松做了共生试验，结果表明加入鸡油菌菌种的树苗根系更为发达。利用鸡油菌等和细菌建立起和谐的共生关系，作为一种菌肥去开发利用，有广阔的应用前景。

另外，鸡油菌在维护生态平衡、保护生态环境、促进林木生长以及在环境监测等方面的应用具有广阔的发展前景。鸡油菌子实体含有很多能够降解杂草等腐烂有机层的重要酶类，能够保证生态环境中的营养循环，鸡油菌子实体中还含有抗真菌蛋白、核糖核酸酶、内醌蛋白、植物凝集素等，已从鸡油菌中提取一种内醌蛋白多肽，并证明它对聚合多聚腺嘌呤、胞嘧啶、鸟嘌呤及尿嘧啶有很高的酶活。另有研究表明外部辐射污染可导致鸡油菌组织中钚的富集。总之，鸡油菌具有良好的利用前景，有待进一步开发。

# 参 考 文 献

《图解经典》编辑部，2017. 神农本草经读［M］.长春：吉林科学技术出版社.

陈启洁，吴姝菊，李君霞，等，2004. 紫花地丁的开发利用与栽培技术研究
　［J］.国土与自然资源研究（1）：95-96.

戴金梅，林文学，2018. 白榆栽培技术［J］.吉林农业（13）：90.

段文倩，孙河龙，金书情，等，2018. 芋头对癌症术后康复的食疗研究［J］.
　临床医药文献杂志，5（85）：145.

付爽，2017. 榆树种植价值及病虫害防治措施［J］.农技服务，34（20）：63.

郭秀梅，2013. 本草经集注［M］.北京：学苑出版社.

郭阳，2022. 国槐栽培方法及在园林景观中的作用分析［J］.现代园艺，
　45（1）：199-201.

李春和，2011. 植物酸浆药用及食用价值［J］.农技服务，28（3）：360-362.

李楠，2019. 全唐诗［M］.北京：北京工艺美术出版社.

李时珍，2019. 本草纲目［M］.光子，主编.天津：天津科学技术出版社.

李昀峰，2016. 辣蓼铁线莲人工栽培［J］.中国林副特产（5）：65-66.

凌桂梅，黄子冬，时宗泽，2012. 土三七的现代研究进展［J］.浙江中医药大
　学学报，36（3）：353-354.

孟诜，张鼎，2011. 食疗本草［M］.尹德海，评注.北京：中华书局.

宁伟，张景祥，2008. 辽宁野菜资源栽培与利用［M］.北京：中国农业科学技
　术出版社.

宁伟，赵鑫，2008. 东北野菜概览［M］.沈阳：沈阳出版社.

孙帅，张晓嘉，马铭，等，2016. 长春蒲公英雄性不育株形态学观察与败育细
　胞学研究［J］.植物遗传资源学报，17（3）：491-496.

孙伟，李敬，宋东平，等，2008. 大三叶升麻的栽培［J］.特种经济动植物
　（1）：39-40.

陶景弘，2013. 名医别录［M］.尚志军，辑校.北京：中国中医药出版社.

陶瑞红，2019. 景天三七栽培技术［J］.中国农技推广，35（7）：45-46.

滕孝花，苏玉彤，张娟，2015. 毛茛的栽培与应用［J］. 特种经济动植物，18（7）：42-43.

王飞，尹铁民，2015. 益母草规范栽培技术［J］. 河北农业（11）：12-13.

王洪伟，滕孝花，赵殿辉，等，2019. 展枝唐松草的栽培与功能分析［J］. 南方农机，50（18）：83.

王家庆，李晓燕，2007. 植物组培新方向——开放组培与无糖暴露组培研究概况［J］. 辽宁农业科学（1）：44-45.

王秀丽，李桂凤，2006. 槐花的营养与药用价值［J］. 东方食疗与保健（5）：4-5.

王秀梅，2015. 诗经［M］. 北京：中华书局.

吴杰，宁伟，2021. 东北地区适中蒲公英叶柄解剖学比较研究［J］. 时珍国医国药，32（7）：1664-1667.

项国栋，宁伟，邹德乙，2019. 腐植酸蔬菜专用肥对大叶芹光合色素含量、品质、产量及经济效益的影响［J］. 腐植酸（5）：61-65.

谢丽，张玉红，杨巧红，2007. 野生草坪植物萹蓄的栽培繁殖技术［J］. 现代化农业（3）：24-25.

谢文英，2014. 食物本草［M］. 西安：陕西科学技术出版社.

邢艳萍，宁伟，2015. 蒙古蒲公英的开花动态与繁育系统研究［J］. 沈阳农业大学学报，46（3）：348-351.

许慎，2017. 说文解字［M］. 南京：江苏凤凰美术出版社.

杨剑，2001. 药用植物月见草的开发与利用［J］. 中国种业（5）：32.

杨克亮，王晓锋，2013. 马蔺的栽培技术［J］. 甘肃林业（1）：38-39.

杨新宇，贾修歧，于爽，2019. 酸浆的特征特性及开发利用价值［J］. 生物化工，5（4）：155-157.

裔传顺，于金平，任全进，等，2015. 耐盐碱地被植物马蔺的特征特性及应用［J］. 现在农业科技（14）：169-170.

张泽峰，2020. 药食兼用道酸模［J］. 养生月刊，41（7）：632-633.

赵伶俐，康杰，黄琳，等，2021. 常德地区大棚苦瓜套作苋菜高效栽培技术要点［J］. 南方农业，15（31）：32-34.

赵培杰，肖建中，2006. 中国野菜资源谱［M］. 北京：中国环境科学出版社.

郑春华，孙元发，2016. 黑龙江省依兰县刺五加资源的调查［J］. 防护林科技（5）：79-80.

周启仙，刘忠颖，2019 . 月见草经济价值及栽培技术探讨［J］. 绿色科技（21）：119-120.

周淑荣，2001. 地笋的栽培与利用［J］. 特种经济动植物（11）：22-26.

朱橚，2007. 救荒本草校释与研究［M］. 王家葵，张瑞贤，李敏，校注. 北京：中医古籍出版社.

朱维铮，李天网，2020. 农政全书［M］. 上海：上海古籍出版社.

QUAN H X, SUN N, LIU S L, et al., 2021. The analysis of flavonoids and triterpenes extracted from Urtica by LC-MS and the antimicrobial activity of the extracts［J］. Journal of food processing and preservation, 45：e15706.

WANG H L , HART D J, AN Y FENG, 2019. Functional metagenomic technologies for the discovery of novel enzymes for biomass degradation and biofuel production ［J］. Bioenergy research, 12：457-470.

WANG H L, QUAN H X, SUN T L, 2022. Chemical composition, antimicrobial, and antioxidant cytotoxic activities of essential oil from Actinidia arguta［J］. Archives of microbiology, 204（5）：239.

WANG S Y, GUO H B, LI J J, et al., 2019. Evaluation of five regions as DNA barcodes for identification of Lepista species（Tricholomataceae, Basidiomycota）from China［J］. PeerJ, 7：e7307.

WANG Z, WANG H L, KANG Z L, et al., 2020. Antioxidant and anti-tumour activity of triterpenoid compounds isolated from Morchella mycelium［J］. Archives of microbiology, 202：1677-1685.

# 拉丁名对照表

| 序号 | 学名 | 拉丁名 |
|---|---|---|
| 1 | 辽东楤木 | *Aralia elata*（Miq.）Seem. |
| 2 | 长白楤木 | *Aralia contunentalis* Kitagawa |
| 3 | 刺五加 | *Acanthopanax senticosus*（Rupr. Maxim.）Harms |
| 4 | 无梗五加 | *Acanthopanax sessiliflorus*（Rupr. Maxim.）Seem. |
| 5 | 人参 | *Panax ginseng* C. A. Mey. |
| 6 | 野韭 | *Allium ramosum* L. |
| 7 | 北黄花菜 | *Hemerocallis lilioasphodelus* L. |
| 8 | 薤白 | *Allium macrostemon* Bunge |
| 9 | 石刁柏 | *Asparagus officinalis* L. |
| 10 | 牛尾菜 | *Smilax riparia* A. DC. |
| 11 | 东北百合 | *Lilium distichum* Nakai et Kamibayashi |
| 12 | 大叶芹 | *Pimpinella brachycarpa*（Kom.）Nakai |
| 13 | 水芹 | *Oenanthe javanica*（Bl.）DC. |
| 14 | 东北羊角芹 | *Aegopodium alpestre* Ledeb. |
| 15 | 拐芹当归 | *Angelica polymorpha* Maxim. |
| 16 | 大齿山芹 | *Ostericum grosseserratum*（Maxim.）Kitagawa |
| 17 | 北沙参 | *Glehnia littoralis* Fr. Schmidt ex Miq. |
| 18 | 藿香 | *Agastache rugosa*（Fisch. et Mey.）O. Ktze. |
| 19 | 薄荷 | *Mentha haplocalyx* Briq. |
| 20 | 紫苏 | *Perilla frutescens*（L.）Britt. |
| 21 | 益母草 | *Leonurus artemisia*（Laur.）S. Y. Hu |
| 22 | 地笋 | *Lycopus lucidus* Turcz. |
| 23 | 荆芥 | *Nepeta cataria* L. |
| 24 | 兴安升麻 | *Cimicifuga dahurica*（Turcz.）Maxim. |
| 25 | 大三叶升麻 | *Cimicifuga heracleifolia*（Kom.）J. Compton |

续表

| 序号 | 学名 | 拉丁名 |
|---|---|---|
| 26 | 毛茛 | *Ranunculus japonicus* Thunb. |
| 27 | 展枝唐松草 | *Thalictrum squarrosum* Steph. ex Willd. |
| 28 | 辣蓼铁线莲 | *Clematis terniflora* var. *mandshurica*（Rupr.）Ohwi |
| 29 | 蒲公英 | *Taraxacum mongolicum* Hand. -Mazz. |
| 30 | 苣荬菜 | *Sonchus arvensis* L. |
| 31 | 山莴苣 | *Lagedium sibiricum*（L.）Sojak |
| 32 | 东风菜 | *Doellingeria scaber*（Thunb.）Nees |
| 33 | 蹄叶橐吾 | *Ligularia fischeri*（Ledeb.）Turcz. |
| 34 | 关苍术 | *Atractylodes japonica* Koidz. ex Kitam. |
| 35 | 刺儿菜 | *Cirsium arvense* var. *integrifolium* C. Wimm. et Grabowski |
| 36 | 大蓟 | *Cirsium japonicum* Fisch. ex DC. |
| 37 | 牛蒡 | *Arctium lappa* L. |
| 38 | 蒌蒿 | *Artemisia selengensis* Turcz. ex Bess. |
| 39 | 泽兰 | *Eupatorium japonicum* Thunb. |
| 40 | 桔梗 | *Platycodon grandiflorus*（Jacq.）A. DC. |
| 41 | 羊乳 | *Codonopsis lanceolata*（Sieb. et Zucc.）Trautv. |
| 42 | 党参 | *Codonopsis pilosula*（Franch.）Nannf. |
| 43 | 车前 | *Plantago asiatica* L. |
| 44 | 龙牙草 | *Agrimonia pilosa* Ledeb. |
| 45 | 荠 | *Capsella bursa-pastoris*（L.）Medic. |
| 46 | 萹蓄 | *Polygonum aviculare* L. |
| 47 | 榆树 | *Ulmus pumila* L. |
| 48 | 槐 | *Sophora japonica* L. |
| 49 | 费菜 | *Sedum aizoon* L. |
| 50 | 马齿苋 | *Portulaca oleracea* L. |
| 51 | 马蔺 | *Iris lactea* Pall. var. *chinensis*（Fisch.）Koidz. |
| 52 | 苋 | *Amaranthus tricolor* L. |
| 53 | 酸模 | *Rumex acetosa* L. |
| 54 | 紫花地丁 | *Viola philippica* Cav. |

续表

| 序号 | 学名 | 拉丁名 |
|------|------|--------|
| 55 | 酸浆 | *Physalis alkekengi* L. |
| 56 | 薯蓣 | *Dioscorea polystachya* Turczaninow |
| 57 | 芋 | *Colocasia esculenta*（L.）Schott |
| 58 | 五味子 | *Schisandra chinensis*（Turcz.）Baill. |
| 59 | 东北蹄盖蕨 | *Athyrium brevifrons* Nakai ex Kitagawa |
| 60 | 灵芝 | *Ganoderma lucidum*（Leyss. ex Fr.）Karst. |
| 61 | 北冬虫夏草 | *Cordyceps sinensis*（Berk.）Sacc. |
| 62 | 猴头菌 | *Hericium erinaceus*（Bull. ex Fr.）Pers. |
| 63 | 蜜环菌 | *Armillariella mellea*（Vahl）P. Kumm. |
| 64 | 羊肚菌 | *Morchella esculenta*（L.）Pers. |
| 65 | 黑木耳 | *Auricularia auricula*（L. ex Hook）Underw. |
| 66 | 松口蘑 | *Tricholoma matsutake*（Ito et Imai) Singer |
| 67 | 鸡油菌 | *Cantharellus cibarius* Fr. |

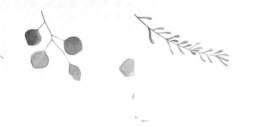
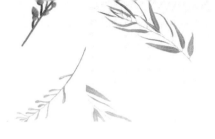
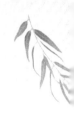

# 附　图

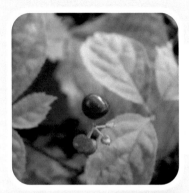

附图1　人参

生长环境：山区林下
食用部位：春季幼苗及根
保健价值：大补元气、补脾生津、安神益智

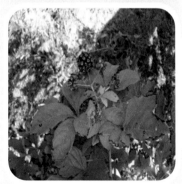

附图2　无梗五加

生长环境：林下、林缘
食用部位：幼嫩叶片
保健价值：祛风除湿、补肝肾、强筋骨

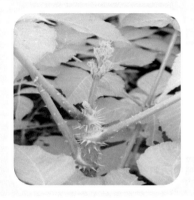

附图3　辽东楤木

生长环境：林下、林缘
食用部位：春季嫩芽
保健价值：强壮筋骨、祛风除湿、补气安神

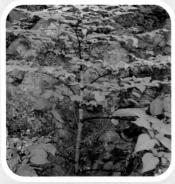

附图 4　长白楤木

生长环境：针阔混交林、灌丛、林缘
食用部位：早春嫩芽
保健价值：祛风燥湿、通经活络、镇惊补虚

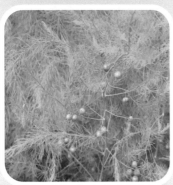

附图 5　石刁柏

生长环境：山坡、路旁、林下
食用部位：春季嫩茎
保健价值：健脾益气、滋阴润燥、生津止渴

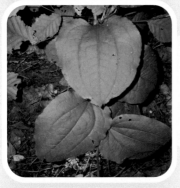

附图 6　牛尾菜

生长环境：山坡林下
食用部位：早春嫩茎叶
保健价值：活血化瘀、祛痰止咳

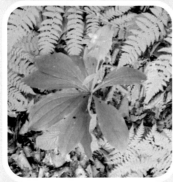

附图 7　东北百合

生长环境：山坡林下、林缘
食用部位：鳞茎
保健价值：补中益气、养阴润燥、止咳平喘

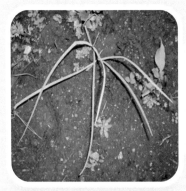

附图 8　薤白

生长环境：田间、山野路旁
食用部位：全草
保健价值：温中通阳、理气宽胸、健胃整肠

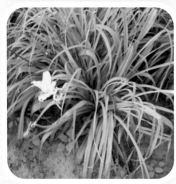

附图 9　北黄花菜

生长环境：山坡灌丛或草丛
食用部位：花蕾
保健价值：消炎止血、清热利湿、明目安神

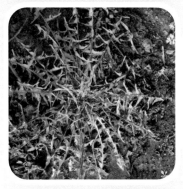

附图 10　蒲公英

生长环境：田野路旁
食用部位：鲜嫩叶片
保健价值：清热解毒、利尿通淋

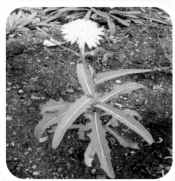

附图 11　苣荬菜

生长环境：田间路旁、撂荒地
食用部位：春季幼嫩叶片
保健价值：清热解毒、凉血利湿

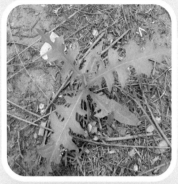

附图 12　山莴苣

生长环境：林缘、林下、草甸
食用部位：幼嫩叶片
保健价值：清热解毒、活血祛瘀

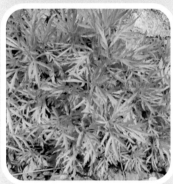

附图 13　蒌蒿

生长环境：山坡、草地、路旁
食用部位：嫩叶
保健价值：解毒、平抑肝火

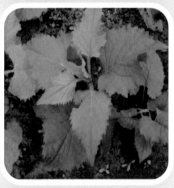

附图 14　东风菜

生长环境：山坡草地，林间
食用部位：幼嫩茎叶
保健价值：疏风祛湿、行气健脾

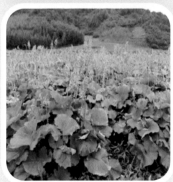

附图 15　蹄叶橐吾

生长环境：林缘、河滩、草甸
食用部位：叶片
保健价值：润肺下气、化痰止咳

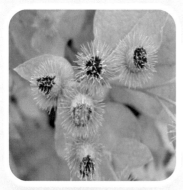

附图 16　牛蒡

生长环境：村落路旁、山坡草地
食用部位：肥大肉质根
保健价值：疏风散热、解毒

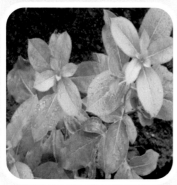

附图 17　关苍术

生长环境：山坡、林下、灌丛
食用部位：幼嫩小苗
保健价值：燥湿健脾、祛风散寒

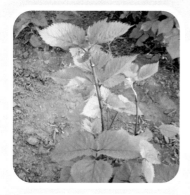

附图 18　大叶芹

生长环境：河边、林缘
食用部位：嫩茎叶
保健价值：预防高血压、中风、抗癌

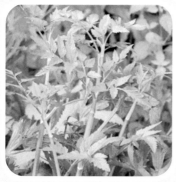

附图 19　水芹

生长环境：低洼湿地、水沟旁
食用部位：嫩茎叶
保健价值：止血养精、保脉益气

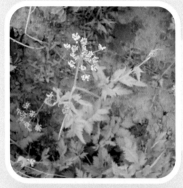

附图 20　东北羊角芹

生长环境：林下、林缘、林间草地
食用部位：幼嫩茎叶
保健价值：降血压、防治冠心病

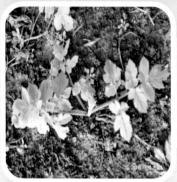

附图 21　北沙参

生长环境：海边沙质土壤
食用部位：幼嫩茎叶和根
保健价值：养阴润肺、益胃生津

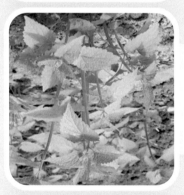

附图 22　藿香

生长环境：山坡、林间、山沟溪流旁
食用部位：嫩茎叶或幼苗
保健价值：祛暑解表、化湿脾、理气和胃

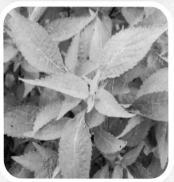

附图 23　薄荷

生长环境：山谷、溪边
食用部位：春季嫩苗、嫩梢
保健价值：宣散风热、透疹、清头目

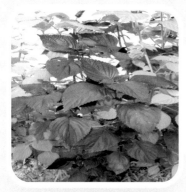

附图 24　紫苏

生长环境：山坡、林缘
食用部位：全株
保健价值：散寒解表、理气宽中

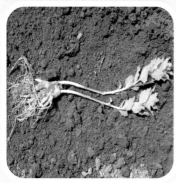

附图 25　桔梗

生长环境：山坡、草地
食用部位：肉质根
保健价值：开宣肺气、祛痰排脓

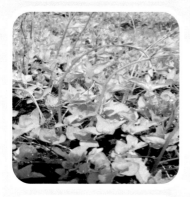

附图 26　轮叶党参

生长环境：丘陵山地潮湿处
食用部位：肉质根
保健价值：滋补壮阳、滋阴润肺

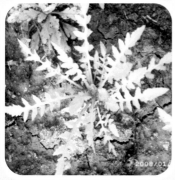

附图 27　荠菜

生长环境：田野、路边、庭院
食用部位：嫩叶
保健价值：明目、清凉、解热、利尿

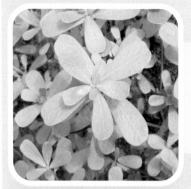

附图 28　马齿苋

生长环境：广泛分布
食用部位：全草
保健价值：利尿、降血糖、降血压

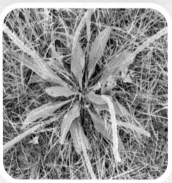

附图 29　车前

生长环境：田野畦畔
食用部位：嫩叶
保健价值：清热去湿、利尿通淋、清肝明目

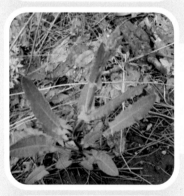

附图 30　酸模

生长环境：路边、山坡、湿地
食用部位：全草
保健价值：消毒、抗菌

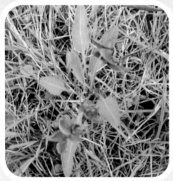

附图 31　紫花地丁

生长环境：草地、山坡
食用部位：早春嫩叶
保健价值：清热解毒、凉血消肿

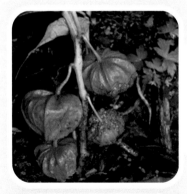

附图 32　酸浆

生长环境：林下、林缘
食用部位：成熟果实
保健价值：清热利尿、消炎

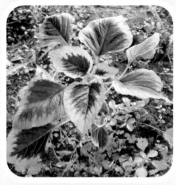

附图 33　苋

生长环境：田间地头
食用部位：叶片
保健价值：清热利湿、凉血止血

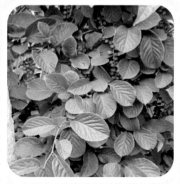

附图 34　五味子

生长环境：针阔混交林
食用部位：果实和幼嫩全草
保健价值：益气生津、敛肺滋肾、止泻、涩
　　　　　精、安神

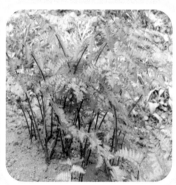

附图 35　猴腿蹄盖蕨

生长环境：山地林下、草坡、林缘
食用部位：早春卷曲未展开幼苗
保健价值：清热解毒、凉血

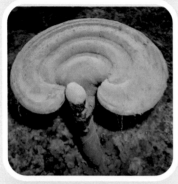

附图 36　灵芝

生长环境：阔叶树树根或树干上
食用部位：子实体和孢子粉
保健价值：滋补强壮、扶正固本
保健价值：清热解毒、凉血

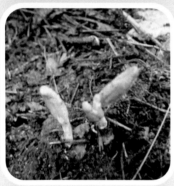

附图 37　冬虫夏草

生长环境：生长在海拔 3 000～5 000 m 的高山草
　　　　　地灌木带上面的雪线附近的草坡上
食用部位：子实体
保健价值：益肺肾、补筋骨、止咳喘、抗衰老

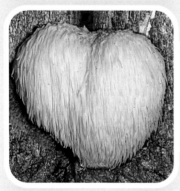

附图 38　猴头菌

生长环境：针阔林树干上
食用部位：子实体
保健价值：滋补强壮、滋阴

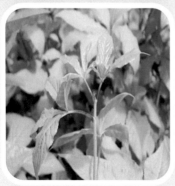

附图 39　刺五加

生长环境：低山、丘陵落叶阔叶林或针阔混交
　　　　　林的林下或林缘
食用部位：嫩茎叶
保健价值：益气健脾、补肾安神

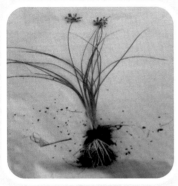

附图 40　野韭

生长环境：喜阳植物，草原地区野生种分布尤
　　　　　为普遍
食用部位：茎叶
保健价值：补肾益阳、健胃提神、暖胃除湿、
　　　　　散血行瘀

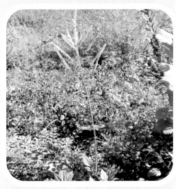

附图 41　大三叶升麻

生长环境：林下灌丛
食用部位：嫩芽
保健价值：清热解毒、降低血脂血糖

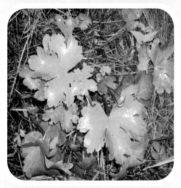

附图 42　毛茛

生长环境：杂草丛
食用部位：幼苗嫩心叶
保健价值：利湿、消肿、止痛

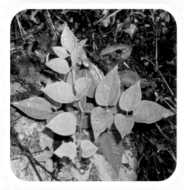

附图 43　辣蓼铁线莲

生长环境：阔叶林下
食用部位：幼苗
保健价值：祛风湿、通经络、止痛

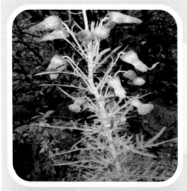

附图 44　大蓟

生长环境：山野、路旁、荒地
食用部位：嫩茎叶
保健价值：凉血、止血、祛瘀、消痈肿

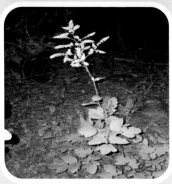

附图 45　兴安升麻

生长环境：林缘、灌丛、山坡疏林、草地
食用部位：子实体
保健价值：清热解毒、降低血脂血糖